专病中西医结合诊疗丛书

结直肠癌的中西医结合治疗

钟 薏 主编

科学出版社

北京

内 容 简 介

　　本书从中西医角度对结直肠癌展开介绍,对结直肠癌中西医结合治疗、护理、预防和随访等方面进行阐述,主要讲解中西医结合治疗部分,其中包括中医治疗、化疗、靶向治疗、免疫治疗、放疗及治疗过程中相关不良反应的处理。本书最后综述近年来中西医结合治疗结直肠癌的进展,并推广中西医结合治疗结直肠癌专家共识。

　　全书语言精简,内容翔实,角度多维,论证考究,是一本适合于医学生、规范化培训医师及低年资医师等较为全面的关于结直肠癌的专著。

图书在版编目(CIP)数据

结直肠癌的中西医结合治疗 / 钟薏主编. —北京:科学出版社,2020.5
　(专病中西医结合诊疗丛书)
　ISBN 978 - 7 - 03 - 064737 - 5

Ⅰ. ①结… Ⅱ. ①钟… Ⅲ. ①结肠癌—中西医结合疗法②直肠癌—中西医结合疗法 Ⅳ. ①R735.305

中国版本图书馆 CIP 数据核字(2020)第 048446 号

责任编辑:陆纯燕 / 责任校对:谭宏宇
责任印制:黄晓鸣 / 封面设计:殷 靓

科 学 出 版 社 出版
北京东黄城根北街 16 号
邮政编码:100717
http://www.sciencep.com

南京展望文化发展有限公司排版
广东虎彩云印刷有限公司印刷
科学出版社发行　各地新华书店经销

*

2020 年 5 月第 一 版　开本:787×1092 1/16
2024 年 4 月第六次印刷　印张:13 3/4
字数:326 000

定价:80.00 元
(如有印装质量问题,我社负责调换)

《结直肠癌的中西医结合治疗》
编辑委员会

主　编 钟　蕙

副主编（按姓氏汉语拼音排序）

蔡　讯　龚亚斌　郭元彪　沈克平　沈　伟
王　健　张　怡

编　委（按姓氏汉语拼音排序）

蔡　讯　杜博倩　付淑娟　傅佶泓　龚亚斌
郭　薇　郭元彪　蒋海燕　李　文　李　芸
吕俊强　沈克平　沈　伟　王　健　吴婷婷
夏晓婷　杨　蕴　张士强　张　怡　钟　蕙
周张杰　朱吉颖

序

据 2019 年国家癌症中心发布的最新全国癌症数据统计,2015 年全国新发恶性肿瘤 392.9 万例,其中结直肠癌发病率位居第四,死亡率位居第五。恶性肿瘤严重威胁人类健康,防控效率亟待提高。随着医疗技术的发展和居民健康意识的提高,早期手术患者比例逐年升高,预防根治术后的复发转移成为新的挑战;在精准医学助推下,靶向和免疫新药不断上市,但其适合人群、耐药、不良反应等问题突出,总体生存期亟待突破。

中国共产党第十八次全国代表大会以来,习近平总书记等中央领导同志把中医药事业发展放在全面深化改革、进一步扩大对外开放的战略高度;中国共产党第十九次全国代表大会报告明确提出"坚持中西医并重,传承发展中医药"的大政方针。我国独创的中西医结合医学模式丰富和发展了世界医学体系,为防治恶性肿瘤提供了具有中国特色的中国方案。

中西医各有优势,中医学强调着眼整体,对"患病之人"从形、气、神进行系统分析,予以辨证论治,现代医学则强调"人患之病",从发病机制进行精准干预。积极发挥中医药整体观优势,融合中西医优势构建全程防控恶性肿瘤体系,有望进一步提高癌症总体疗效。

《结直肠癌的中西医结合治疗》一书根据中西医结合肿瘤科住院医师的临床需求,从中西医角度对结直肠癌的中西医结合治疗、化疗、放疗、靶向治疗、免疫治疗及治疗过程中相关不良反应的处理等进行了系统的介绍,具有很好的指导作用。

刘嘉湘

国医大师

2019 年 7 月于上海中医药大学附属龙华医院

目录

第三篇　结直肠癌护理

结直肠癌的中西医结合治疗

第四篇　结直肠癌的预防与随访

第一篇 中西医对结直肠癌的认识

第一章 中医对结直肠癌的认识

中医古籍文献中并没有"结直肠癌"病名，历代医家对本病的认识记载于"肠覃""肠瘤""脏毒""锁肛痔""癥瘕""伏梁""肠风""积聚""脏痈痔""肠蕈""瘤赘"等疾病。本章分别从病名、病因病机、辨证、治疗等方面介绍中医古籍对结直肠癌的记载。

第一节 病 名 沿 革

从春秋战国到金元时期有关结直肠癌（包括结肠癌、直肠癌）的病名有"肠覃""肠瘤""癥瘕""伏梁""息肉""积聚"等。到明清至民国时期有"肠澼""下血""脏毒""锁肛痔""脏痈痔""肠蕈""瘤赘"等病名记载。

《灵枢·刺节真邪》曰："……有所结，气归之，卫气留之，不得反，津液久留，合而为肠溜……"《灵枢·水胀》曰："帝曰：肠覃如何？岐伯曰：寒气客于肠外，与卫气相搏，气不得容，固有所系，癖而内著，恶气乃起，瘜肉乃生。其始生也，大如鸡卵，稍以益大，至其成，如怀子之状。久者离岁，按之则坚，推之则移，月事以时下，此其候也。"《灵枢·五变》曰："人之善病肠中积聚者，何以候之？少俞答曰：皮肤薄而不泽，肉不坚而淖泽。如此则肠胃恶，恶则邪气留止，积聚乃伤肠胃之间，寒温不次，邪气稍至，稸积留止，大聚乃成。"《素问·腹中论篇》曰："岐伯曰：病名伏梁，此风根也，其气溢于大肠而著于肓，肓源在脐下，故环脐而痛也。"

汉·华佗《中藏经·卷上·积聚癥瘕杂虫论第十八》中记载："积聚、癥瘕、杂虫者，皆五脏六腑真气失而邪气并，遂乃生焉，久之不除也。或积或聚，或癥或瘕……积者，系于脏也；聚者，系于腑也；癥者，系于气也；瘕者，系于血也……"汉·张仲景《金匮要略·五脏风寒积聚病脉证并治》中记载："积者，脏病也，终不移。聚者，腑病也，发作有时，展转痛移，为可治。"

晋·葛洪《肘后备急方·卷四·治卒心腹症坚方第二十六》中记载："凡症坚之起，多以渐生，如有卒觉，便牢大自难治也，腹中症有结积，便害饮食，转羸瘦。"

隋·巢元方《诸病源候论·卷十九·癥病诸候》中记载："……聚结在内，渐染生长块盘牢不移动者，是癥也，言其形状可征验也。若积引岁月，人即柴瘦，腹转大，诊其脉弦而伏，其症不转动者，必死。""瘕病者，由寒温不适，饮食不消，与脏气相搏，积在腹内，结块瘕痛，随气移动是也。言其虚假不牢，故谓之为瘕也。"

唐·孙思邈《千金要方·卷第十一》中记载："积者阴气也，聚者阳气也，故阴沉而伏，阳浮而动。气之所积名曰积,气之所聚名曰聚,故积者五脏所生,聚者六腑所成。"

金·刘完素《黄帝素问宣明论方·卷七·积聚论》中记载:"癥者,腹中主硬,按应手,然水体柔顺,而今乃坚硬如此者,亢则害,承乃制也。瘕者,中虽硬,而忽散忽聚,无其常,故其病未及癥也。"

元·危亦林《世医得效方·卷第十五·产科兼妇人杂病科·肠覃》中记载:"状如怀胎,按之坚,推之即移,月事时下,故曰肠覃。"

明·陈实功在《外科正宗·卷之三·脏毒论第二十九》中记载:"夫脏毒者……蕴毒流注肛门结成肿块";明·申斗垣《外科启玄》中记载:"谷道生疽曰脏毒,最痛";明·董宿《奇效良方·卷五十一·肠澼痔漏门(附论)》中记载:"若夫肠头成块者,湿也,作痛者,风也,脓血溃出者,热胜血腐也,溃成黄水者,湿热风燥也……而肠澼者,为大便下血也。"

清·祁坤《外科大成·卷二·下部后》中记载:"脏痈痔,肛门肿如馒头,两边合紧,外坚而内溃,脓水常流,此终身之疾,治之无益。锁肛痔,肛门内外如竹节锁紧,形如海蜇,里急后重,便粪细而带匾,时流臭水,此无治法。"

民国·张锡纯《医学衷中参西录·第五期第三卷·论胃病噎膈治法及反胃治法》中记载:"夫人之肠中可生肠蕈,肠蕈即瘤赘也。"

第二节　病因病机及辨证

中医古籍对结直肠癌病因病机的认识有饮食不节(生冷过度、纵食嗜欲、醇酒炙爆)、外感六淫(主要为寒、热、风、湿、毒等)、起居不节、劳逸失度、七情所伤(暴怒、喜怒无常等)及先天因素(毒气流传子孙)导致五脏亏虚、阴阳失和、肠胃络伤、痰湿瘀毒凝结。

《灵枢·刺节真邪》中曰:"寒与热搏,久留而内著……有所结,气归之,卫气留之,不得反,津液久留,合而为肠溜。"《灵枢·水胀》中曰:"寒气客于肠外,与卫气相搏,气不得容,固有所系,癖而内著,恶气乃起,息肉乃生。"《灵枢·百病始生》中曰:"积之始生,得寒乃生,厥乃成积也……起居不节,用力过度,则脉络伤,阳络伤则血外溢,血外溢则衄血,阴络伤则血内溢,血内溢则后血。肠胃之络伤,则血溢于肠外,肠外有寒,汁沫与血相搏,则并合凝聚不得散而积成矣。卒然外中于寒,若内伤于忧怒,则气上逆,气上逆则六输不通,湿气不行,凝血蕴裹而不散,津液涩渗,著而不去,而积皆成矣……"

汉·华佗《中藏经·卷上·积聚癥瘕杂虫论第十八》中记载:"皆五脏六腑真气失而邪气并,遂乃生焉。"

隋·巢元方《诸病源候论·卷十九·积聚病诸候》中记载:"积聚者,由阴阳不和,腑脏虚弱,受于风邪,搏于腑脏之气所为也。"

宋·陈无择《三因极一病证方论·卷之八·五积证治》中记载:"宿血停凝,结为痞块。"宋·严用和《济生方·积聚论治》中记载:"有如忧思喜怒之气,人之所不能无者,过则伤乎五脏,逆于四肢,传克不行,乃留结而为五积。"

宋·赵佶《圣济总录·卷七十二·久积症癖》中记载:"论曰症之为病,虽有形证,推之不动,癖之为病,僻在胁肋,按之水鸣,此皆饮食留滞所致也,不即治、日渐增长,盘结牢固,邪气日盛,令人正气衰微。累岁不已,甚则身瘦腹大,名曰久积症癖。"

金·刘完素《黄帝素问宣明论方·卷七·积聚论》中记载:"五脏之气虚,而内外诸邪所侵,故留稽不行,遂成积聚";金·张子和《儒门事亲·卷三·五积六聚治同郁断》中记载:"且积之成也,或因暴怒、喜、悲、思、恐之气,或伤酸、苦、甘、辛、咸之食,或停温、凉、热、寒之饮,或受风、暑、燥、寒、火、湿之邪。其初甚微,可呼吸按导方寸大而去之。"

元·朱震亨《丹溪手镜·卷之下·积聚》中记载:"又因七情忧思伤心;重寒伤肺;愤怒伤肝;醉以入房,汗出当风伤脾;困力过度入房,汗出入浴伤肾。皆藏气不平,凝血不散,汁沫相搏,蕴结成积。"元·朱震亨《丹溪心法·卷二·肠风脏毒》中记载:"肠胃不虚,邪气无从而入。人惟坐卧风湿,醉饱房劳,生冷停寒,酒面积热,以致荣血失道,渗入大肠,此肠风藏毒之所由作也。挟热下血,清而色鲜,腹中有痛;挟冷下血,浊以色黯,腹中略痛;清则为肠风,浊则为脏毒。有先便而后血者,其来也远;有先血而后便者,其来也近。世俗粪前粪后之说,非也。"元·罗天益《卫生宝鉴·卷十四·腹中积聚》中记载:"凡人脾胃虚弱或饮食过常,或生冷过度,不能克化,致成积聚结块"。元·齐德之《外科精义·卷上·论五发疽》中记载:"亦有因服金石发动而患此疾者,亦有平生不服金石药而患此疾者,盖由祖上曾服饵者,其毒气流传子孙。"

明·董宿《奇效良方·卷五十一·肠澼痔漏门(附论)》中记载:"若夫肠头成块者,湿也,作痛者,风也,脓血溃出者,热胜血腐也,溃成黄水者,湿热风燥也,大便闭,作大痛者,风热郁滞,弗能通泄,气逼大肠而作也。大肠结燥者,主病兼受,火邪也。凡此疾者,皆由湿热风燥,四气相合而致也。而肠澼者,为大便下血也。盖因人之不避风毒,恣饮醇酒炙爆之物,纵欲,喜怒无常,脏腑郁抑,饮食自倍,肠胃乃伤,阴阳不和,关格壅滞,热毒下注,血渗大肠,其肠澼痔漏,不可得而无矣。"

清·李用粹《证治汇补·便血》中记载:"皆由七情六淫、饮食不节、起居不时,或坐卧湿地,或醉饱行房,或生冷停寒,或酒面积热,触动脏腑,以致荣血失道,渗入大肠。"

综上,本病辨证归纳为气虚、脾胃虚弱、气血亏虚、阴阳不调、气郁、湿热风燥、寒痰瘀结等。

第三节　治疗及预后

《黄帝内经》对本病的治疗已经提出了祛邪(消、除、攻、行)与扶正(补),补不足、泻有余的治疗原则。东汉时期已经有外科手术记载,隋唐至明清时期治疗在扶正祛邪的原则指导下,具体有理气、软坚、化瘀、消痰、降火、消食、补益气血等治法。张从正根据"壮人无积,虚人则有之"理论,治疗上主张养正积自除;朱震亨认为积聚痞块病机为痰瘀食积,倡导以消积法治疗,并告诫不可用下药;冯兆张则主张五积当从郁论,治积之法,以理气为先;而到清末民初张锡纯已开始配合西药(沃剥①)治疗本病。

---

　　① 沃剥:碘化钾。

一、治疗原则

《素问·至真要大论》中曰："坚者削之,客者除之……结者散之,留者攻之……逸者行之……";《灵枢·百病始生》中曰："察其所痛,以知其应,有余不足,当补则补,当泻则泻,毋逆天时,是谓至治。"

宋·许叔微《普济本事方·卷三·积聚凝滞五噎隔气》中记载："大抵治积,或以所恶者攻之,以所喜者诱之,则易愈。"

金·张子和《儒门事亲·卷三·五积六聚治同郁断》中记载："积之在脏,理亦如之。故予先以丸药驱逐新受之食,使无梗塞。其碎着之积,已离而未下。次以散药满胃而下。横江之筏,一壅而尽。设未尽者,以药调之。惟坚积不可用此法,宜以渐除。"

明·陈实功《外科正宗·卷之三·脏毒论第二十九》中记载："初起寒热交作,大便坠痛,脉浮数者,宜用轻剂解散。已成内热口干,大便秘结,脉沉实而有力者,当下之。肛门肿痛,常欲便而下坠作痛者,导湿热兼泻邪火。肛门燉肿疼痛,小便涩滞,小腹急胀者,清肝、利小水。出脓腥臭,疼痛不减、身热者,养血、健脾胃,更兼渗湿。脓水清稀,脾胃虚弱,不能收敛者,滋肾气、急补脾胃。"

明·周文采《医方选要·卷四·积聚门》中记载："治疗之法,当察其所痛,以知其应,有余不足,可补则补,可泻则泻,无逆天时。详脏腑之高下,辨积聚之虚实,如寒者温之,结者散之,客者除之,留者行之,坚者削之。又当节饮食,慎起居,和其中,外使可毕已。若骤以大毒之剂攻之,积不能除反伤其气,终难治矣。"

清·沈金鳌《杂病源流犀烛·卷十四·积聚癥瘕痃癖痞源流》中记载："故治积聚者,计惟有补益攻伐,相间而进,方为正治。病深者伐其大半即止,然后俟脾土健运,积聚自消。且夫积聚必成块,治块宜丸,不宜煎,煎药如过路之水,徒耗元气,无损于块,盖块者有形之物,气不能成块,必成于痰食死血,大法,贵察其所痛,以知其病之有余不足而攻补之……若积之既成,又当调荣养卫,扶胃健脾,使元气旺,而间进以去病之剂,从容调理,俾其自化,夫然后病去而人亦不伤。乃今之治积者,动议吐下,竟谓非此不除,不知吐与下,只治病之卒暴作者,若积之成,必匪朝伊夕,其所由来者渐矣,故积之治法,必匪朝伊夕,其所由去者,不可不以渐也。不然,《内经》何但有化积、消积、挨积、磨积之文,而并无吐积,下积之说乎,盖直吐直下,皆足以伤胃气而损元气,积必不去也。凡病者医者,其皆体念毋忽。"

二、方药治疗

从汉唐以来,治疗本病方药诸多,很多沿用至今,如大黄䗪虫丸、太一神明陷冰丸、乌头续命丸、白术丸、鳖甲丸、槟榔散、大黄丸、吴茱萸散、神丸方、蓬莪术丸散。

汉·张仲景《金匮要略·血痹虚劳病脉证并治》中记载："五劳极虚,羸瘦腹满,不能饮食。食伤、忧伤、饮伤、房室伤、饥伤、劳伤、经络营卫气伤,内有干血,肌肤甲错,两目黯黑,缓中补虚,大黄䗪虫丸主之。"

唐·孙思邈《备急千金要方·卷十一·坚症积聚第五》中记载,"治诸疾,破积聚,心下支满,寒热鬼注,长病咳逆唾噎,辟除众恶,杀鬼逐邪气,鬼击客忤中恶,胸中结气、咽中闭塞,有进有退,绕脐惻惻,随上下按之挑手,心中愠愠,如有虫状,毒注相染灭门方。太一神明陷冰丸主之"。

唐·王焘《外台秘要·卷第七·寒疝积聚方四首》中记载:"《古今录验》疗久寒三十岁心腹疝,癥瘕积聚……名曰破积聚。乌头续命丸方:食茱萸十分,芍药五分,细辛五分,前胡五分(一云柴胡),干姜十分,乌头十分(炮),紫菀、黄芩、白术、白薇各三分,川芎、人参、干地黄各五分,蜀椒十分,桂心十分。右十五味捣筛,蜜和为丸梧子大。先食服三丸,日三。不知,稍加至七丸。忌生菜、生葱、猪肉、冷水、桃、李、雀肉、芜荑等。"《外台秘要·卷十二·积聚方五首》曰:"又白术丸,主积聚癖气不能食,心肋下满,四肢骨节酸疼,盗汗不绝方。"

宋·王怀隐《太平圣惠方·卷第四十八·治脾积气诸方》中记载:"治痞气当胃管,结聚如杯,积久不散,腹胁疼痛,体瘦成劳,不能饮食,宜服鳖甲丸方。"

宋·王怀隐《太平圣惠方·卷第四十八·治积聚诸方》中记载:"治积聚气,心腹结痛,食饮不下,宜服鳖甲散方;治积气,腹胁坚急,心胸胀满,不能饮食,宜服槟榔散方;治积聚,心腹胀痛,饮食减少,四肢不和,宜服吴茱萸散方;治积聚气,心腹胀硬如石,肚上青脉起,食饮不下,宜服防葵散方;治积聚气在腹胁,胸背疼痛,宜服大黄丸方;治积聚气,心腹坚胀,食饮减少,面色萎黄,肌体羸瘦,宜服干漆丸方;治久积聚气不消,心腹胀满,食少体瘦,宜服京三棱丸方;治积聚气久不消,心腹虚胀,不欲饮食,宜服鳖甲煎丸方;治积聚气,久不消散,腹胁胀痛,面无颜色,四肢不和,宜服硼砂煎丸方;治积聚气结成块段,在腹胁下,久不消散,发歇疼痛,宜服狼毒丸方;治积聚气,多年不消,变成劳证,腹内结块疼痛,两胁胀满,常吐清水,食饮不下,硫黄丸方;治积聚气成块,防葵丸方。"

宋·许叔微《普济本事方·卷三·积聚凝滞五噎膈气》中记载:"如硇砂、水银治肉积;神曲麦糵治酒积;水蛭、虻虫治血积;木香、槟榔治气积;牵牛、甘遂治水积;雄黄、腻粉治涎积;礞石、巴豆治食积,各从其类也。若用群队之药,分其势则难取效。许嗣宗所谓譬犹猎不知兔,广络原野,冀一人获之,术亦疏矣。须是认得分明,是何积聚,然后增加用药。不尔,反有所损,嗣宗自谓不著书,在临时变通也。"

宋·赵佶《圣济总录·卷第七十二·久积症癖》中记载:"治久积癖气,心胸不和,呕吐痰逆,胁肋胀满疼痛,如神丸方,乌头(去皮脐)、干漆、干姜、桂(去粗皮各一两以上三味同为末)、硇砂(别研半两)、巴豆(半两去皮心膜研为霜),上六味合研令匀,取炊枣肉和成块,用湿纸厚裹,盐泥固济。厚一指许阴三日曝干,于地坑子内,以火三斤簸烧,候火销半取出,看硬软捣细为丸,如小豆大,每服三丸至五丸,木瓜汤下,不拘时;治久积冷气,攻心腹疼痛,痰癖呕逆,腹胀不思饮食,肌肤瘦瘁,腰膝倦痛,下痢泄泻,疟疾肠风,并妇人血海久冷无子,陈橘皮煎丸方,陈橘皮(汤浸去白焙十五两别捣罗为末)、巴戟天(去心)、石斛(去根)、牛膝(酒浸切焙)、肉苁蓉(酒浸切焙)、鹿茸(去毛酒炙)、菟丝子(酒浸三日别捣焙)、杜仲(去粗皮炙锉)、阳起石(酒浸研如粉)、厚朴(去粗皮生姜汁炙)、附子(炮裂去皮脐)、吴茱萸(汤洗焙干炒)、当归(切焙)、干姜(炮)、京三棱(煨锉)、草薢(各三两),甘草(炙锉一两),上一十七味,捣罗为末,先以好酒五碗。于银石器内,煎橘皮末令如饧。入诸药搅匀,再捣三五百杵,稍干更入酒少许和丸,如小豆大,每服二十丸,至三十丸,空心温酒下,盐汤亦得。"另该书还记载:"治脏腑久积,气块冷癖,不思饮食,沉香三棱煎丸方主之;治久积症块,心腹胀满,胸膈不利,痰实胃胀，硇砂丸方主之；治久积食癖，心腹时发疼痛，胸膈不快，痰逆恶心，脏腑不调，不思饮食，或下利脓血，里急后重，散恶气，逐结滞，丁香丸方主之；治男子妇人远年积气，消磨症块，取虚中积癖，礞石丸方主之；治久虚积癥癖，水银丸方主之；治男子妇人久积气块癥癖，两胁下积冷，胸腹气刺痛，紫金丹方主之；治久积癥癖，气攻左胁，如复杯，及妇人血瘕，蓬莪术丸方主之；治久积癥癖不散，心下结痛，状如伏梁，三棱汤方主之；治久癖块聚，心腹胀满，人参丸方主之；治久癖结硬，两胁脐下坚如石，按下痛剧，食饮不下，鳖甲丸方主之"。

金·张从正《古今图书集成医部全录·积聚门·活法机要·养正邪自除》中记载："壮人无积，虚人则有之。皆由脾胃怯弱，气血两衰，四时有感，皆能成积。若遽以磨坚破结之药治之，疾似去而人已衰矣。干漆、硇砂、三棱、牵牛、大黄之类，得药则暂快，药过则依然，气愈消，疾愈大，竟何益哉！故善治者，当先补虚，使血气壮，积自消，如满座皆君子，则小人自无容地也。不问何脏，先调其中，使能饮食，是其本也。"

元·朱震亨《丹溪心法·卷三·积聚痞块五十四》中记载："痞块在中为痰饮，在右为食（一云痰）。积在左为血块。气不能作块成聚，块乃有形之物也，痰与食积死血而成也。用醋煮海石、醋煮三棱、蓬术、桃仁、红花、五灵脂、香附之类为丸，石碱白术汤吞下。瓦楞子能消血块，次消痰。石碱一物，有痰积有块可用洗涤垢腻，又能治食积。治块当降火消食积，食积即痰也。行死血块，块去须大补。凡积病不可用下药，徒损真气，病亦不去，当用消积药使之融化，则根除矣。"《丹溪心法·卷二·肠风脏毒二十五》中记载："治法大要，先当解散肠胃风邪，热则用败毒散，冷者与不换金正气散，加川芎、当归，后随其冷热而治之。芎归汤一剂，又调血之上品，热者加茯苓、槐花，冷者加茯苓、木香，此则自根自本之论也。虽然精气血气，生于谷气，靖为大肠下血，大抵以胃药收功，以四君子汤、参苓白术散、枳壳散、小乌沉汤和之。胃气一回，血自循于经络矣。肠风者，邪气并入，随感随见；脏毒者，蕴积毒久而始见，《三因方》五痔、肠风、脏毒、辨之甚详。前二证皆以四物汤加刺猬皮。"

元·危亦林《世医得效方·卷第十五·产科兼妇人杂病科·肠覃》中记载："治肠覃病，因寒气客于肠外，与卫气相搏，正气不荣系瘕内着，恶气乃起。其生也，始如鸡卵，久久乃成，状如怀胎，按之坚，推之即移，月事时下，故曰肠覃，亦治乳余疾，大小便不利，并食有伏蛊，肺胀，痈疽毒肿，久寒邪气。乌喙丸，乌喙（炮，去皮尖，二钱）、半夏（汤洗，四钱）、石膏（煅）、藜芦（炒）、牡蒙（即紫参）、苁蓉（酒浸，各一钱）、干姜（炮）、桂心（各一钱三字）、巴豆（六七粒，研膏），上为末，炼蜜丸，绿豆大，每服三五丸，食后酒或饮送下。"

明·董宿《奇效良方·肠澼痔漏门》中记载："大抵肠澼之病，有可治不可治者。若便血身寒则可治，身热则不可治。肠澼下白沫，脉沉者生，脉浮者死；如下脓血，脉滑大者生，脉悬绝则死。肠澼脾脉外鼓，沉久自已，而肝脉小缓则易治，肾脉搏沉，身热是死也。医疗之法，惟宜祛风消毒，解热凉脏，和血润燥，随宜施治，无不瘥矣。"

明·周文采《医方选要·卷四·积聚门》中记载："蓬莪术散，治久积癥瘕，气不消散，胁下如覆盆，多吐酸水，面色痿黄，或腹中痛，并宜服之。""荆蓬煎丸，治癥瘕痃癖，冷热积聚，宿食不消，呕吐辛酸。久服消积聚，进饮食，止呕吐。"

明·陈实功《外科正宗·卷之三·脏毒论第二十九》中记载："其病有内外之别，虚实之殊。发于外者，多实多热，脉数有力，肛门突肿，大便秘结，肚腹不宽，小水不利，甚者肛门肉泛如箍，孔头紧闭，此为外发，属阳易治。宜四顺清凉饮、内消沃雪汤通利大小二便；痛甚者，珍珠散、人中白散搽之;脓胀痛者针之。发于内者,属阴虚湿热渗入肛门,五内结肿,刺痛如钟,小便淋沥,大便虚秘,咳嗽生痰,脉数虚细,寒热往来,遇夜尤甚,此为内发,属阴难治。宜四物汤加黄柏、知母、天花粉、甘草,兼以六味地黄丸调治,候五内脓出则安。""黄连除湿汤,治脏毒初起,湿热流注肛门,结肿疼痛,小水不利,大便秘结,身热口干,脉数有力,或里急后重。黄连、黄芩、川芎、当归、防风、苍术、厚朴、枳壳、连翘各一钱,甘草五分,大黄、朴硝各二钱,水二钟,煎八分,空心服;凉血地黄汤,治脏毒已成未成、或肿不肿,肛门疼痛,大便坠重,或泄或秘,常时便血,头晕眼花,腰膝无力者。川芎、当归、白芍、生地、白术、茯苓各一钱,黄连、地榆、人参、山栀、天花粉、甘草各五分,水二钟,煎八分,食前服;内托黄芪散,治脏毒已成,红色光亮,已欲作脓,不必内消,宜服此药溃脓。川芎、当归、陈皮、白术、黄芪、白芍、穿山甲①、角针各一钱,槟榔三分,水二钟,煎八分,食前服。"

清·冯兆张《冯氏锦囊秘录》中记载:"五积当从郁论,《难经》所谓:因受胜已之邪,传于已之所胜,适当旺时,拒而不受,因留为积,此皆抑郁不伸而受其邪,故五积六聚,治同郁断,伏梁者火之郁,肥气者木之郁,痞气者土之郁,息贲者金之郁,奔豚者水之郁,郁者气不舒,而抑郁成积,不独聚可以气言也。故治积之法,以理气为先,则津液流行,积聚何由而成?然更不可不兼以补也。盖壮者气行则已,怯者着而成病,故积之为积,本于气并血弱之人,故曰:壮人无积,虚则有之。善治积者,不必问其何经何脏,必先调其中气,使能饮食,气血既旺,积滞自消,即壮实而宜消者,亦当以补气补血之药兼服。"

清·沈金鳌《杂病源流犀烛·卷十四·积聚癥瘕痃癖痞源流》中记载:"试详言癥瘕痃癖痞。症者,征也,以腹中坚硬,按之应手,其病形有可征验也,往往见脐下。其原由饮食失节,胃气衰,脾元弱,邪正相搏,积于腹中,牢固不动,故名曰癥,医者当审其病机,或由脾胃虚(宜六君子汤加消积药),或由肝脾虚(宜归脾汤加消积药),或由肝火郁(宜芦荟丸),详察进药。""瘕者,假也,假血成形,腹中虽硬,其实聚散无常也,亦往往见于脐下。其原由寒暖失宜,饮食少节,脏腑之气先虚,又复多所劳伤,外而感受风寒,停畜于内,是用故正虚邪实,正不能胜邪,邪遂挟其力,反假游行之血,相聚相结,而成颗块,推之而动,按之而走,故名曰瘕,医者当审其病机,果属肝脾两伤(宜四物汤加柴胡、青皮、木香、延胡索,而三棱、鳖甲,亦专治癥瘕二症),以药投之,自无不效。""痃者,悬也,悬于腹内,近脐左右,各有一条筋脉扛起,大者如臂如筒,小者如指、如笔管、如弦,其原皆由阴阳之气不和,常多郁塞,又时忿怒,动气偏胜,或适当饮食,与气缠裹,适受寒冷,与气停畜,且仇怒则肝火盛,而血随气结,痰亦缘火相附而升,遂合并而成形质,悬于脐之左右,故名曰痃。医者当审其病机,选药定剂,自获奇功(宜麝香丸、积块丸、三棱散、獭猪肝丸)。癖者,匿也,潜匿两肋之间,寻摸不见,有时而痛,始觉有物,其原皆由荣卫失调,经络阻隔,而又起居饮食无度,伤脾伤胃,有所劳力,强忍作劳,以致精伤血轶,邪冷之气搏结不散,藏于隐僻之所,故名曰癖,医者当审其病机,针对发药,癖结自解(宜香棱丸、大硝石丸、木香硇砂丸)。痞者,闭也,痞必有块,块则有形,总在皮里膜外,其原皆由伤于饮食,脾胃亏损,抑且邪积胸中,阻塞气道,气不宣通,为痰为食为血,皆得与正相搏,邪既胜,正不得而制之,遂结成形而有块。""然虽有痰饮血食之异质,左右与中之殊位,总能闭塞气分,故名曰痞,医者当审其病机以治之(宜连萝丸、消块丸、开怀散、消积保

① 穿山甲:国家二级保护动物,现已禁用。可用治血通瘀的中药替代,如莪术、三棱、水蛭等。下同。

中丸）。而又必察其形质,不能移动者类于癥,上下左右能移者类于瘕(俱宜溃坚丸、溃坚汤)。或缘有所惊恐而成(宜妙应丸加穿山甲各三钱,元胡索①、蓬术②各四钱)。或缘忧思郁结而得(宜入门六郁汤)。或缘气分之火壅遏而致(宜解郁调胃汤)。或缘心腹块痛,每至胀寒热而盛(宜柴香散)。或缘三焦闭格,胸膈楚闷,气不流通,蕴结而积(宜助气丸)。或缘日耽曲瑚,脾湿气滞,胸中闷满,气促不安,呕吐清水而生(宜胜红丸加茯苓、白术、葛根)。其致痞不同,治痞因异,而痞焉有不除者乎。总之,积聚瘕疝癖痞,分隶三焦,断难混视。痞癖见于胸膈间,是上焦之病。疝积聚见于腹内,是中焦之病。癥瘕见于脐下,是下焦之病,按其症,分其部,方得头绪。”“然积聚等七者虽详,而痰食死血之为病,有与此相类,而不得竟谓之积聚癥瘕疝癖痞,亦有是此七病,而各有形症不同,即各当用药调治者。如积聚腹胀如鼓,青筋浮起,坐卧不便(宜蒜红丸)。如寒气结块,腹大坚满,痛楚之极(宜木香通气散)。如左肋下痞满,气逆息难,有形,但不妨饮食(宜推气汤)。如痞积气块,口内生疮(宜化痞膏)。如心下坚大如盘,由于水饮所作(宜枳术汤)。如腹中疝癖,致成鼓胀(宜乌牛尿膏)。如疝癖不瘳,胁下坚硬如石(宜大黄散)。如腹满癖坚如石,积年不损(宜杨枝酒)。如小腹冷癖,有形如卵,上下走痛不可忍(宜茴香丸)。如久患涎沫,遂成积块(宜青黛丸)。如卒暴症疾,腹中如石刺痛,日夜啼呼,不治百日死(宜牛膝酒)。如误食菜中蛇精,或食蛇肉致成蛇瘕,腹内常饥,食物即吐(宜赤蜈蚣散)。如好吃生米成瘕,不得米则吐清水,得米即止,米不消化,久亦毙人(宜鸡屎米煎)。如食发成瘕,心腹作痛,咽间如有虫行,欲得油饮(宜香泽油)。如平时嗜酒,血入于酒,而成酒鳖,平时多气,血凝于气,而成气鳖,虚劳瘤冷,败血杂痰而成血鳖,摇头掉尾,如虫之行,上侵人咽,下蚀人肛,或附胁背,或隐腹,大则如鳖,小则如钱(宜芜荑汤)。如老人小儿疝癖,往来疼痛(宜星附丸)。以上种种,皆积聚等七病之类,所当一一详审者也。”“夫惟气郁而湿滞,湿郁而热生,热郁而痰结,痰郁而血凝,血郁而食不化,食郁而积成,此六者,实相因致病,古人所以云六郁为诸积之本也,故当积之未也,必先有以解其郁,而使当升者升,当降者降,当变化者变化,不致传化失常(宜入门六郁汤、越鞠保和丸、加味越鞠丸),斯气血冲和,而百疾不作。”

　　清·顾世澄《疡医大全·卷二十三·后阴部·脏毒门主方》中记载:“消毒百应丸,治脏毒痔漏,苍术、猪牙皂、槐花(或槐角子)、金银花、黄柏、当归各四两,上六味用河井水各四碗,煎取浓汁滤清,入锦纹大黄一斤,石槌打碎,浸透取起晒干,又浸又晒,汁尽为度,研细末,用陈荞麦面和杵为丸,如绿豆大,如血多加地榆四两煎汤,寻常用二十丸;沉重用六十四丸;体厚者用八十一丸,白汤送下。并治内外诸证。汤引开后:心痛艾醋煎汤下,追虫下积槟榔汤下,肚痛干姜汤下,咳嗽姜汤下,伤食酒下,夜多小便山茱萸汤下,疝气茴香汤下,风火时眼黄连汤下,白痢姜汤下,赤痢甘草汤下,浑身痛乳香汤下,五劳七伤盐汤下,肠风下血、吐血当归汤下,难产童便下,五淋、大小便秘大黄汤下,痔疮漏疮、头痛眼胀、伤寒发热紫苏汤或大黄汤下,经水不通红花汤或当归汤下,肚大青筋膨胀石榴汤下,黄肿陈皮汤下,四肢无力熟地汤下,疔疮磨刀水下;脏毒下血(丹溪)车前草连根一握,生姜一小块,和新水捣烂,去渣取汁,候血欲下时,腰间必觉重,即服此一盏,少顷渐觉冷下腹中,登厕便不见血矣;脏毒下血(《锦囊》)黄连四两,酒浸,春秋五日,夏三日,冬十日,晒干为末,乌梅肉六两,捣烂丸桐子大,每服

二三十丸,空心白汤下。"

民国·张锡纯《医学衷中参西录·前三期合编第八卷·治女科方》中记载:"理冲汤(生黄芪、党参、于术、生山药、天花粉、知母、三棱、莪术、生鸡内金)治一切脏腑癥瘕、积聚、气郁、脾弱、满闷、痞胀、不能饮食。"《医学衷中参西录·第五期第三卷·论胃病噎隔治法及反胃治法》提出:"消瘤赘之药,惟西药沃剥即沃度加馏谟最效。"

三、外科治疗探索

东汉以来已有麻醉手术记载,华佗创用麻沸散施行全麻下腹部肿瘤切除术及肠吻合术等外科手术。《华佗神方·卷二·华佗临症神方·华佗治脏腑痈疡要诀》曰:"药用麻沸,脏腑可割,既断既截,不难缝合。按:痈疡发结于脏腑之内,虽针药亦无所用之。先生治斯类险症,常先令服麻沸散,既昏罔觉,因剖破腹背,抽割聚集。若在肠胃,则断截湔洗,除去疾秽,已而缝合,五六日而创合,月余而平复矣。(孙思邈注)"

元·危亦林《世医得效方·卷第十八·正骨兼金镞科·用麻药法》中记载:"先用麻药服,待其不识痛处,方可下手。或服后麻不倒,可加曼陀罗花及草乌各五钱,用好酒调些少与服。若其人如酒醉,即不可加药。"

四、外贴法

宋·王怀隐《太平圣惠方·卷第四十九·治久积症癖诸方》中记载:"熨症癖方,吴茱萸一升,川乌头[二(三)两],上件药,捣碎用醋拌炒,令热,分作二包,更番熨之。"

清·沈金鳌在《沈氏尊生书·杂病源流犀烛·卷十四·积聚癥瘕痃癖痞源流(息积病)》中已记载本病外治方法,并载有《千金方》所言的"凡积聚癥瘕,用药外贴,亦可令消散,宜三圣膏、琥珀膏、贴痞膏。"

五、预后

本病从阴阳虚实判断预后,属阳预后较好,属阴预后差;一旦发展到"时流臭水""脓水常流""脉弦而伏者"等预后差。

汉·张仲景《金匮要略·五脏风寒积聚病脉证并治》中记载:"积者,脏病也,终不移。聚者,腑病也,发作有时,展转痛移,为可治。"

唐·孙思邈《备急千金要方·二十八脉法·五脏积聚第七》中记载:"又脉癥法。左手脉横,癥在左。右手脉横,癥在右。脉头大在上,头小在下。又一法,横脉见左,积在右;见右,积在左。偏得洪实而滑,亦为积。弦紧,亦为积,为寒痹,为疝痛。内有积不见脉,难治。见一脉相应,为易治。诸不相应,为不合治也。左手脉大,右手脉小,上病在左胁,下病在左足。右手脉大,左手脉小,上病在右胁,下病在右足。脉弦而伏者,腹中有癥不可转也,必死不治。"

明·陈实功《外科正宗·卷之三·脏毒论第二十九》中记载:"其病有内外之别,虚实之殊……属阳易治……属阴难治……其患痛连小腹,肛门坠重,二便乖违,或泻或秘,肛门内蚀,串烂经络,污水流通大孔,无奈饮食不餐,作渴之甚,凡犯此未得见其有生。又有虚劳久嗽,痰火结肿肛门如栗者,破必成漏,沥尽气血必亡。此二症乃内伤之故,非药可疗,不可勉治也。"

清·祁坤《外科大成·卷二·下部后》中记载:"脏痈痔,肛门肿如馒头,两边合紧,外坚而内溃,脓水常流,此终身之疾,治之无益。锁肛痔,肛门内外如竹节锁紧,形如海蜇,里急后重,便粪细而带匾,时流臭水,此无治法。"

第二章 西医对结直肠癌的认识

第一节 概　述

　　结直肠癌是消化管恶性肿瘤中较为常见的一种,早期症状不明显,随着癌瘤的增大而表现为排便习惯改变、便血、腹泻、腹泻与便秘交替、局部腹痛等症状,晚期则表现为贫血、体重减轻等全身症状。其可发生在结肠或直肠的任何部位,但以直肠、乙状结肠最为多见。结直肠癌大多数为腺癌,少数为鳞状上皮癌及黏液癌,可以通过淋巴、血液循环及直接蔓延等途径,播散到其他组织和脏器。根据临床表现、X线钡剂灌肠或结肠镜检查等可以明确诊断。其治疗的关键在于早期发现、及时诊断和手术根治。本病的预后取决于早期诊断和及时手术治疗。一般病灶局限于肠壁者预后较好,浸润至肠外者预后较差,年轻患者、癌瘤浸润广泛、有转移者或有并发症者预后不良。

第二节 流 行 病 学

一、地区分布

　　世界不同国家和地区结直肠癌发病率差异较大。据国际癌症研究机构(International Agency for Research on Cancer, IARC)2018年调查数据显示,北欧、西欧、北美及澳大利亚、新西兰等发达国家(日本和芬兰除外)的结直肠癌发病率最高,南欧、东欧、东亚和拉丁美洲等一些社会经济较发达的国家发病率居中,西亚、非洲和大多数不发达的拉丁美洲国家发病率处于较低水平。经济发展的差异可能是影响居民结直肠癌发病率高低的一个重要因素,一般认为发达国家及地区的结直肠癌发病率明显高于发展中国家,如日本作为亚洲发达国家,其结直肠癌发病率明显高于其他发展中国家。根据IARC的最新调查数据,2018年世界范围内匈牙利的结直肠癌发病率最高,为51.2/10万。

　　同时,IARC的数据显示,2018年结直肠癌死亡率与发病率分布基本一致,以欧洲、北美较高,南美、东亚次之,西亚、非洲最低。不同的是,死亡率以东欧为最高,而并非发病率最高的西欧。

二、人群性别

　　结直肠癌在全球范围内为男性第3位,女性第2位的高发性恶性肿瘤,每年新发120万例,死亡约 60 万例。2018 年 IARC 调查数据显示,全球范围内男性结直肠癌发病率(23.6/10 万)明显高于女性(16.3/10 万),死亡率同样男性(10.8/10 万)高于女性(7.2/10 万)。同时,结直肠癌发病率随年龄增长而逐步上升,85 岁以上年龄组发病率略有降低。近年来青年人结直肠癌颇受关注,一些研究表明青年人结直肠癌可能与遗传因素关系密切。

三、我国的结直肠癌

IARC 的数据显示,2018 年我国结直肠癌的发病率为 23.7/10 万、死亡率为 10.9/10 万,在世界范围内均属中高水平。同时,根据《2017 年中国肿瘤登记年报》,2014 年全国肿瘤登记地区结直肠癌新发病例数为 79 180 例,发病率为 27.47/10 万,中标率为 17.40/10 万,占全部恶性肿瘤新发病例数的 9.60%。其中中标发病率男性为女性的 1.42 倍,城市为农村的 1.44 倍。死亡率方面,全国肿瘤登记地区因结直肠癌死亡的病例数为 38 264 例,死亡率为 13.27/10 万,中标率为 7.87/10 万,占全部恶性肿瘤死亡病例的 7.65%。其中中标死亡率男性为女性的 1.50 倍,城市为农村的 1.38 倍。

在年龄方面,结直肠癌的发病率和死亡率在 45 岁之前处于较低水平,45 岁以后明显升高,在 80 岁以上年龄组达到高峰。城乡及不同地区在年龄发病率和死亡率方面虽有差异,但总体趋势一致。我国结直肠癌在地域分布上无论是发病率还是死亡率都是东部地区最高,其次是中部,而西部地区最低。在城乡分布上无论是发病率还是死亡率,城市均远高于农村。这在一定程度上可能与不同地区癌症筛查人群的参与意识和积极性存在一定关联。

第三节 结直肠的解剖特征

结直肠同属大肠,为消化管下段。大肠全长 150~200 cm,一般分为盲肠、升结肠、横结肠、降结肠、乙状结肠、直肠和肛管,从回肠末端延伸至肛管。盲肠位于回盲瓣下方,是结肠起始段,长约 6 cm。盲肠连同升结肠、结肠右曲和部分横结肠,组成了一个外科手术解剖单位即右半结肠;部分横结肠、结肠左曲、降结肠和部分乙状结肠组成另一个外科手术解剖单位即左半结肠。

一、结肠的解剖特征

结肠介于盲肠与直肠之间,整体呈"M"形,包绕于空肠、回肠周围。而结肠又可分为升结肠、横结肠、降结肠及乙状结肠四部分。结肠的直径自起始端 6 cm 逐渐递减为乙状结肠的直径2.5 cm。

升结肠起自盲肠上端,上缘在肝下与横结肠相连,长约 15 cm,是腹膜间位器官,前面和两侧常被腹膜覆盖,升结肠与后腹壁附着的程度不同。其内侧为结肠系膜,约有 10% 的人体中升结肠系膜很长,可发生结肠扭转,出现急腹症。尸体解剖时发现 30%~40% 的升结肠是游离的。有时升结肠表面可有一些异常的结缔组织在腹膜下覆盖通过升结肠,称杰克森膜。升结肠上端紧邻右肾前面。

横结肠起自升结肠即转向机体的左侧处的结肠右曲,位于肝右叶下,终止于急转向下的结肠左曲处,是完全游离的,是腹膜内位器官,长约 50 cm。前面为肝胆和胃,其后为右肾、十二指肠、肠系膜血管和胰腺。结肠左曲位于脾的后侧面、胰尾的上方和左肾内侧的前面,由脾结肠韧带和肾结肠韧带固定。

降结肠于左季肋区起自结肠左曲,沿左肾外侧缘和腰方肌的前面垂直下降,到髂嵴的水平面移行于乙状结肠,长约 25 cm。降结肠的前面为腹膜覆盖,为腹膜间位器官,在内侧通常无系膜,即使有系膜存在,因长度不足,也不会发生左半结肠扭转,在上段其后有左肾,下段后面有左侧髂外血管、左侧精索血管(或卵巢血管)和左侧输尿管等腹膜后器官。

乙状结肠在左髂嵴处起自降结肠,沿左髂窝转入盆腔内,全长呈"乙"字形弯曲,至第 3 腰椎椎体平面续于直肠,长约 40 cm。乙状结肠上端固定,下段完全游离。其为腹膜内位器官,它完全被腹膜包裹,并形成乙状结肠系膜。该系膜将乙状结肠连于左髂窝和小骨盆后壁,系膜根的附着线常呈"人"字形。乙状结肠系膜在肠管的中段较长,向上、下两端延伸时则逐渐变短而消失。因此,乙状结肠与降结肠和直肠相移行处均被固定而不能移动,而中段则有较大的活动范围。左侧输尿管行经乙状结肠系膜根部。

二、直肠的解剖特征

直肠是消化管位于盆腔下部的一段,全场 10~14 cm。直肠在第 3 腰椎椎体前方起自乙状结肠,沿骶、尾骨前面下行,穿过盆膈移行于肛管。直肠并不直,在矢状面上形成 2 个明显的弯曲,上方的弯曲称直肠骶曲,凸向后侧,下方的弯曲凸向前侧,称直肠会阴曲。在冠状面上也有 3 个突向侧方的弯曲,但不恒定,一般中间较大的一个凸向左侧,上下两个凸向右侧。

直肠近肛门的一段扩大成为直肠壶腹,直肠瓣是直肠壶腹内呈半月形的黏膜横皱襞,一般有 3 个,每个直肠瓣宽约 1.4 cm,长 3 cm,约相当于直肠圆周的 2/3。最上方的相当于直肠和乙状结肠交界处,位于左侧壁,距肛缘 12 cm;中瓣位于右侧壁,距肛缘约 9 cm,与腹膜反折平面相对,确定直肠肿瘤与腹腔关系时常以此瓣为标志;下瓣位于左侧壁,距肛缘约 7 cm,当直肠充盈时,该瓣常可消失,而排空时则较显著。直肠瓣有阻止粪便排出的作用。

第四节　结直肠的组织解剖与结构

结肠的肠壁基本上分为 4 层,即黏膜层、黏膜下层、肌肉层和浆膜层,与小肠的结构基本相同,但结肠肠壁结构与小肠的主要不同点在于:结肠黏膜缺少绒毛,肌肉层外部纵行肌分散成 3 条带状而不是像小肠那样一个连续的圆柱状肌肉层,结肠浆膜层外覆有一些脂肪垂。结肠脂肪垂常常可能是结肠憩室隐藏的位置,故其对外科医生十分有用。结肠脂肪垂也可发生梗死和扭转,出现急腹症的症状。

直肠肠壁的结构与上述结肠的结构相同,但不同点在于其上段直肠含有左上、中间和左下 3 个直肠瓣。它们距肛缘的距离分别为 4~7 cm、8~10 cm 和 10~12 cm。

一、结直肠的血液循环与淋巴回流

(一)结肠的动脉供血

1. 肠系膜上动脉

盲肠和升结肠的血供来自肠系膜上动脉的 2 个分支:回结肠动脉和结肠右动脉。它们形成的动脉弓发出分支到结肠壁中部。当血管支到达结肠表面时,它们分成短的和长的分支,前者提供结肠内侧壁或结肠系膜缘结肠壁的血供,而后者提供结肠外侧壁和对系膜缘的结肠壁血供,长的分支同时还发出小的分支提供结肠脂肪垂血供。

2. 结肠中动脉

横结肠的血供来自肠系膜上动脉发出的结肠中动脉,在距结肠壁 3~11 cm 处分成左右 2 支,有 5%~8% 的个体结肠中动脉缺如。

3. 肠系膜下动脉

肠系膜下动脉发自腹主动脉分叉上方,第 3 腰椎下缘水平。肠系膜下动脉的分支有左结肠动脉、1~9 支乙状结肠动脉和直肠上动脉,分别为横结肠左侧部分、乙状结肠和直肠的血供。

4. 边缘动脉

边缘动脉由上述动脉发出的一系列动脉弓组成,在距离肠壁 1~8 cm 处形成一平行于结肠系膜缘的血管网,它可能终止于直肠上动脉。

(二)直肠和肛管的动脉供血

直肠和肛管的动脉供应有直肠上动脉、直肠中动脉和直肠下动脉及骶正中动脉。直肠上动脉源自肠系膜下动脉,下降至直肠上段的后壁。在为直肠后壁供血的同时,它分叉并发出左右 2 支至直肠中段的侧壁,向下至齿状线。直肠中动脉的主干位于直肠颈部下方,由髂内动脉发出。直肠癌腹会阴根治或直肠前切除手术时,将直肠与精囊、前列腺或阴道分离时有可能损伤直肠中动脉。女性中,直肠中动脉常常缺如,它可能被子宫动脉取代;而男性中,直肠中动脉主要为直肠肌层和前列腺供血。直肠下动脉源自阴部内动脉,向腹侧、内侧走行,为齿状线远端的肛管供血。骶正中动脉从腹主动脉分叉的上方发出,向下走行于腹膜后低段腰椎、骶骨和尾骨的前面。它发出一些非常小的分支至直肠后壁。

(三)结直肠的静脉回流

结肠的静脉与动脉伴行。在右半结肠,结肠的回流静脉参与组成肠系膜上静脉。肠系膜上静脉的血液回流至升结肠和部分横结肠,而部分横结肠、降结肠和乙状结肠的血流组成肠系膜下静脉,肠系膜下静脉经脾静脉回流至门静脉。直肠的静脉回流至直肠上静脉,再回流至肠系膜下静脉,这属于门静脉系统。直肠中静脉和直肠下静脉回流入阴部内静脉,然后经髂静脉回流至下腔静脉,进入体循环。直肠上静脉(门静脉系统)和直肠中静脉、直肠下静脉(体循环系统)中存在大量交通支,形成门体分流。

(四)结肠的淋巴回流

结肠的淋巴回流由四组淋巴结完成。第一组淋巴结(结肠上淋巴结组),位于肠壁的浆膜下;第二组淋巴结(结肠旁淋巴结组),位于边缘动脉上;第三组淋巴结(中间淋巴结组),沿大动脉分布(肠系膜上、下动脉分布);第四组淋巴结(主要淋巴结组),位于肠系膜上、下动脉的根部,包括肠系膜根部淋巴结和腰左淋巴结。

二、直肠、肛门的神经支配

交感神经和副交感神经纤维支配直肠内括约肌的运动,刺激交感神经可促进直肠内括约肌收缩,刺激副交感神经则抑制直肠内括约肌收缩。副交感神经的骶骨传入神经传递直肠扩张感觉。阴部内神经的痔下支和第4骶神经的会阴支则支配直肠外括约肌的运动。骨盆内脏神经和下腹神经一起组成直肠神经丛,支配直肠下端的活动。第3、4骶神经控制提肛肌的运动。阴部内神经的直肠下支沿直肠下动脉走行,支配肛周皮肤的感觉。阴部神经支配外括约肌和耻骨直肠肌,排便由骨盆内脏神经完成,排便反射由阴部神经和骨盆内脏神经共同完成。

三、结直肠癌相关解剖特点及意义

临床上一般以横结肠中部为界,将结肠分为左半结肠与右半结肠两部分,左、右半结肠在解剖及生理、病理方面存在着血运、结构、功能等方面的不同,其临床特点也表现不同。

(一)右半结肠癌

癌变右半结肠在解剖及生理上有如下特点:① 肠壁较薄,肠腔较宽大;② 盲肠及升结肠蠕动较小、较密,粪便在此呈稀糊状;③ 血运及淋巴组织丰富,吸收能力强。因此右半结肠癌有如下临床表现:① 由于肠腔大,发生肠梗阻的比例较左侧低;② 由于流经的大便为稀糊状,故因大便摩擦而引起出血的症状较左半结肠少,在少量出血时,由于血液和粪便混合均匀,以致肉眼不易察觉;③ 由于吸收能力强而造成全身中毒症状明显,常表现为乏力、消瘦、贫血、腹部肿块、腹痛等;④ 右侧腹部往往可触及肿块,表面呈结节状,如继发感染时可有压痛,早期肿块可活动,如癌肿浸润周围组织,则活动度差或不能活动。

(二)左半结肠癌

癌变左半结肠解剖及生理上的特点:① 肠腔较右侧狭小;② 粪便由糊状变成半固体状或固体状;③ 距离肛门近;④ 原发肿瘤多为浸润型癌,呈环形生长,易致肠腔环状狭窄。因此,左半结肠癌临床表现以便血、黏液血便、脓血便、大便习惯改变、肠梗阻等症状多见。

第五节 结直肠的生理、病理

一、结直肠的生理特征

生理学中,结直肠其生理功能基本一致,统称大肠。作为消化管的下段,大肠并没有重要的消化活动,其主要的功能在于吸收水分和无机盐,同时还为消化吸收后的食物残渣提供暂时储存的场所,并将食物残渣转变为粪便。

(一) 大肠液的分泌

大肠液是由在肠黏膜表面的柱状上皮细胞及杯状细胞分泌的。大肠的分泌物富含黏液和 HCO_3^-,其 pH 为 8.3~8.4。大肠液中可能含有少量二肽酶和淀粉酶,但它们对物质的分解作用不大。大肠液的主要作用在于其中的黏液蛋白,它能保护肠黏膜和润滑粪便。大肠液的分泌主要由食物残渣对肠壁的机械性刺激而引起。刺激副交感神经可使分泌增加,而刺激交感神经则可使正在进行的分泌减少。但尚未发现重要的体液调节因素。

(二) 大肠的运动和排便

大肠的运动少而慢,对刺激的反应也较迟缓,这些特点与大肠作为粪便的暂时储存场所相适应。其运动的形式主要包括袋状往返运动、分节推进和多袋推进运动、蠕动及集团蠕动等。

食物残渣在结肠内停留的时间较长,一般在 10 余小时。在这一过程中,食物残渣中的一部分水分被结肠黏膜吸收,剩余部分经结肠内细菌的发酵和腐败作用后形成粪便。粪便中除食物残渣外,还包括脱落的肠上皮细胞和大量的细菌。此外,机体的某些代谢产物,包括由肝排出的胆色素衍生物,以及由血液通过肠壁排至肠腔中的某些金属盐,如钙、镁、汞等盐类,也随粪便排出体外。

当肠蠕动将粪便推入直肠时,可扩张刺激直肠壁内的感受器,冲动沿盆神经和腹下神经传至腰、骶段脊髓的初级排便中枢,同时上传到大脑皮质引起便意。若条件许可,即可发生排便反射。这时冲动由盆神经传出,使降结肠、乙状结肠和直肠收缩,肛门内括约肌舒张。同时阴部神经的传出冲动减少,使肛门外括约肌舒张,于是粪便被排出体外。在排便过程中,支配腹肌和膈肌的神经也兴奋,因而腹肌和膈肌收缩,腹内压增加,有助于粪便的排出。

二、结直肠癌的病理特征

(一) 大体观

结直肠癌是结直肠的恶性上皮性肿瘤,其肿瘤大体标本的特征与肿瘤发生位置、发现肿瘤的时间、病理类型等因素有关。外生性生长的肿瘤主要向腹腔内生长,表现为边界分明的包块,周边与正常肠管有较明显的分界线。内生性/溃疡性生长的肿瘤主要向肠壁内浸润,表面隆起不明显,中心有溃疡灶。弥漫浸润性/皮革样肿瘤主要为内生性生长的肿瘤,沿着肠壁四周环行浸润并构成肠壁的一部分。

近端肠管肿瘤常常为外生性、团块状生长,而横结肠和降结肠的癌肿常为内生性生长;隆起型癌比较少见,常无浸润,多见于右半结肠。

(二) 组织病理学

结直肠癌的定义指的是肿瘤穿破黏膜肌层进入黏膜下层。关于结直肠癌的组织学分型国内外较为统一,我国参照世界卫生组织(World Health Organization, WHO)的结直肠癌分型原则并结合国内的经验提出下述分型原则。

1. 乳头状腺癌

肿瘤组织全部或大部分呈乳头状结构。乳头可细长或较粗短,其向肠壁浸润的部分,常可见乳头突出于大小不等的囊状腺腔中。通常乳头的间质较少。乳头表面被覆的上皮组织多为单层,也可为复层,癌细胞的分化程度不一。有人提出根据癌细胞的分化程度可进一步分为高分化和低分化乳头状腺癌,笔者认为两者的生物学行为差异并不显著,无进一步分型的必要。文献报告,乳头状腺癌在结直肠的发生率为 0.8%~18.2%,平均为 6.7%。

2. 管状腺癌

管状腺癌是结直肠癌中最常见的组织学类型,占全部结直肠癌的 66.9%~82.1%。以癌组织形成腺管状结构为主要特征。根据主腺管结构的分化和异形程度,又可分为 3 级:① 高分化腺癌,癌组织全部或绝大部分呈腺管状结构。上皮细胞分化较成熟,多呈单层衬于腺管腔内,核大多位于基底部,胞质内有分泌现象,有时呈现杯状细胞分化。② 中分化腺癌,癌组织大部分仍可见到腺管状结构,但腺管外形不规则且大小形态各异,或呈分支状;小部分肿瘤细胞呈实性团巢或条索状排列。癌细胞分化较差,异形性较明显。其形成腺管结构者,上皮可排列成假复层,核位置参差不齐且重叠,可直达胞质顶端,胞质分泌黏液减少。中分化腺癌是管状腺癌中常见的亚型,约占管状腺癌的 70%。③ 低分化腺癌,此型管状腺癌的腺管结构不明显,仅小部分(1/3 以下)呈腺管状结构,且细胞异形更为明显。其不形成腺管结构的区域,与未分化癌无法区别。此型管状腺癌的生物学行为及预后与未分化癌相似。

3. 黏液腺癌

黏液腺癌以癌细胞分泌大量黏液并形成"黏液湖"为特征。在组织学上常可见到两种类型:一种为扩大的囊状腺管状结构,囊内为大片黏液,囊腺管内壁衬以分化良好的单层柱状上皮,有的上皮因囊内充满黏液而呈扁平状,甚至脱落消失。此型黏液腺癌常可伴有部分乳头状腺癌或高分化管状腺癌区。另一种组织学表现为大片"黏液湖"中漂浮成堆的癌细胞,细胞分化较差,核较大且深染者可呈印戒状。

4. 印戒细胞癌

印戒细胞癌由弥漫成片的印戒细胞构成,不形成腺管状结构。当肿瘤内黏液形成较少时,细胞核可呈圆形,胞质呈粉红色而缺乏印戒细胞特征,但黏液染色可检出胞质内之黏液。印戒细胞癌亦可伴有少量细胞外黏液。

5. 未分化癌

未分化癌的癌细胞弥漫成片或呈团块状浸润性生长,不形成腺管或其他组织结构。癌细胞通常较小,胞质少,大小形态较一致,有时与淋巴肉瘤不易区分,此时可作网状纤维染色及白细胞共同抗原(leukocyte common antigen, LCA)、铜蓝蛋白(ceruloplasmin, CER)及角蛋白(keratin)等免疫组织化学标记进行鉴别。未分化癌在结肠癌中占2%~3%。

6. 腺鳞癌

腺鳞癌亦称腺棘细胞癌,此类肿瘤细胞中的腺癌与鳞状细胞癌成分混杂相间存在。如果鳞状上皮成分分化成熟,则称腺癌伴鳞状化生,而不应称腺鳞癌。

7. 鳞状细胞癌

结直肠癌中以鳞状细胞癌为主要成分者颇为罕见,如发生于直肠下端,需排除肛管鳞状细胞癌累及直肠之可能。腺鳞癌和鳞状细胞癌在结直肠癌中所占的比例均少于1%。

上述各种不同组织类型的结直肠癌具有不同的生物学特性。高分化癌(包括乳头状腺癌)以推进性的生长方式居多,其肿瘤浸润的前缘常有较明显的宿主防御性反应,如淋巴细胞增多、纤维组织增生等。低分化癌则多呈浸润性生长,肿瘤前缘宿主的防御性反应不明显。笔者发现黏液腺癌的间质中淋巴细胞浸润极少或缺如,血管亦少,且间质多呈胶原化透明变性,故认为这类间质可能系肿瘤诱导而形成,并非机体的防御反应表现。

具有特征性的黏膜腺癌形态学结直肠肿瘤表现,但只局限于上皮内或只侵犯基底膜,而没有突破黏膜肌层侵犯黏膜下层的损害,一般没有发生转移的危险,因此命名为"高级别上皮内病/瘤变"。

第六节　诊　断　及　分　期

结直肠癌通常是因某个或某几个临床症状提示而进一步检查或无症状的健康体检、常规筛查时发现。多数患者通过结肠镜活检、少部分患者需要剖腹探查而明确病理诊断。明确诊断后应进行临床和病理分期,再根据肿瘤部位、分期进行综合治疗(表1-2-1)。

表1-2-1　解剖分期/预后组别

分　期	T	N	M
0	Tis	N0	M0
I	T1	N0	M0
	T2	N0	M0
II A	T3	N0	M0
II B	T4a	N0	M0
II C	T4b	N0	M0
III A	T1~2	N1/N1c	M0
	T1	N2a	M0

分　期	T	N	M
ⅢB	T3～4a	N1/N1c	M0
	T2～3	N2a	M0
	T1～2	N2b	M0
ⅢC	T4a	N2a	M0
	T3～4a	N2b	M0
	T4b	N1～2	M0
ⅣA	任何 T	任何 N	M1a
ⅣB	任何 T	任何 N	M1b
ⅣC	任何 T	任何 N	M1c

另外,cTNM 是临床分期,pTNM 是病理学分期;前缀 y 用于接受新辅助(术前)治疗后的肿瘤分期(如 ypTNM),病理学完全缓解的患者分期为 ypT0N0cM0,可能类似于 0 期或Ⅰ期。前缀 r 用于经治疗获得一段无瘤间期后复发的患者(rTNM)。

临床上需要警惕和进一步检查以下情况。

一、临床症状

早期结直肠癌可无明显症状,随着病情发展,可逐渐出现下列症状。

(1)排便习惯改变。

(2)大便性状改变(变细、血便、黏液便等)。

(3)腹痛或腹部不适。

(4)腹部肿块。

(5)肠梗阻相关症状。

(6)贫血及全身症状,如消瘦、乏力、低热等。

结直肠癌患者并不一定具有上述全部症状,大多是以一种或两种症状为突出的临床表现,或表现为便次增多及血便,或表现为腹部肿块,或表现为肠梗阻,或表现为"无原因"的贫血、乏力、体重下降。少数情况下,转移所致的肝肿块或锁骨上淋巴结肿大可以是首发症状。

二、相关病史、家族史、个人史

(一)结直肠癌相关病史

相关疾病如溃疡性结肠炎、结直肠息肉、克罗恩病(Crohn disease)、血吸虫病等,应详细询问患者相关病史。

(二)家族史

遗传性结直肠癌发病约占总体结直肠癌发病的 6%,应详细询问患者相关家族史,如遗传性非息肉性结直肠癌(又称 Lynch 综合征)、家族性腺瘤性息肉病(familial adenomatous polyposis，FAP）、黑斑息肉综合征（Peutz-Jeghers syndrome）等。

（三）个人史

结直肠癌的发病率在不同年龄、性别及种族中均有不同,因此对符合结直肠癌高发人群,应更加警惕。同时,糖尿病、胰岛素抵抗、睾丸去势治疗、胆囊切除术、冠心病、肥胖、酗酒、吸烟、高脂肪摄入等均可增加结直肠癌的发生风险。

在此基础上,进行定性诊断通常需要客观检查,主要包括如下内容。

1. 体格检查

（1）一般状况评价　　了解全身浅表淋巴结特别是腹股沟及锁骨上淋巴结的情况。

（2）腹部视诊和触诊　　检查有无肠型、肠蠕动波;腹部叩诊及听诊,了解有无移动性浊音及肠鸣音异常。

（3）直肠指检　　凡疑似结直肠癌者必须常规做肛门直肠指检。了解直肠肿瘤大小、大体形状、质地、占肠壁周径的范围、基底部活动度、下缘距肛缘的距离、向肠外浸润状况、与周围器官的关系、有无盆底种植等,同时观察指套有无血染。

2. 实验室检查

（1）血常规　　白细胞计数、血红蛋白、血小板计数等血常规指标,有助于了解有无贫血。

（2）尿常规　　观察有无血尿,结合泌尿系统影像学检查了解肿瘤是否侵犯泌尿系统。

（3）大便常规　　注意有无红细胞、白细胞。

（4）大便隐血试验　　对诊断消化管少量出血有重要价值。

（5）血清生化、电解质及肝肾功能　　总胆红素、直接胆红素、间接胆红素等血清生化指标及电解质指标,有助于确定更精确的高危人群,并可提高筛查效率。如确诊结直肠癌后对综合评估结直肠癌患者的机体状态有重要意义,评估结果可作为后续治疗的参考依据。

（6）肿瘤指标　　结直肠癌患者在诊断、治疗前、评价疗效、随访时必须检测 CEA、CA19-9;有肝转移患者建议检测甲胎蛋白（α-fetoprotein，AFP）;疑有腹膜、卵巢转移患者建议检测 CA125。

3. 内镜检查

直肠镜和乙状结肠镜适用于病变位置较低的结直肠病变。对于疑似结直肠癌患者,均推荐行全结肠镜检查,但以下情况除外:一般状况不佳,难以耐受;急性腹膜炎、肠穿孔、腹腔内广泛粘连;肛周或严重肠道感染。

内镜检查报告必须包括进镜深度、肿物大小、距肛缘距离、形态、局部浸润的范围,对可疑病变必须行活体组织病理学检查（活检）。

由于结肠肠管在检查时可能出现皱缩,内镜所见肿物下缘距肛缘的距离可能存在误差,建议结合 CT、MRI 或钡剂灌肠明确病灶部位。

4. 影像学检查

（1）X 线　　推荐气钡双重 X 线造影作为筛查及诊断结直肠癌的方法,但不能应用于结直肠癌分期诊断。对于疑有结肠或直肠梗阻的患者,应谨慎选择。

（2）超声　　推荐直肠腔内超声用于早期直肠癌（T2 期及以下）的分期诊断。

（3）CT　　推荐行胸部+全腹+盆腔CT增强扫描检查,其用于以下几个方面:① 结直肠癌TNM分期诊断;② 随访中筛查结直肠癌吻合口复发及远处转移;③ 判断结直肠癌原发灶及转移瘤新辅助治疗、转化治疗、姑息治疗的效果;④ 阐明钡剂灌肠或内镜发现的肠壁内和外在性压迫性病变的内部结构,明确其性质;⑤ 用于有MRI禁忌证的结直肠癌患者,但CT评价直肠系膜筋膜(mesorectal fascia, MRF)的价值有限,尤其对于低位直肠癌。

（4）MRI　　推荐MRI作为结直肠癌常规检查项目。对于局部进展期结直肠癌患者,需在新辅助治疗前、后分别行基线MRI检查,以评价新辅助治疗的效果。如无禁忌证,建议对结直肠癌患者行MRI扫描前肌内注射山莨菪碱以抑制肠蠕动;建议行非脂肪抑制、小视野轴位高分辨T_2WI扫描;推荐行弥散加权成像(diffusion weighted imaging, DWI)扫描,尤其是新辅助治疗后的结直肠癌患者;对于有MRI禁忌证的患者,可行CT增强扫描。

（5）PET-CT　　不推荐常规使用PET-CT,但对于病情复杂、常规检查无法明确诊断的患者可作为有效的辅助检查。对于术前检查提示为Ⅲ期以上肿瘤患者,推荐使用。

（6）排泄性尿路造影　　不推荐术前常规行排泄性尿路造影,仅适用于肿瘤较大且可能侵及尿路的患者。

5. 组织病理学检查

活检明确的病变性质是结直肠癌治疗的依据。活检诊断为浸润癌的病例行规范化结直肠癌治疗。因取材的限制,活检不能确定有无黏膜下浸润,对于诊断为高级别上皮内瘤变的病例,建议临床医生综合其他临床信息包括内镜或影像学检查评估的肿瘤大小、侵犯深度、是否有可疑淋巴结转移等,确定治疗方案。低位直肠癌涉及是否保肛决策时,建议病理科医生在报告中备注活检组织有无达到癌变程度。确定为复发或转移性结直肠癌时,推荐检测肿瘤组织KRAS及NRAS基因、BRAF基因、错配修复蛋白(mismatch repair protein, MMRP)表达状态或微卫星状态及其他相关基因状态以指导进一步治疗。

KRAS基因是EGFR信号转导通路中一个重要的下游调控基因,突变型的KRAS基因无须EGFR接收信号即能够自动活化该通路并启动下游信号的转导,因此,抗EGFR单克隆抗体只对野生型KRAS基因的患者有效,而对突变型的患者无效。

同时,EGFR信号转导通路中其他的下游基因如BRAF和PIK3CA也可影响抗EGFR单克隆抗体的疗效。有研究显示,KRAS和NRAS基因均为野生型,结直肠癌患者经西妥昔单抗治疗后,其总体生存期(overall survival, OS)和无进展生存期(progression free survival, PFS)均较KRAS无突变而BRAF突变的患者具有显著改善。

类似的,NRAS基因负责编码并制造一种名为NRAS的蛋白,该蛋白属于RAS/MAPK信号通路途径的一部分。其蛋白参与RAS/RAF/MEK/ERK途径,负责控制基因转录活动和细胞循环周期,与细胞增殖相关。其同样可使EGFR信号通路异常活化,进而影响EGFR单克隆抗体的治疗。

微卫星是遍布于人类基因组中的短串联重复序列,有单核苷酸、双核苷酸或高位核苷酸的重复,重复次数为10~50次。微卫星不稳定性(microsatellite instability, MSI)是指与正常组织相比,在肿瘤组织中某一微卫星由于复制差错引起的简单重复序列的插入或缺失而造成的微卫星长度的任何改变,表现为结构性等位基因的大小发生改变,即出现新的微卫星等位基因现象。临床上已将 MSI 作为结直肠癌及其他实体瘤预后和制订辅助治疗方案的重要分子标志物,并应用于 Lynch 综合征筛查。

MMRP(包括 MLH1、MSH2、MSH6、PMS2 蛋白)参与修复增殖细胞 DNA 复制产生的错配碱基,若其表达缺失或者编码这些蛋白的基因发生突变,则不能修复 DNA 复制过程中产生的错配碱基,进而导致 MSI 的产生。

6. 开腹或腹腔镜探查术

如下情况,建议行开腹或腹腔镜探查术。

(1)经过各种诊断手段尚不能明确诊断且高度怀疑结直肠肿瘤。

(2)出现肠梗阻,行保守治疗无效。

(3)可疑出现肠穿孔。

(4)保守治疗无效的消化管大出血。

定性诊断后,应对患者进行分期诊断,以指导后续具体治疗方案的制订,在此列举美国癌症联合委员会(American Joint Committeeon Cancer, AJCC)/国际抗癌联盟(Union for International Cancer Control, UICC)第 8 版结直肠癌 TNM 分期系统,具体见表 1-2-2。

表 1-2-2 第 8 版结直肠癌 TNM 分期系统

分　期		诊　断
原发肿瘤(T)	Tx	原发肿瘤无法评价
	T0	无原发肿瘤证据
	Tis	原位癌:黏膜内癌(侵犯固有层,未浸透黏膜肌层)
	T1	肿瘤侵犯黏膜下层(浸透黏膜肌层但未侵入固有肌层)
	T2	肿瘤侵犯固有肌层
	T3	肿瘤穿透固有肌层到达直肠旁组织
	T4	肿瘤侵犯腹膜脏层或侵犯及粘连于附近器官与结构
	T4a	肿瘤穿透腹膜脏层(包括大体肠管通过肿瘤穿孔和肿瘤通过炎性区域连续浸润腹膜脏层表面)
	T4b	肿瘤直接侵犯或粘连于其他器官或结构
区域淋巴结(N)	Nx	区域淋巴结无法评价
	N0	无区域淋巴结转移
	N1	有 1~3 枚区域淋巴结转移(淋巴结内肿瘤直径≥0.2 mm),或存在任何数量的肿瘤结节并且所有可辨识的淋巴结无转移
	N1a	有 1 枚区域淋巴结转移
	N1b	有 2~3 枚区域淋巴结转移
	N1c	无区域淋巴结转移,但有肿瘤结节存在:浆膜下、肠系膜或无腹膜覆盖的结肠旁,或直肠旁、直肠系膜组织
	N2	有 4 枚或以上区域淋巴结转移
	N2a	4~6 枚区域淋巴结转移
	N2b	7 枚或以上区域淋巴结转移
远处转移(M)	M0	无远处转移
	M1	转移至 1 个或更多远处部位或器官,或腹膜转移被证实
	M1a	转移至 1 个部位或器官,无腹膜转移
	M1b	转移至 2 个或更多部位或器官,无腹膜转移
	M1c	仅转移至腹膜表面或伴其他部位或器官的转移

三、鉴别诊断

由于早期诊断和及时手术治疗对结直肠癌的预后影响较大,因此结直肠癌的早期筛查在其防治中的作用尤为突出。目前结直肠癌的早期筛查主要以定期的大便隐血试验和结肠镜检查为主。同时,临床上一些疾病的症状与结直肠癌的症状类似,需要进行鉴别诊断。

(一)结肠癌的鉴别诊断

1. 炎症性肠病

炎症性肠病可以出现腹泻、黏液便、脓血便、大便次数增多、腹胀、腹痛、消瘦、贫血等症状,伴感染者尚可有发热等中毒症状,与结肠癌的症状相似,结肠镜检查及活检是有效的鉴别方法。

2. 阑尾炎

回盲部癌可因局部疼痛和压痛而被误诊为阑尾炎。特别是晚期回盲部癌,局部常发生坏死溃烂和感染,临床表现有体温升高、白细胞计数增高、局部压痛或触及肿块,常被误诊为阑尾脓肿,需注意鉴别。

3. 肠结核

肠结核在我国较常见,好发部位在回肠末端、盲肠及升结肠。常见症状有腹痛、腹泻、便秘交替出现,部分患者可有低热、贫血、消瘦、乏力、腹部肿块,与结肠癌症状相似。但肠结核患者全身症状更加明显,如午后低热或不规则发热、盗汗、消瘦乏力,需注意鉴别。

4. 结肠息肉

结肠息肉的主要症状可以是便血,有些患者还可以有脓血样便,与结肠癌相似,钡剂灌肠检查可表现为充盈缺损,行结肠镜检查与结肠镜下的活检是有效的鉴别方法。

5. 血吸虫性肉芽肿

血吸虫性肉芽肿的少数病例可癌变。结合血吸虫感染病史,粪便中虫卵检查,以及钡剂灌肠和结肠镜检查及活检可以帮助鉴别。

6. 阿米巴肉芽肿

阿米巴肉芽肿可有肠梗阻症状或查体扪及腹部肿块,与结肠癌相似。本病患者行粪便检查时可找到阿米巴滋养体及包囊,钡剂灌肠检查常可见巨大的单边缺损或圆形切迹。

7. 淋巴瘤

淋巴瘤好发于回肠末端和盲肠及升结肠,也可发生于降结肠及直肠。淋巴瘤与结肠癌的病史及临床表现方面相似,但由于黏膜相对比较完整,出血较少见,鉴别诊断主要依靠结肠镜下的活检以明确诊断。

(二)直肠癌的鉴别诊断

1. 痔

痔一般多为无痛性便血,血色鲜红不与大便相混合,直肠癌便血常伴黏液而出现黏液血便和直肠刺激症状。对便血患者必须常规行直肠指检。

2. 肛瘘

肛瘘常由肛窦炎形成的肛周脓肿所致。患者有肛周脓肿病史,局部红肿、疼痛,与直肠癌症状差异较明显,鉴别比较容易。

3. 阿米巴肠炎

阿米巴肠炎症状为腹痛、腹泻,病变累及直肠可伴里急后重。粪便为暗红色或紫红色血液及黏液。其可致肉芽及纤维组织增生,使肠壁增厚、肠腔狭窄,易被误诊为直肠癌,结肠镜检查及活检为有效鉴别手段。

4. 直肠息肉

直肠息肉主要症状是便血,结肠镜检查及活检为有效鉴别手段。

----------------------- 参 考 文 献 -----------------------

北京协和医院,2012.北京协和医院医疗诊疗常规:肿瘤内科诊疗常规[M].北京:人民卫生出版社.

步宏,李一雷,2018.病理学[M].9 版.北京:人民卫生出版社.

丁文龙,刘学政,2018.系统解剖学[M].9 版.北京:人民卫生出版社.

赫捷,陈万青,2018.2017 中国肿瘤登记年报[M].北京:人民卫生出版社.

罗成华,2005.结直肠肿瘤[M].北京:科学技术文献出版社.

司徒汪敏,2011.血常规、血清生化及标志物组合分析在结直肠癌筛查中的意义[D].杭州:浙江大学.

王庭槐,2018.生理学[M].9 版.北京:人民卫生出版社.

中华人民共和国国家卫生和计划生育委员会医政医管局,中华医学会肿瘤学分会,2018.中国结直肠癌诊疗规范(2017 年版)[J].中华外科杂志,56(4):241−258.

Boland C R, 2007. Clinical uses of microsatellite instability testing in colorectal cancer: an ongoing challenge[J]. Journal of Clinical Oncology, 25(7): 754−756.

De Roock W, Claes B, Bernasconi D, et al., 2010. Effects of KRAS, BRAF, NRAS, and PIK3CA mutations on the efficacy of cetuximab plus chemotherapy in chemotherapy-refractory metastatic colorectal cancer: a retrospective consortium analysis[J]. Lancet Oncology, 11(8): 753−762.

Di Nicolantonio F, Martini M, Molinari F, et al., 2008. Wild-type BRAF is required for response to panitumumab or cetuximab in metastatic colorectal cancer[J]. Journal of Clinical Oncology, 26(35): 5705−5712.

Ionov Y, Peinado M A, Malkhosyan S, et al., 1993. Ubiquitous somatic mutations in simple repeated sequences reveal a new mechanism for colonic carcinogenesis[J]. Nature, 363(6429): 558−561.

Soulieres D, Greer W, Magliocco A M, et al., 2010. KRAS mutation testing in the treatment of metastatic colorectal cancer with anti-EGFR therapies[J]. Current Oncology, 17(S1): 31−40.

Thibodeau S, Bren G, Schaid D, 1993. Microsatellite instability in cancer of the proximal colon[J]. Science, 260(5109): 816−819.

Yoon Y S, Yu C S, Kim T W, et al., 2011. Mismatch repair status in sporadic colorectal cancer: immunohistochemistry and microsatellite instability analyses[J]. Journal of Gastroenterology and Hepatology, 26(12): 1733−1739.

第二篇 结直肠癌的中西医结合治疗

第一章 外 科 治 疗

手术切除是结直肠癌的主要治疗方法,对于有根治可能的患者,手术切除可使患者有望获得长期生存。近年来随着直肠全系膜切除(total mesorectal excision, TME)、结肠完整系膜切除(complete mesocolic excision, CME)手术的普及,保留盆腔自主神经等新观念被普遍接受,以及腹腔镜技术的推广与应用,结直肠癌手术得到不断的完善及发展,提高了患者术后生存率及生活质量。

第一节 术前评估与术前准备

一、术前评估

对于已确诊的结直肠癌患者,应完善相关术前检查,评估患者肿瘤情况及手术耐受情况。

(一)患者手术耐受情况的评估

在实施手术前,应对患者一般情况及手术耐受情况进行全面评估,评估内容包括全面的病史采集及体格检查,特别是对患者心肺功能、术前营养情况进行评估。对于合并循环呼吸系统基础疾病,或其他系统严重基础疾病的患者,应对合并症进行有效评估,必要时请相关科室及麻醉科会诊,评估患者手术耐受情况。

(二)肿瘤病灶的评估

除对患者肿瘤临床分期进行全面评估外,术前应更加注重肿瘤定位与毗邻组织器官的受侵犯情况。对于不伴结肠梗阻的患者,术前应完善全结肠镜检查,了解病变数目及位置,避免漏诊同时性多原发癌。对于病灶较小的患者,建议术前行结肠镜下定位,必要时可在内镜下进行染色剂或止血夹定位,防止术中探查无法确认肿瘤部位。对于肿块较大,可能有周围组织器官受侵犯的患者,应结合影像学检查,评估输尿管、前列腺、膀胱、十二指肠、胰腺、脾、盆腔壁等器官组织的受侵犯情况,评估病灶切除的可行性,制订合理的手术计划。

二、术前准备

术前准备的目的是调整患者的生理与心理状态,尽可能纠正合并疾病,使患者能安全度过围手术期,降低围手术期并发症的发生率及死亡率。

(一)肠道准备

术前肠道准备由饮食控制、机械清洁和口服肠道制菌药物组成。一般提前1~2天开始进食无渣半流质饮食,术前1天口服导泻药物(如聚乙二醇电解质散或硫酸镁等)以进行肠道准备,需特别注意对于有明显肠梗阻的患者,禁止口服导泻药物,防止加重梗阻症状。由于经肛门逆行灌洗有导致肿瘤脱落种植风险,除特殊情况外,对结直肠癌患者,一般不进行灌肠。肠道制菌药物对降低术后手术部位感染的作用仍存在争议,大家可根据实际情况采用。

(二)术前预防性使用抗生素

结直肠手术切口一般为Ⅱ、Ⅲ类切口,可能污染手术部位而引起感染,通常需预防性使用抗菌药物,结直肠手术推荐预防用药品种包括第一、二代头孢菌素±甲硝唑,或头孢霉素类,或头孢曲松±甲硝唑,一般在手术开始前30 min使用第一剂抗菌药物。手术时间超过3 h,或超过所用药物半衰期2倍以上,或成人出血量超过1 500 mL,术中应追加一剂抗菌药物。Ⅱ类切口手术预防性用药时间不超过术后24 h,Ⅲ类切口手术预防性用药时间不超过48 h。

(三)造口相关准备

对于可能需要接受肠造口的患者,术前应做好患者及家属的思想工作,说明造口的必要性,指导患者了解造口护理知识,有条件的单位,可由造口医师进行术前造口定位及造口宣教。

(四)纠正水电解质紊乱

许多结直肠癌患者,特别是伴不完全性肠梗阻的患者,都伴不同程度的水电解质紊乱,若无须急诊手术,术前应给予静脉补液,积极纠正水电解质紊乱。

(五)纠正贫血

对于严重贫血患者,术前应给予红细胞悬液以纠正贫血。

(六)纠正低蛋白血症

对于存在营养不良、低蛋白血症的患者,应给予肠内营养或肠外营养支持,必要时补充白蛋白,以积极纠正低蛋白血症。

(七)积极治疗

对于合并高血压、糖尿病、心肺功能不全等内科疾病的患者,应尽可能纠正或给予积极治疗。

第二节　手术指征及手术方式

一、结肠癌的手术指征及手术方式选择

（一）内镜或局部切除

对于临床分期为 cT1N0M0 的结肠癌患者,可以考虑行内镜下局部切除,根据病灶大小,可以选择黏膜切除或黏膜下切除。若肿块完整切除、术后病理明确为 T1 期肿瘤,切缘及基底切缘无肿瘤残留,并且肿瘤具有良好的病理学特征(分化良好,无脉管、神经浸润)不推荐追加肠段切除或根治手术,建议患者密切随访。若操作过程中肿瘤破碎,切缘阳性或切缘无法评估,推荐追加肠段切除及区域淋巴结清扫术。

国家卫生和计划生育委员会(现为国家卫生健康委员会)《中国结直肠癌诊疗规范(2017 版)》推荐,结肠癌患者接受内镜下局部切除需满足以下条件。

（1）肿瘤直径<3 cm。

（2）切缘距肿瘤>3 mm。

（3）肿瘤活动,不固定。

（4）T1 期肿瘤。

（5）高-中分化。

（6）治疗前影像学检查无淋巴结转移征象。

（二）结肠癌的手术治疗原则

根据《中国结直肠癌诊疗规范(2017 版)》,结直肠癌手术治疗应遵循以下原则。

（1）全面探查,由远及近。必须探查并记录肝脏、胃肠道、子宫及附件、盆底腹膜,以及相关肠系膜和主要血管淋巴结与肿瘤临近脏器的情况。

（2）建议切除足够的肠管,清扫区域淋巴结,整块切除,建议常规清扫两站以上淋巴结。

（3）推荐使用锐性分离技术。

（4）推荐由远及近的手术清扫。建议先处理滋养肿瘤的血管。

（5）推荐遵循无瘤手术原则。

（6）对已失去根治性手术机会的肿瘤,如果患者无出血、梗阻、穿孔症状,则根据多学科会诊评估确定是否需要切除原发灶。

（7）结肠新生物的临床诊断高度被怀疑恶性肿瘤及活检报告为高级别上皮内瘤变,如果患者可耐受手术,建议行手术探查。

（三）结肠癌手术方式的选择

1. 结肠癌根治术

对于不伴远处转移的结肠癌,首选治疗方式为病变肠段切除联合区域淋巴结清扫。

（1）右半结肠癌　　包括盲肠、升结肠、结肠右曲和横结肠近肝曲部癌,这些部位的肿瘤应行右半结肠根治术,切除范围包括末端回肠 10~20 cm,盲肠、升结肠、横结肠右半部分和相应的大网膜。在血管根部结扎回结肠动脉、右结肠动脉和结肠中动脉右支。对于结肠右曲肿瘤或横结肠肿瘤,应在结肠中动脉根部结扎。淋巴结清扫范围包括结扎血管根部的淋巴结。

（2）横结肠癌　　横结肠癌病灶近结肠右曲、结肠左曲的治疗分别采取右半结肠切除术或左半结肠切除术,所以在外科治疗上,横结肠癌主要指横结肠中段癌,切除范围包括横结肠及其系膜,部分升结肠和降结肠、大网膜。应在结肠中血管根部结扎并清扫相应淋巴结。

（3）左半结肠癌　　包括结肠左曲、降结肠及乙状结肠癌。其常规手术方式为左半结肠切除术,切除范围包括横结肠左半部分,降结肠、乙状结肠及相应系膜,左半部分大网膜。需处理的血管包括结肠中动脉左支及左结肠血管。若肿块位于乙状结肠中下段,且乙状结肠较长,可以单独行乙状结肠切除术,切除范围包括乙状结肠及其相应系膜,血管处理应在肠系膜下动脉根部结扎,并清扫淋巴结。

2. 姑息性手术

若肿块已有广泛浸润或转移,无法行根治性切除,一般建议行多学科讨论,判断手术必要性,若原发肿瘤伴梗阻、出血等临床症状,可考虑行姑息性手术,改善症状,缓解病情。

二、直肠癌的手术指征及手术方式选择

（一）内镜或局部切除

对于临床分期为 cT1N0M0 的直肠癌患者,可考虑行局部切除,其处理原则同早期结肠癌。

国家卫生和计划委员会《中国结直肠癌诊疗规范（2017 版）》推荐,直肠癌患者接受局部切除需满足条件。

（1）肿瘤直径<3 cm。

（2）切缘距离肿瘤>3 mm。

（3）肿瘤活动,不固定。

（4）肿瘤距肛缘 8 cm 以内。

（5）T1 期肿瘤。

（6）无血管淋巴管浸润或神经浸润。

（7）高-中分化。

（8）治疗前影像学检查无淋巴结转移的征象。

（9）内镜下切除的息肉,伴癌浸润,或病理学不确定。

（二）直肠癌的手术治疗原则

直肠癌手术的切除范围包括原发肿瘤,足够的两端切缘,远切缘距离肿块远端至少 2 cm,下段直肠癌远切缘距离肿瘤 1~2 cm,建议行术中冰冻切片病理检查以证实切缘阴性。淋巴结清扫范围应包括引流区域的淋巴脂肪组织。全系膜切除是中低位直肠癌手术的金标

准,其原则：① 直视下锐性解剖肠系膜周围盆筋膜壁层和脏层之间的无血管界面；② 切除完整的直肠系膜且无撕裂,或在肿瘤下缘 5 cm 切断直肠系膜；③ 辨认保护性功能与膀胱功能所依赖的自主神经；④ 增加保肛手术,减少永久性造口；⑤ 低位吻合重建,通常用吻合器将结肠贮袋与直肠或肛管吻合。

（三）直肠癌手术方式的选择

1. 直肠癌根治术

对于临床分期为 cT2~4N0~2M0 的直肠癌患者,必须接受根治性手术。中上段直肠癌推荐行低位前切除手术,低位直肠癌推荐行经腹会阴联合切除术或慎重选择保肛手术。根据是否保留肛门括约肌,可以分为不保留和保留肛门括约肌两类。

（1）不保留肛门括约肌的手术方法　经腹会阴联合直肠切除术即 Miles 手术,该术式原则上适用于腹膜反折以下的低位直肠癌根治术,其切除范围包括全部直肠、肛门括约肌、肛提肌、坐骨直肠窝脂肪及肛周皮肤,一般还包括乙状结肠及结肠系膜内直肠上、肠系膜下血管与淋巴结及连接直肠之部分腹膜。该术式无法保留肛门括约肌,需在腹壁上行永久性乙状结肠造口。

为提高根治疗效,近年来部分单位开展柱状腹会阴切除术,其通过改变手术体位,充分暴露手术视野,使切除范围更为充分,降低了局部复发率,对于局部浸润严重、分化差的肿瘤患者具有较好疗效,但该术式由于切除范围较大,患者创伤较大,术后会阴部切口不易愈合,常需要联合转移皮瓣进行盆底重建。

随着各种保肛手术的不断发展,经腹会阴联合直肠切除术逐步成为低位直肠癌的最后选择术式。

（2）保留肛门括约肌的手术方法

1）经腹直肠癌切除、近端造口、远端封闭手术：即 Hartmann 手术。此术式操作简单,适用于由于梗阻无法进行一期吻合或一般情况很差的直肠癌患者。其缺点在于有些病例根治性较差,若患者有肠道重建需求,需行二期手术。

2）直肠低位前切除术（low anterior resection，LAR）：即 Dixon 手术,由 Dixon 于 1948 年推荐。目前认为,LAR 作为一种保留肛门括约肌的手术术式,是各种低位直肠癌根治术中保留肛门控便功能效果最好的术式。曾认为 LAR 适用于腹膜反折以上的直肠癌患者,随着吻合器技术的普及,通过吻合器可以完成直肠、肛管任何位置的肠管离断及吻合。在保证足够的远切缘及环周切缘的情况下,LAR 适用于距肛缘 4 cm 或距齿状线 2 cm 以上的直肠癌患者,其吻合口位于肛管直肠环之上,保证了肛管直肠环的完整性,术后患者排便功能较好,并发症相对较少,其中最多的是吻合口漏,部分高危患者可以通过做预防性造口,减缓吻合口漏的发生及降低病死率。

3）经括约肌切除术：最初用于因炎症性肠病而行结肠直肠切除的患者,后逐渐发展为一种极限保肛的术式。该术式腹部操作按照 TME 原则分离至肛提肌平面,会阴操作部分则由肛门近侧的内外括约肌间沟切开,进入括约肌间隙,将内外括约肌分离,与经腹操作汇合,移除直肠及内括约肌,行肛管-结肠吻合。该术式适合肿瘤未浸润内外括约肌的 T1~2 及部分 T3 期患者。

2. 姑息性手术

若肿块已有广泛浸润或转移,无法行根治性切除,一般建议行多学科讨论,判断手术必要性,若原发肿瘤伴梗阻、出血等临床症状,可考虑行姑息性切除或造口术,改善症状,缓解病情。

三、几种特殊类型的结直肠癌的外科治疗

(一)多原发癌

多原发癌的诊断标准为病灶之间距离≥5 cm,排除一处病灶为另一处病灶的转移癌或复发癌,排除继发于家族性腺瘤性息肉病或溃疡性结肠炎的多原发癌。

在结直肠不同部位同时诊断或诊断时间相距不超过6个月发生2个以上的癌称"同时性多原发癌",肿瘤相距6个月以上于结直肠不同部位出现,称"异时性多原发癌"。

由于结直肠是多原发癌的好发部位,在诊断结直肠癌时需考虑存在多原发癌的可能性,术前应尽可能完成全结肠镜检查,对于存在梗阻无法进镜至回盲部的患者,应结合 CT 等影像学检查,评估多原发癌的可能性,术中应仔细探查全结肠防止漏诊第二甚至第三原发癌。术后应积极复查结肠镜,及早发现第二原发癌。

多原发癌治疗和第一原发癌相同,对于有根治手术指征的患者,应根据患者病变部位,决定肠段切除的范围,尽可能多地保留正常肠段,改善患者术后生存质量,但对于切除多个肠段的患者,应注意中间残留肠段的血供,防止术后出现吻合口漏或吻合口坏死等并发症。

(二)梗阻性结直肠癌

梗阻性结直肠癌是肠梗阻的常见原因。对于梗阻性结直肠癌的患者,应尽快手术。手术目的是解除梗阻,尽可能切除病灶。如果患者一般情况良好,病灶又可切除时,可行一期切除,根据患者肠道条件、一般情况,决定是否行一期吻合。若患者一般情况较差,局部病变严重,可行近端肠管造口术。

(三)穿孔性结直肠癌

结直肠癌穿孔可以发生在任何部位,常伴有严重腹腔污染,可造成严重腹膜炎,并可导致脓毒血症、感染性休克、多脏器功能衰竭等一系列并发症,治疗难度大,死亡率高。其治疗以手术治疗为主,一经确诊,应立即手术,有资料显示发病至手术间隔时间越长,围手术期死亡率越高。

穿孔性结直肠癌患者由于严重感染及脓毒血症,常并存生命体征不稳定及严重内环境紊乱,其手术方案选择应兼顾肿瘤的根治及患者内环境的维护。进腹后应尽快探明穿孔部位,首先缝合穿孔部位或用 0.9%氯化钠溶液纱布包裹穿孔部位,阻断腹腔污染源,并使用大量温0.9%氯化钠溶液冲洗腹腔,减少毒素吸收。对于一般情况较好,血流动力学稳定的患者,可行一期根治性切除,因患者腹腔污染较重,一般不建议行一期吻合。对于一般情况较差,无法耐受根治性手术的患者,可行单纯造口手术。对于该类患者切不可为追求根治性手术而增加患者创伤,选择合适的、创伤较小的处理方式可以提高患者生存率。

四、转移性结直肠癌的外科治疗

远处转移是结直肠癌的主要转移方式之一,肝脏是结直肠癌远处转移最常见的器官。结直肠癌在初诊时有 20%~25% 的患者同时合并肝转移,其中约 80% 无法行根治性手术切除。未经治疗的结直肠癌肝转移患者中位生存期约为 8 个月,合并肝外转移时预后更差。随着结直肠癌多学科治疗模式(multipe disciplinary team, MDT)的出现及靶向药物的普及应用,结直肠癌肝转移患者生存期得到了大幅度提升。然而到目前为止,根治性手术切除仍然是结直肠癌肝转移患者唯一的治愈性措施。通过 R0 切除原发灶及肝转移病灶,结直肠癌肝转移患者 5 年生存率可接近 III 期患者。对于转移灶潜在可切除的患者,应进行以缩小肿瘤达可以 R0 切除为目的的转化治疗,一般采用两药或三药联合化疗及靶向药物治疗的方案进行术前转化治疗。若患者可成功转化至可以 R0 切除,患者将有明显的生存获益。

(一)患者评估及手术指征

结直肠癌肝转移是否适合根治性手术治疗需要从以下几个方面进行评估:① 原发灶是否可以 R0 切除;② 在保留足够残肝体积及残肝功能的前提下,肝转移灶是否可以被 R0 切除;③ 患者一般情况是否可耐受同期原发灶+肝转移灶切除或分期手术。因此对于该类患者准确的术前评估是做出合适的治疗方案的前提,对于结直肠癌肝转移患者,除原发灶相关评估项目外,需对肝转移灶可切除性进行合理评估。术前需明确以下信息:转移灶的大小、数目、分布肝段,与大血管或胆管之间的关系,术后残肝体积等。经典的结直肠癌肝转移根治术标准:不超过 3 个肝转移病灶,可保证 10 mm 切缘和无肝外转移灶,但随着手术技术的不断提升,肝脏 R0 切除的指征在不断放宽,肝转移灶大小、数目、部位、分布等不再是影响结直肠癌肝转移患者手术的单一决定因素。目前认为,只要保证切缘阴性及足够的残肝体积即可实现肝转移瘤根治性切除。

(二)肝脏根治性手术的方案选择

对于原发灶及转移灶均可以 R0 切除的患者,应积极进行手术处理,其治疗模式较多,包括一期原发灶及转移灶联合切除术,原发灶优先手术,肝脏优先手术等。

同期切除对患者及术者要求较高,其优点是可切除所有可探查的肿瘤,避免手术时机延误,但是手术并发症发生率相应上升,受肠道手术影响,术后肝脏感染、肝脓肿、膈下脓肿发生率较单纯肝脏手术升高,而术后肝门阻断、肝功能受损将影响吻合口愈合,升高吻合口漏的发生率,因此同期手术的患者必须经过严格筛选,术前由结直肠外科医师及肝胆外科医师共同参与讨论,根据手术切除患者原发灶及转移灶的难易程度、患者全身情况等综合决定。

目前,原发灶优先手术是分期手术中的主要手术模式,是指现行原发灶部位切除,术后若肝转移灶可以切除,则行肝切除术。由于原发灶是结直肠癌肝转移患者主要的症状来源,因此,先行切除原发灶可有效避免在化疗期间因原发灶进展导致肿瘤出现出血、穿孔、梗阻等严重并发症。

肝脏优先手术又称"颠倒策略",最早于 2008 年被提出,其流程包括术前化(放)疗后行肝转移灶切除或直接肝转移灶切除后行化（放）疗，最后行原发灶切除。其优点是可以提高治疗流程的完成率，在原发灶优先手术过程中，部分患者在原发灶切除至肝脏手术之间出现了肿瘤进展，失去手术机会。且对于原发灶无梗阻、穿孔等症状的患者，转移灶是威胁其生命的主要原因，应先处理转移灶避免转移灶进展。

（三）原发灶姑息性切除

对于转移灶不可切除的结直肠癌患者，若原发灶出现出血、穿孔、梗阻等症状，建议切除原发病灶，改善症状。而对于转移灶不可切除，原发灶无明显临床症状的患者，是否需要行原发灶姑息性切除，目前仍存在争议，支持者认为，原发灶姑息性切除可预防放化疗过程中出现的穿孔、梗阻等原发灶相关并发症，但是患者是否能从原发灶切除中获益，仍需要大样本临床研究证实。

第二章 化疗和放疗

第一节 结直肠癌的化疗

一、结直肠癌的新辅助化疗

结直肠癌的新辅助化疗目的是提高根治性手术的可能性。对直肠癌而言,目的是增加保肛率,提高患者的生活质量,对于 T3 ~ 4 期的患者还能够降低术后局部复发率,通常与54 Gy 剂量的放疗联合使用。

1. 方案一

氟尿嘧啶 225 mg/m^2,静脉滴注(连续用药 24 h),每天 1 次,每周 5 天。

2. 方案二

亚叶酸钙(calcuium folinate, CF)20 mg/m^2,静脉注射,每天 1 次,每周 4 天,放疗的第1、5 周给予。

氟尿嘧啶 400 mg/m^2,静脉注射,每天 1 次,每周 4 天,放疗的第 1、5 周给予。

3. 方案三

卡培他滨 825 mg/m^2,口服,每天 2 次,每周 5 天。

二、结直肠癌的辅助化疗

结直肠癌的辅助化疗经历了 30 多年的研究,取得了令人瞩目的进展,术后辅助化疗能使 5 年生存率增加 15% 左右。一般认为,以氟尿嘧啶为主的化疗方案是结直肠癌辅助化疗的基础,CF 为近 20 年发现的最有效的生物调节剂,其通过与氟尿嘧啶在体内的活性代谢物——氟尿嘧啶脱氧核苷酸和胸苷酸合成酶形成稳定的三元复合物,抑制 DNA 的合成,增强氟尿嘧啶的疗效。奥沙利铂的应用进一步增强了氟尿嘧啶+CF 的效果。辅助化疗的应用时间为半年。

以氟尿嘧啶+CF 为基础并联合奥沙利铂的化疗方案已被列为 Ⅲ 期结直肠癌的标准辅助化疗方案,并推荐应用于具有高危因素的 Ⅱ 期结直肠癌。这些高危因素包括肠梗阻、肠穿孔、T4、低分化肿瘤、有脉管侵犯、送检淋巴结<12 枚。正确分期对指导辅助化疗非常重要,特别是对淋巴结的检查,应在 12 枚以上,若遗漏了对淋巴结的检查,将对预后产生不良影响。

1. 改良 FOLFOX6 方案

(1) 奥沙利铂 85 mg/m^2,静脉滴注(连续用药 2 h),第 1 天;

（2）CF 400 mg/m²，静脉滴注，第 1 天；

（3）氟尿嘧啶 400 mg/m²，静脉注射，第 1 天；

（4）氟尿嘧啶 200～240 mg/m²，静脉滴注（连续用药 48 h），第 1、2 天。

该方案每 2 周 1 次。

【说明】① 除非患者无法耐受，对于能够接受强化疗的患者，不主张单独应用氟尿嘧啶+CF，而应联合应用奥沙利铂。该方案是在 FOLFOX6 方案基础上的改进，减少了奥沙利铂的用量，安全性更好，氟尿嘧啶+CF 的用药采用了改良 De Gramont 方案。② 对于直肠癌的术后辅助治疗，应以联合放化疗为首选，由于放疗的有效性，在氟尿嘧啶基础上加用奥沙利铂并不能进一步减少局部复发。对于Ⅲ期的患者，远处转移的风险大大增加，可以考虑加用奥沙利铂以降低远处转移的发生率。③ 虽然伊立替康治疗晚期结直肠癌有效，但在术后辅助治疗方面，不管是与静脉推注还是持续静脉滴注的氟尿嘧啶联合均未能进一步降低术后复发率，反而增加了毒副反应。所以，到目前为止，伊立替康仍不推荐应用于术后辅助化疗。④ 有关单克隆抗体联合化疗进行的辅助化疗的临床试验正在进行，目前尚无证据说明单克隆抗体用于辅助治疗有效。

2. CapeOX 方案

（1）奥沙利铂 130 mg/m²，静脉滴注（2 h），第 1 天；

（2）卡培他滨 850～1 000 mg/m²，口服，每天 2 次，第 1～14 天。

该方案每 3 周 1 次。

【说明】诸多的临床试验证明，卡培他滨与持续静脉滴注氟尿嘧啶的疗效相等，虽然手足综合征发生的比例升高，但大部分患者能够耐受，而且对骨髓的抑制较轻，老年或体质差的患者使用更加安全。用药方便也是卡培他滨相对于静脉用药的优势之一。

3. 改良 De Gramont 方案

（1）CF 400 mg/m²，静脉滴注，第 1 天；

（2）氟尿嘧啶 400 mg/m²，静脉注射，第 1 天。

随后氟尿嘧啶 200～240 mg/m²，静脉滴注（46 h），第 1、2 天。

【说明】① 对于不能耐受强化疗，或对奥沙利铂过敏的患者，可以应用氟尿嘧啶+CF 或氟尿嘧啶衍生物，以更安全。② 在使用方法上，随着对氟尿嘧啶用法的深入研究，人们认识到，氟尿嘧啶的持续给药比静脉推注有更大的优势。因此便产生了此方案，该方案是在 De Gramont 方案基础上的改良。静脉推注的 Mayo Clinic 方案和 Roswell Park 方案已不再被推荐于临床使用。

4. 卡培他滨方案

卡培他滨 1 000～1 250 mg/m²，口服，每天 1 次，第 1～14 天。

该方案应用 2 周，休息 1 周。

5. 优福定+CF 方案

（1）优福定 400 mg/m²，分 4 次口服，每天；

（2）CF 15 mg，口服，每天 4 次（于优福定 30 min 后口服）。

该方案持续 4 周，休 1 周。

【说明】美国乳腺与肠道外科辅助治疗研究组（NSABP）组织的数千例患者的研究证明，优福定与氟尿嘧啶分别加 CF 比较，在疗效和毒性方面均无差别。

第二节 晚期结直肠癌的化疗

与最佳支持治疗比较,晚期结直肠癌的化疗在生存期和生活质量方面均占有优势,而且尽早治疗对患者有益,可以使中位生存期延长。晚期结直肠癌的化疗仍以氟尿嘧啶类药物为基础,联合伊立替康或奥沙利铂可使疗效显著提高。

1. FOLFIRI 方案

(1) 伊立替康 180 mg/m^2,静脉滴注,第 1 天;

(2) CF 400 mg/m^2,静脉滴注,第 1 天;

(3) 氟尿嘧啶 400 mg/m^2,静脉注射,第 1 天;

(4) 氟尿嘧啶 200~240 mg/m^2,静脉滴注(连续用药 48 h),第 1、2 天。

该方案每 2 周 1 次。

这一方案是采用伊立替康与改良 De Gramont 方案联合,一线治疗有效率为 45% 左右,二线治疗有效率为 5%~10%,临床获益率大约为 25%。

2. 改良 FOLFOX6 方案

改良 FOLFOX6 方案,即 mFOLFOX6,参见本篇第二章第一节相关内容。

3. CapeOX 方案

参见本篇第二章第一节相关内容。

【说明】① 对于那些体质较弱的患者采用卡培他滨替代氟尿嘧啶+CF,疗效不受影响,对骨髓抑制较轻;② 以奥沙利铂为主的联合方案与以伊立替康为主的联合方案可以互为二线用药,凡能完成这两种方案的患者,其中位生存期均可以达 20 个月。

4. FOLFOXIRI 方案

(1) 伊立替康 165 mg/m^2,静脉滴注,第 1 天;

(2) 奥沙利铂 85 mg/m^2,静脉滴注,第 1 天;

(3) CF 400 mg/m^2,静脉滴注,第 1 天;

(4) 氟尿嘧啶 3 200 mg/m^2,静脉滴注(连续用药 48 h),第 1、2 天。

该方案每 2 周重复 1 次。

【说明】与 FOLFIRI 方案相比,FOLFOXIRI 方案能显著提高近期有效率、转移灶的根治性切除率,从而延长 PFS。对于体质好,有希望通过接受强力化疗缩小病灶而获得手术机会的患者可以采用该方案。但该方案毒性反应较大,对体质差,或者估计不能获得根治机会的患者临床上不推荐使用。

5. 单克隆抗体的联合方案

(1) 贝伐珠单抗+FOLFIRI

1) FOLFIRI 参见"FOLFIRI 方案";

2) 贝伐珠单抗 5 mg/kg,静脉滴注,每 2 周 1 次。

(2) 贝伐珠单抗+mFOLFOX6

结直肠癌的中西医结合治疗

1）mFOLFOX6 参见本篇第二章第一节相关内容；

2）贝伐珠单抗 5 mg/kg，静脉滴注，每 2 周 1 次。

【说明】① 以上两个贝伐珠单抗的联合方案可以作为一线或未使用过贝伐珠单抗的二线用药，贝伐珠单抗的应用必须联合有效的化疗药物，因此，不推荐在三线应用；② 对 65 岁以上的患者，如果既往有高血压或出血及血栓事件者谨慎应用；③ 术前、术后 2 个月尽量避免应用，以避免伤口愈合障碍。

（3）西妥昔单抗+FOLFIRI

1）FOLFIRl 参见"FOLFIRI 方案"；

2）西妥昔单抗 400 mg/m² ，静脉滴注，第 1 周；

3）随后西妥昔单抗 250 mg/m² ，静脉滴注，每周 1 次。

【说明】① 目前，西妥昔单抗可以联合化疗应用于结直肠癌的治疗，也可以单独应用于伊立替康失败的联合治疗时，化疗剂量不变，对于体质较差不能耐受化疗的患者，可以西妥昔单抗单独应用。对于能够耐受化疗的患者，西妥昔单抗联合的化疗方案主张采用 FOLFIRI 方案，而与 FOLFOX 联合的证据有待进一步研究。既往的化疗方案和疗程不影响西妥昔单抗的联合效果。② 一般来说，EGFR 表达对患者的疗效无预测作用，而 KRAS 基因状态与西妥昔单抗的疗效有密切关系，野生型患者才能从西妥昔单抗的治疗中获益，因此，所有应用西妥昔单抗的患者必须检测 KRAS 基因状态。③ 与西妥昔单抗有关的毒副反应主要为痤疮样皮疹。有资料显示，皮疹的发生可以预测疗效，皮疹的严重程度与生存时间的延长有一定相关性。

第三节 局部进展期直肠癌的新辅助治疗与辅助治疗

直肠癌患者术前分期至关重要。术前分期将决定治疗策略，包括手术意向（根治或姑息）及是否建议术前放化疗。因此临床上分期不足或分期过高将直接影响直肠癌的疗效。治疗前应充分评估，包括直肠 MRI、腹盆部 CT、结肠镜、直肠指检等。

局部进展期直肠癌定义为经影像学或病理学检查发现的原发肿瘤侵出肠壁肌层直至周围结构（c/pT3～4b）或系膜内及真骨盆范围内出现淋巴结转移（c/pN1～2）而无远处转移（M0）的距肛门 12 cm 以内的直肠癌。

因为局部复发风险较高，新辅助治疗或辅助治疗通常包括局部治疗。这种复发风险与以下因素有关：① 直肠与盆腔结构和其他器官关系密切；② 远端直肠周围没有腹膜覆盖；③ 对于低位直肠癌，手术切除时难以获得足够的安全边界。

虽然放射治疗（放疗）可以降低直肠癌局部复发率，但它同时也带来毒性反应的增加（如辐射诱导损伤、血液毒性）。有研究表明，一些局部复发风险较低的患者（如 T3、N0、M0 分期的近端直肠癌，切缘阴性，预后良好），手术和辅助化疗就已足够。然而一项回顾性多中心研究表明：依据超声内镜或 MR 诊断为临床分期 T3、N0 的 188 例直肠癌患者接受了术前放化疗,其中22%的患者在随后的病理回顾中发现阳性淋巴结。因此推测许多患者治疗前分期过低并且从术前同步放化疗中获益。因此,建议T3、N0的患者术前进行放化疗。

对于大多数Ⅱ期或Ⅲ期直肠癌患者,推荐包括手术、以氟尿嘧啶为基础的同步放化疗的联合治疗及化疗。放疗+卡培他滨:放疗5周,其间卡培他滨825 mg/m^2,每天2次,每周5天。放疗+氟尿嘧啶:225 mg/m^2,每天2次,放疗期间持续滴注,每周5天。围手术期盆腔放疗在Ⅱ/Ⅲ期直肠癌中的应用仍在不断发展。目前的指南推荐了几种可能的治疗顺序,这取决于预测的环周切缘状态和对初始治疗的反应。围手术期治疗及同步放化疗和化疗的总时间不应超过6个月。

第四节 术前和术后放疗

一些研究比较了Ⅱ期或Ⅲ期直肠癌术前和术后放疗的效果。一项来自德国直肠癌研究组(CAO/ARO/AIO-94试验)的大型前瞻性随机试验,比较了术前和术后放化疗在Ⅱ期或Ⅲ期直肠癌中的作用。这项研究结果表明,术前治疗可显著降低局部复发率(6% vs 13%,$P=0.006$)和治疗相关毒性的发生率(27% vs 40%,$P=0.001$),虽然两组OS相似。这项试验的长期随访结果随后发表。局部控制持续改善,术前和术后治疗组10年累积局部复发率分别为7.1%及10.1%($P=0.048$)。10年的OS在两组间再次相似(59.6% vs 59.9%,$P=0.85$),无病生存期(disease-free survival,DFS)及远处转移发生率亦相似。

SEER数据库通过对4 724名T3N0直肠癌患者的分析发现,与无放疗的直肠癌手术相比,术后放疗可显著降低肿瘤相关死亡风险[HR 0.69,95%CI(0.58,0.82),$P<0.001$],而术前放疗无此效应[HR 0.86,95%CI(0.72,1.04),$P=0.13$]。

与术后放疗相比,术前放疗的优势在于肿瘤对于治疗的反应和正常组织的保留。首先,减小肿瘤体积可以提高切除率,增加保留括约肌的可能性。尽管一些研究表明术前放疗或放化疗与直肠癌患者括约肌保存率的提高有关,但这一结论并未得到两项关于术前同步放化疗治疗直肠癌随机试验Meta分析的支持。其次,术前组织含氧量有更高的放射敏感性。再次,术前放疗可以避免辐射损伤而使术后小肠坠入盆腔。最后,术前受照射组织将被切除,吻合口不会受放疗影响。术后放疗的优势与不足在于:照射范围及病理明确,避免早期肿瘤不必要的照射;显著降低局部复发率;照射较多小肠(同步放化疗反应大);手术区域血供差,放射敏感性降低。

大量临床试验已经评估了在临床分期(如EUS T3~4)或病理分期[pT3和(或)N1~2]术前或术后放疗中添加同步化疗的有效性。在术前或术后放疗同时进行化疗的好处包括局部放疗增敏和全身疾病控制(即根除微转移)。术前放化疗也有可能提高病理学完全缓解率(pathologic complete response,pCR)和括约肌保存率。

在一项包含T3~4局部晚期直肠癌患者的研究中,患者被随机分为术前单纯放疗组和术前联合氟尿嘧啶+CF的同步放化疗组。两组生存率和保肛率无统计学差异。术前放化疗组pCR更高(11.4% vs 3.6%,$P<0.05$),3/4级毒副反应也更大(14.6% vs 2.7%,$P<0.05$)。术

前同步放化疗有更好的局部控制率(8.1% *vs* 16.5%,*P*<0.05)。

一项Ⅲ期试验的初步结果显示,术前同步放化疗可起到放疗增敏效果。联合治疗模式的肿瘤大小、pTN分期、淋巴浸润、血管浸润和神经浸润的发生率明显低于单纯放疗和手术。

一项对6个随机对照试验的回顾分析发现,在Ⅲ期、局部进展期直肠癌患者术前放疗的基础上增加化疗可降低局部复发的风险,但对OS、30天死亡率、括约肌保存率和晚期毒性均无影响。类似地,对Ⅱ期和Ⅲ期可切除直肠癌的另一项综述发现,术前放疗中加入化疗可提高pCR,改善局部控制,但对DFS或OS没有影响。另一项Meta分析评估了5个新辅助放化疗和新辅助放疗的随机对照研究,获得类似结论。

关于同步放化疗中化疗药物的给药方式,一项Ⅲ期研究显示静脉泵输注和静脉滴注氟尿嘧啶疗效相当,但静脉泵输注血液毒性更高。近年来有研究显示,卡培他滨与氟尿嘧啶在直肠癌的围手术期放化疗中的疗效相似。

为了改善新辅助治疗药物氟尿嘧啶或卡培他滨联合放疗的疗效,一些大型随机Ⅲ期试验(ACCORD 12、STAR-01、NSABP R-04、CAO/ARO/AIO-04、FOWARC)在方案中加入了奥沙利铂。在STAR-01研究中,加入奥沙利铂后,3/4级毒副反应发生率从8%上升至24%,差异有统计学意义,而两组pCR均为16%。最近报道的NSABP R-04试验结果也表明,奥沙利铂的添加并没有改善临床结果,反而增加了治疗毒性。ACCORD 12/0405 prodige 2试验也得到了类似的结果,其中卡培他滨+放疗(45 Gy)与CapeOX+放疗(50 Gy)进行了比较,主要终点为pCR。奥沙利铂组和对照组的pCR分别为19.2%和13.9%,两组差异无统计学意义。虽然奥沙利铂组在ACCORD 12试验中接受了更高剂量的放疗,患者在手术时的最小残留病率从28.9%提高至39.4%,差异有统计学意义,但这并没有转化为3年后局部复发率、DFS或OS的改善。即使经过较长时间随访,结果仍无明显变化。

德国CAO/ARO/AIO-04试验结果已经发表。该试验评估了氟尿嘧啶联合奥沙利铂同步放疗,与STAR-01、NSABP R-04和ACCORD 12相比,奥沙利铂组的pCR更高,从13%上升至17%,差异有统计学意义。但这一结果可能是由于两组之间的氟尿嘧啶给药方式不同而造成的。该试验的主要终点为3年DFS,奥沙利铂组为7.9%[95%CI(72.4,79.5)],而对照组为71.2%[CI(67.6,74.9),*P*=0.03]。重要的是,在CAO/ARO/AIO-04试验中奥沙利铂也被添加到辅助治疗中,但在其他试验中没有,所以交叉试验比较是有限的。

类似于CAO/ARO/AIO-04研究,中国FOWARC Ⅲ期多中心试验,将局部晚期直肠癌患者随机分为灌注氟尿嘧啶+CF-RT、FOLFOX-RT或FOLFOX三种新辅助治疗方案,发现FOLFOX-RT较其他方案具有更高的pCR和降期作用。

根据目前已有的结果,不建议在新辅助放化疗中添加奥沙利铂,亦没有在新辅助治疗中使用靶向治疗的证据。术前同步放化疗+手术+辅助化疗的治疗策略仍是中低位局部晚期直肠癌(Ⅱ期、Ⅲ期)的标准治疗策略。

第五节　术前短程放疗

有几项欧洲研究观察了术前短程放疗的有效性。瑞典直肠癌试验的结果表明,与单纯手术相比,该方法具有生存优势,局部复发率较低。然而,2005 年发表的一项随访研究显示,由于肠梗阻和其他胃肠道并发症,术前短程放疗患者术后住院的比例增加。其他一些研究也对 T1~3 期直肠癌患者术前短程放疗的有效性进行了研究,结果表明,尽管局部疾病控制有所改善,但 OS 并未提高。一项对 312 名波兰患者的随机研究直接比较了术前短程放疗和常规的术前长程放化疗,并没有发现局部复发率或生存率的差异。另一项比较短程放疗和长程放化疗并延迟手术的研究显示,虽然长疗程组缩瘤与降期优于短疗程组,但 R0 切除率和术后并发症发生率无明显差异。3 年 DFS 在长疗程组优于短疗程组(75% vs 59%,$P =$ 0.022),在 OS 上没有区别。Stockholm Ⅲ 期临床研究,纳入距肛缘 15 cm 以内、可以手术切除且没有远处转移的直肠腺癌患者共 840 例。将其中 385 例患者随机分为 3 组,短程放疗即刻手术($5 Gy \times 5 Gy$,放疗手术间隔<1 周)组 129 例,短程放疗延迟手术($5 Gy \times 5 Gy$,放疗后 4~8 周手术)组 128 例,长程放疗延迟手术($25 Gy \times 2 Gy$,放疗后 4~8 周手术)组 128 例;将另外 455 例患者随机分为两组,合并分析短程放疗即刻手术组 228 例,短程放疗延迟手术组 227 例。其主要研究终点为局部复发时间,短程放疗即刻手术组、短程放疗延迟手术组、长程放疗延迟手术组的局部复发时间分别为 33.4 个月、19.3 个月、33.3 个月,三组的局部复发率分别为 2%(8/357)、3%(10/355)、5%(7/128),P 无统计学差异。三组的 5 年 OS 及 DFS 也无统计学差异。术后并发症的发生率三组相似,分别为 50%(65/129)、38%(48/128)、39%(50/128),P 无统计学差异。但是,短程放疗即刻手术与短程放疗延迟手术两组单独分析结果显示,前者术后并发症的发生率明显较后者高[53%(188/357) vs 41%(144/355),$P<$ 0.001],pCR 后者明显较前者高(1.7% vs 11.8%,$P<0.001$)。由此,研究者认为,三种术前放疗方案的肿瘤结局并无差别,但长程放疗会延长治疗时间;而短程放疗后延迟手术相较于立即手术,可以显著减少术后并发症。2014 年的一项综述分析了 16 项研究,探讨了短程放疗与直肠癌切除之间的间隔时间。与延迟手术组(5~13 周间隔)相比,即刻手术组(1~2 周间隔)的严重急性放射毒性发生率较低,但术后并发症发生率较高。延迟手术组 pCR 明显高于延迟手术组,括约肌保留率和 R0 切除率无差异。

总体而言,术前短程放疗局控率较高,且 OS 与常规放疗相同,因此其被认为是 T3N0 或 T1~3N1~2 直肠癌患者的合适选择。在考虑术前短程放疗时,建议进行多学科评估,包括讨论降期的必要性和可能的长期毒性反应。T4 期患者不推荐术前短程放疗。在选择放疗方式时,更多地需要依据治疗目标进行选择,对初始肿瘤负荷较大、肿瘤外侵较明显的患者,长程放化疗降期效果更好,能够提供更高的肿瘤退缩及更高的环切缘阴性率;对于放化疗耐受性较差的患者或肿瘤局部外侵较不明显时,短程放疗费用低、时间短、耐受性更好,能够提高治疗的依从性。另外,考虑到长程放化疗肿瘤退缩程度更高,将获得更高的 pCR,因此如果在获得 pCR 的治疗目标下可以更多地考虑长程放化疗。

接受术前新辅助放化疗的患者,应接受术后辅助治疗,总的辅助治疗的疗程推荐为 6 个月。

第六节 放 疗 技 术

放射野应包括肿瘤或者瘤床及 2~5 cm 的安全边界、骶前淋巴结、髂内淋巴结。T4 肿瘤侵犯前方结构时可考虑照射髂外淋巴结,也可以考虑将侵犯远端肛管的肿瘤纳入腹股沟淋巴结照射。

应用三维精确放疗技术,如三维适形放射治疗(3-dimensional conformal radiation therapy, 3DCRT)或调强放射治疗(intensity modulated radiation therapy, IMRT)。建议的照射剂量通常是45~50 Gy,25~28次。精确摆位和其他技术可减少对小肠的照射。

新辅助放疗或放化疗后与手术的时间间隔仍然是有争议的一个问题,对常规分割的新辅助放化疗患者,新辅助治疗与手术的间隔目前仍然以6~8周为主,首先可使患者从放化疗的副作用中恢复,其次可能会获得较高的pCR率。在部分有获得pCR希望或期望进一步缩瘤以提高保肛机会的患者中可以至多延长12~14周;对采用短程放疗的患者,大部分仍然采用放疗结束后7~10天内进行手术切除的时间间隔。

第七节　全新辅助治疗

几项小型临床试验尝试在放化疗和手术前开展新辅助化疗,这种方法被称为全新辅助治疗(total neoadjuvant therapy, TNT)。在西班牙GCR-3随机Ⅱ期试验中,患者被随机分为化疗-同步放化疗-手术与同步放化疗-手术-化疗组。两组观察到相似的pCR,诱导化疗似乎毒性更小,耐受性更好。另一项Ⅱ期临床试验随机对接受FOLFOX诱导治疗或不接受FOLFOX诱导治疗的患者进行放化疗和手术。临床结果无差异,但接受诱导治疗组毒性较高。

一项单中心回顾性队列研究分析了两组患者:

(1) 传统术前放化疗联合手术及辅助化疗(320例)。

(2) 诱导化疗联合术前放化疗及手术的TNT模式(308例)。

TNT组有更好的化疗完成率及更高的pCR(36% vs 21%)。TNT可能的好处包括早期预防或根除微转移,获得更高的病理完全反应率,促进切除,提高化疗的耐受性和完成率。

正在进行的RAPIDO试验(NCT 01558921)在评估临床T3期或T4期直肠癌患者术前短疗程放疗联合6个周期的CapeOX随后手术的3年DFS。该研究纳入MRI定义高危(cT4或MRF,或N2,或侧方淋巴结,或EMVI)的直肠癌患者920例,随机分为长程放化疗组452例和短程放疗联合新辅助化疗组468例。前组治疗方案为术前放疗50.4 Gy,同步卡培他滨825 mg/m², 每天2次化疗。放化疗结束14~16周行TME手术,术后预计CapeOX方案辅助化疗8个周期;后组治疗方案为术前放疗5 Gy×5 Gy,CapeOX方案新辅助化疗6个周期,放疗后22~24周行TME手术。

TNT是一项有潜力的治疗策略,能提高全身化疗的依从性,获得更高的临床和病理反应率,对于为了保肛而选择不手术(等待观察)的患者,TNT的治疗策略或许更能获益。

------------------------------- 参 考 文 献 -------------------------------

全国肿瘤防治研究办公室,全国肿瘤登记中心,卫生部疾病预防控制局,2010.中国肿瘤死亡报告——全国第三次死因回

顾抽样调查[M].北京：人民卫生出版社.

司徒汪敏,2011.血常规、血清生化及标志物组合分析在结直肠癌筛查中的意义[D].杭州：浙江大学.

中国疾病预防控制中心慢性非传染性疾病预防控制中心,国家卫生和计划生育委员会统计信息中心,2015.中国死因监测数据集 2014[M].北京：中国科学技术出版社.

Allegra C J, Yothers G, O'Connell M J, et al., 2015. Neoadjuvant 5-FU or capecitabine plus radiation with or without oxaliplatin in rectal cancer patients: a phase Ⅲ randomized clinical trial[J]. Journal of the National Cancer Institute, 107(11): dvj 248.

Aschele C, Cionini L, Lonardi S, et al., 2011. Primary tumor response to preoperative chemoradiation with or without oxaliplatin in locally advanced rectal cancer: pathologic results of the STAR-01 randomized phase Ⅲ trial[J]. Journal of Clinical Oncology Official Journal of the American Society of Clinical Oncology, 29(20): 2773 – 2780.

Azria D, Doyen J, Jarlier M, et al., 2017. Late toxicities and clinical outcome at 5 years of the ACCORD 12/0405-PRODIGE 02 trial comparing two neoadjuvant chemoradiotherapy regimens for intermediate risk rectal cancer[J]. Annals of Oncology, 28(10): 2436 – 2442.

Birgisson H, 2005. Adverse effects of preoperative radiation therapy for rectal cancer: long-term follow-up of the swedish rectal cancer trial[J]. Journal of Clinical Oncology, 23(34): 8697 – 8705.

Bosset J F, Collette L, Calais G, et al., 2006. Chemotherapy with preoperative radiotherapy in rectal cancer[J]. The New England Journal of Medicine, 355(11): 1114 – 1123.

Bosset J F, Galais G, Mineur L, et al., 2005. Enhanced tumorocidal effect of chemotherapy with preoperative radiotherapy for rectal cancer: preliminary results — EORTC 22921[J]. Journal of Clinical Oncology, 23(24): 5620 – 5627.

Bujko K, Kepka L, Michalski W, et al., 2006. Does rectal cancer shrinkage induced by preoperative radio (chemo) therapy increase the likelihood of anterior resection? A systematic review of randomised trials[J]. Radiotherapy & Oncology, 80(1): 4 – 12.

Bujko K, Nowacki M P, Nasierowska Guttmejer A, et al., 2006. Long-term results of a randomized trial comparing preoperative short-course radiotherapy with preoperative conventionally fractionated chemoradiation for rectal cancer[J]. The British Journal of Surgery, 93(10): 1215 – 1223.

Bujko K, Partycki M, Pietrzak L, 2014. Neoadjuvant radiotherapy (5×5Gy): immediate versus delayed surgery[M]//Early Gastrointestinal Cancers Ⅱ: Rectal Cancer. Springer International Publishing, 203: 171 – 187.

Cercek A, Goodman K A, Hajj C, et al., 2014. Neoadjuvant chemotherapy first, followed by chemoradiation and then surgery, in the management of locally advanced rectal cancer[J]. Journal of the National Comprehensive Cancer Network, 12(4): 513 – 519.

Cercek A, Roxburgh C S D, Strombom P, et al., 2018. Adoption of total neoadjuvant therapy for locally advanced rectal cancer[J]. JAMA Oncology, 4(6): e180071.

Chau I, 2006. Neoadjuvant capecitabine and oxaliplatin followed by synchronous chemoradiation and total mesorectal excision in magnetic resonance imaging-defined poor-risk rectal cancer[J]. Journal of Clinical Oncology, 24(4): 668 – 674.

Claus Rödel, Graeven U, Fietkau R, 2015. Oxaliplatin added to fluorouracil-based preoperative chemoradiotherapy and postoperative chemotherapy of locally advanced rectal cancer (the German CAO/ARO/AIO-04 study) final results of the multicentre, open-label, randomised, phase 3 trial[J]. Lancet Oncology, 16(8): 979 – 989.

Deng Y, Chi P, Lan P, et al., 2016. Modified FOLFOX6 with or without radiation versus fluorouracil and leucovorin with radiation in neoadjuvant treatment of locally advanced rectal cancer: initial results of the chinese FOWARC multicenter, open-label, randomized three-arm phase Ⅲ trial[J]. Journal of Clinical Oncology, 34(27): 3300 – 3307.

Erlandsson J, Holm T, Pettersson D, et al., 2017. Optimal fractionation of preoperative radiotherapy and timing to surgery for rectal cancer (Stockholm Ⅲ): a multicentre, randomised, non-blinded, phase 3, non-inferiority trial[J]. The Lancet Oncology, 18(3): 336 – 346.

Fernández-Martos C, Garcia-Albeniz X, Pericay C, et al., 2015. Chemoradiation, surgery and adjuvant chemotherapy versus induction chemotherapy followed by chemoradiation and surgery: long-term results of the Spanish GCR-3 phase Ⅱ randomized trial[J]. Annals of Oncology, 26(8): 1722 – 1728.

Fernández-Martos C, Pericay C, Aparicio J, et al., 2010. Phase Ⅱ, randomized study of concomitant chemoradiotherapy followed by surgery and adjuvant capecitabine plus oxaliplatin (CAPOX) compared with induction CAPOX followed by concomitant chemoradiotherapy and surgery in magnetic resonance imaging-defined, locally advanced rectal cancer: Grupo cancer de recto 3 study[J]. Journal of Clinical Oncology, 28(5): 859 – 865.

Glynne-Jones R, 2012. Rectal cancer — the times they are a-changing[J]. Lancet Oncology, 13(7): 651 – 653.

结直肠癌的中西医结合治疗

Guillem J G, Díaz-González J A, Minsky B D, et al., 2008. cT3N0 rectal cancer: potential overtreatment with preoperative chemoradiotherapy is warranted[J]. Journal of Clinical Oncology, 26(3): 368 – 373.

Gérard J P, Conroy T, Bonnetain F, et al., 2006. Preoperative radiotherapy with or without concurrent fluorouracil and leucovorin in T3-4 recatl cancers: results of FFCD 9203[J]. Journal of Clinical Oncology, 24(28): 4620 – 4625.

Gérard J P, Azria D, Gourgou-Bourgade S, et al., 2012. Clinical outcome of the ACCORD 12/0405 PRODIGE 2 randomized trial in rectal cancer[J]. Journal of Clinical Oncology, 30(36): 4558 – 4565.

Hofheinz R D, Wenz F, Post S, et al., 2012. Chemoradiotherapy with capecitabine versus fluorouracil for locally advanced rectal cancer: a randomised, multicentre, non-inferiority, phase 3 trial[J]. Lancet Oncology, 13(6): 579 – 588.

Jemal A, Center M M, De Santis C, et al., 2010. Global patterns of cancer incidence and mortality rates and trends[J]. Cancer Epidemiology Biomarkers & Prevention, 19(8): 1893 – 1907.

Kachnic L A, 2006. Should preoperative or postoperative therapy be administered in the management of rectal cancer? [J]. Seminars in Oncology, 33(6 Suppl 11): S64 – S69.

Kapiteijn E, Marijnen C A M, Nagtegaal I D, et al., 2001. Preoperative radiotherapy combined with total mesorectal excision for resectable rectal cancer[J]. The New England Journal of Medicine, 345(9): 638 – 646.

Lai L L, Fuller C D, Kachnic L A, et al., 2006. Can pelvic radiotherapy be omitted in select patients with rectal cancer? [J]. Seminars in Oncology, 33(6 Suppl 11): S70 – S74.

Latkauskas T, Pauzas H, Kairevice L, et al., 2016. Preoperative conventional chemoradiotherapy versus short-course radiotherapy with delayed surgery for rectal cancer: results of a randomized controlled trial[J]. BMC Cancer, 16(1): 927.

Laura De Caluwé, Van Nieuwenhove Y, Ceelen W P, 2013. Preoperative chemoradiation versus radiation alone for stage Ⅱ and Ⅲ resectable rectal cancer[M]// The Cochrane Library. John Wiley & Sons, Ltd.

Marechal R, Vos B, Polus M, et al., 2012. Short course chemotherapy followed by concomitant chemoradiotherapy and surgery in locally advanced rectal cancer: a randomized multicentric phase Ⅱ study[J]. Annals of Oncology, 23(6): 1525 – 1530.

Mccarthy K, Pearson K, Fulton R, et al., 2012. Pre-operative chemoradiation for non-metastatic locally advanced rectal cancer [J]. Cochrane Database Systemic Review, 12(12): CD008368.

Nilsson P J, Etten B V, Hospers G A, et al., 2013. Short-course radiotherapy followed by neo-adjuvant chemotherapy in locally advanced rectal cancer — the RAPIDO trial[J]. BMC Cancer, 13(1): 279.

Nogue M, Salud A, Vicente P, et al., 2011. Addition of bevacizumab to XELOX induction therapy plus concomitant capecitabine-based chemoradiotherapy in magnetic resonance imaging-defined poor-prognosis locally advanced rectal cancer: the AVACROSS study[J]. The Oncologist, 16(5): 614 – 620.

O'Connell M J, 2004. Oxaliplatin, fluorouracil, and leucovorin as adjuvant treatment for colon cancer[J]. The New England Journal of Medicine, 350(23): 2343 – 2351.

O'Connell M J, Colangelo L H, Beart R W, et al., 2014. Capecitabine and oxaliplatin in the preoperative multimodality treatment of rectal cancer: surgical end points from National Surgical Adjuvant Breast and Bowel Project trial R-04[J]. Journal of Clinical Oncology, 32(18): 1927 – 1934.

Peeters K C, Van De Velde C J, Leer J W, et al., 2005. Late side effects of short-course preoperative radiotherapy combined with total mesorectal excision for rectal cancer: increased bowel dysfunction in irradiated patients — a dutch colorectal cancer group study[J]. Journal of Clinical Oncology, 23(25): 6199 – 6206.

Peeters K C M J, Marijnen C A M, Nagtegaal I D, et al., 2007. The TME trial after a median follow-up of 6 years: increased local control but no survival benefit in irradiated patients with resectable rectal carcinoma[J]. Annals of Surgery, 246(5): 693.

Peng L C, Milsom J, Garrett K, et al., 2014. Surveillance, Epidemiology, and End Results-based analysis of the impact of preoperative or postoperative radiotherapy on survival outcomes for T3N0 rectal cancer[J]. Cancer Epidemiology, 38(1): 73 – 78.

Perez K, Safran H, Sikov W, et al., 2017. Complete neoadjuvant treatment for rectal cancer: the brown university oncology group CONTRE study[J]. American Journal of Clinical Oncology, 40(3): 283 – 287.

Rahbari N N, Elbers H, Askoxylakis V, et al., 2013. Neoadjuvant radiotherapy for rectal cancer: meta-analysis of randomized controlled trials[J]. Annals of Surgical Oncology, 20(13): 4169 – 4182.

Röedel C, Liersch T, Becker H, et al., 2012. Preoperative chemoradiotherapy and postoperative chemotherapy with fluorouracil and oxaliplatin versus fluorouracil alone in locally advanced rectal cancer: initial results of the German CAO/ARO/AIO-04 randomized phase 3 trial[J]. The Lancet Oncology, 13(7): 679 – 687.

Sauer R, Becker H, Hohenberger W, et al., 2004. Preoperative versus postoperative chemoradiotherapy for rectal cancer[J]. New

England Journal of Medicine, 351(17): 1731 - 1740.

Sauer R, Liersch T, Merkel S, et al., 2012. Preoperative versus postoperative chemoradiotherapy for locally advanced rectal cancer: results of the german CAO/ARO/AIO-94 randomized phase Ⅲ trial after a median follow-up of 11 years[J]. Journal of Clinical Oncology, 30(16): 1926 - 1933.

Siegel R, Burock S, Wernecke K D, et al., 2009. Preoperative short-course radiotherapy versus combined radiochemotherapy in locally advanced rectal cancer: a multi-centre prospectively randomised study of the Berlin Cancer Society[J]. BMC Cancer, 9(1): 50.

Smalley S R, 2006. Phase Ⅲ trial of fluorouracil-based chemotherapy regimens plus radiotherapy in postoperative adjuvant rectal cancer: GI INT 0144[J]. Journal of Clinical Oncology, 24(22): 3542 - 3547.

Trial S R C, Cedermark B, Dahlberg M, et al., 2016. Improved survival with preoperative radiotherapy in resectable rectal cancer [J]. The New England Journal of Medicine, 336(14): 980 - 987.

Wagman R, Minsky B D, Cohen A M, et al., 1998. Sphincter preservation in rectal cancer with preoperative radiation therapy and coloanal anastomosis: long term follow-up[J]. International Journal of Radiation Oncology, Biology, Physics, 42(1): 51 - 57.

Wong R K, Tandan V, De Silva S, et al., 2007. Pre-operative radiotherapy and curative surgery for the management of localized rectal carcinoma[J]. The Cochrane Database of Systemic Reviews, 2(2): CD002102.

结直肠癌的中西医结合治疗

第三章　靶向治疗和免疫治疗[*]

第一节　靶　向　治　疗

虽然目前全身化疗为进展期结直肠癌(colorectal cancer，CRC)的主要治疗方法,不过在过去的 20 年中随着新的靶向治疗药物单药或与常规化疗药物的联合应用,进展期 CRC 的治疗和管理已经取得了显著的进展。目前研究工作主要集中于转移性 CRC(metastatic CRC，mCRC)中与靶向肿瘤血管生成活性、细胞生长与迁移有关的新药研发。其中靶向表皮生长因子(epidermal growth factor，EGF),如西妥昔单抗、帕尼单抗等,以及血管内皮细胞生长因子(vascular endothelial growth factor，VEGF),如贝伐珠单抗、阿柏西普、瑞格菲尼及雷莫芦单抗等通路的药物已被应用于临床实践中。

尽管 mCRC 的靶向治疗领域取得了显著进展,并在 mCRC 的治疗中发现了促进临床医师选择最适合靶向治疗药物所依据的潜在生物标志,但对治疗初始有效的患者也会经历疾病进展。靶向治疗药物虽然阻断了上游通路,但新的体细胞突变可上调或活化 EGF/VEGF 下游通路并与表皮生长因子受体(epidermal growth factor receptor，EGFR)和血管内皮细胞生长因子受体(vascular endothelial growth factor receptor，VEGFR)药物的获得性耐药相关。因此,最近的研究工作主要集中在表征 mCRC 的分子特征并特别关注遗传变异的模式,以便更好地理解针对当前生物制剂获得性耐药的机制及开发其他新的靶向治疗药物。

一、以 VEGF 及 VEGFR 为靶点的药物

(一)贝伐珠单抗

贝伐珠单抗(Avastin®)是一种重组人源化单克隆抗体,2004 年被美国食品药品监督管理局(Food and Drug Administration，FDA)批准与化疗联合用于 mCRC 的一线治疗。该药选择性靶向 VEGF-A,抑制其与 VEGFR 相结合,并干扰与肿瘤细胞增殖、迁移,血管生成活性及抑制与凋亡有关的血管新生的信号级联反应。VEGF 依赖和非依赖途径内的遗传变异被认为与贝伐珠单抗的应答及转移性疾病的进展有关。不过,大多数可用数据提示种系遗传多态性与患者预后之间存在相关性,体细胞突变在预测贝伐珠单抗疗效中的作用很少被研究,而 VEGF 5′非翻译区(untranslated region，UTR)和启动子区域一直是主要的研究对象。鉴于已知的 KRAS 信号激活与血管生成之间的关系,体细胞突变的研究主要集中在 RAS/

* 感谢复旦大学遗传学博士郑丹老师协助指导校对遗传学相关表述。

RAF/PIK3CA 途径。有趣的是,Fiala 等在 404 名接受含贝伐珠单抗治疗的 mCRC 高加索患者的队列中,观察到 *KRAS* G12A/V 突变型是 *KRAS* 野生型和其他 *KRAS* 突变型出现较差 PFS 和 OS 的一个重要的预测因子。另一项研究也是在相似的人群中比较 FOLFOXIRI 联合贝伐珠单抗和 FOLFIRI 联合贝伐珠单抗作为 mCRC 患者一线治疗,结果显示 *RAS* 和 *BRAF* 突变阳性亚组的 OS 与 PFS 要劣于 *RAS* 和 *BRAF* 野生型亚组;在 FOLFOXIRI 或 FOLFIRI 联合贝伐珠单抗方案的分层分析中,不同的分子亚组中的疗效并没有显著差异。EGFR 信号通路中基因突变对贝伐珠单抗疗效的不利影响在亚洲 mCRC 人群中也有报道,Nakayama 等评估了接受一线含贝伐珠单抗治疗的患者 *RAS/PIK3CA/BRAF* 肿瘤突变的意义,结果显示突变型较野生型肿瘤具有较低的客观缓解率(objective response rate,ORR),并且在仅考虑 *KRAS* 基因第 2 外显子突变而非所有 *RAS*(*KRAS* 和 *NRAS*)/*PIK3CA/BRAF* 突变时差异更大。此外,包括临床病理参数在内的多变量分析中,*RAS* 和 *BRAF* 突变是疾病进展的独立负性因素。上述差异没有达到统计学上的显著水平,可能是由于 *RAS* 突变的效应相对较小和 *BRAF* 突变较为罕见所致,因此 *RAS/PIK3CA/BRAF* 的状态似乎是确定是否对抗 VEGF 治疗有效的潜在生物标志。另一项研究未能发现 *RAS* 突变状态与贝伐珠单抗疗效之间的关系;不过这项研究的样本量较小,只有一个亚组($n=35$)采用含贝伐珠单抗的方案进行治疗。有趣的是,在对 167 例接受肺转移切除术的 mCRC 患者进行的开拓性研究中,首次报告了 *KRAS* 密码子 12 突变患者围手术期贝伐珠单抗的应用与局部无复发生存率和总生存率的显著改善有关。这些初步发现表明 EGFR 通路基因突变,尤其是 *KRAS* 外显子 2 的突变状态可以代表贝伐珠单抗靶向治疗的潜在预测标志物,并有助于选择能从贝伐珠单抗给药中临床获益的患者。此外,最近的数据显示 *RAS* 突变对贝伐珠单抗疗效的不利影响,有助于更好地阐明在 *RAS* 突变 mCRC 患者一线治疗中抗 VEGF 药物的潜在作用,该问题目前仍在争论之中。然而,由于目前少数发表的研究的不均一性(如种族、研究设计和统计功效、联合治疗的药物)和回顾性,因此需要更大的独立性和前瞻性的研究去阐明 *RAS/PIK3CA/BRAF* 突变在进入临床常规应用之前,对指导贝伐珠单抗优化治疗中的实际临床意义。

(二) 阿柏西普

血管生成抑制剂阿柏西普(Zaltrap®)是由 VEGFR1 和 VEGFR2 胞外域 VEGF 结合部分、人 IgG1 中能够结合 VEGF-A、VEGF-B 配体的可结晶片段(crystallizable fragment,Fc 片段)部分及具有阻断 VEGF 通路作用的胎盘生长因子(placental growth factor,PIGF)所组成的重组融合蛋白。基于Ⅲ期 VELUR 试验中阿柏西普在 612 例既往接受以奥沙利铂为基础方案治疗失败后联合 FOLFIRI 方案获得 OS 和 PFS 改善的结果,FDA 和欧洲药品管理局(European Medicines Agency,EMA)分别在 2011 年和 2012 年批准该药上市。迄今,还未发现与阿柏西普疗效相关的有效药物遗传学标志物,只有一个在 236 例 mCRC 患者中单独使用 mFOLFOX6 或与阿柏西普联合的研究(Ⅱ期 AFFIRM 研究)评估了 96 个体细胞变异样本中 *KRAS*、*BRAF*、*NRAS*、*PTEN*、*PIK3CA*、*EGFR*、*PIK3R1* 和 *PIK3R2* 等基因,以明确遗传标志与患者预后之间的关系,然而分析结果提示体细胞突变与 PFS 无显著相关性,仅观察到 *KRAS* 突变在 mFOLFOX6 组与 mFOLFOX6 联合阿柏西普组具有不良中位 PFS 的趋势。评估参与阿柏西普作用信号通路中其他生物靶点有利于找到与阿柏西普疗效相关的潜在预测性标志,由于阿柏西普作为 VEGF 和 PIGF 配体的陷阱,编码这些靶点和相关级联的基因突变可能是耐药的良好候选生物标志物,但需要进一步的研究来证实这一假说。

(三) 雷莫芦单抗

雷莫芦单抗(Cyramza®)是一种特异性靶向 VEGFR2 的人单克隆抗体,通过阻断 VEGF 配体与受体的结合来抑制血管新生途径。基于一项双盲、多中心的 III 期研究(RAISE 研究)中,1 072 例 mCRC 患者按 1∶1 随机接受雷莫芦单抗联合 FOLFIRI 与安慰剂联合 FOLFIRI 的治疗,两者比较前者获得了生存上的优势,FDA 于 2015 年 4 月批准了该分子靶向药物用于既往接受贝伐珠单抗、奥沙利铂和氟尿嘧啶治疗的 mCRC 患者的二线治疗。鉴于确定哪些患者能够从雷莫芦单抗的治疗中取得良好疗效的重要性,在 RAISE 研究数据中开展了一个药物基因组学分析,患者根据某些参数进行分层,包括 KRAS 突变状态,结果显示 KRAS 野生或突变组在生存期上没有显著差异,仅在雷莫芦单抗治疗组中,KRAS 野生型患者较 KRAS 突变型患者具有 OS 延长的趋势。仅有一个病例报告研究发现,1 例 KRAS 野生型患者接受含雷莫芦单抗的治疗,由于 VEGFR2 基因(p.T71R)体细胞错义突变,从而刺激血管生成,可能有助于获得耐药性。尽管最近雷莫芦单抗已应用于临床实践,但没有其他已经发表的数据与预测药物有效性相关的基因型。不过由于雷莫芦单抗特异性靶向于 VEGFR2 的胞外域,编码 VEGFR2 基因的 KDR 的体细胞变异可能是未来研究的焦点,有助于更好地了解雷莫芦单抗疗效出现差异的原因。

(四) 瑞格菲尼

2012 年 9 月,FDA 批准用于 mCRC 三线治疗的多激酶抑制剂瑞格菲尼(STIVARGA®)显示在 VEGF 级联下游更广泛细胞靶点上的抗血管生成活性,包括 VEGFR1、VEGFR2 和 VEGFR3,成纤维细胞生长因子受体(fibroblast growth factor receptor,FGFR),血小板衍生生长因子受体(platelet derived growth factor receptor,PDGFR),转染过程中原癌基因的重排(rearranged during transfection,RET),酪氨酸激酶与 Ig 和 EGF 同源结构域(tyrosine kinase receptors with immunoglobulin and EGF homology domains receptor 2,TIE-2),盘状结构域受体 2(discoidin domain receptor 2,DDR2)、RAF-1 和 BRAF 等。两个大型国际多中心、随机 III 期临床试验在 2013 年(CORRECT 研究)和 2015 年(CONCUR 研究)分别证实了瑞格菲尼在 OS 上的获益,并强调了临床病理分层因素的存在(包括转移部位的数量、从诊断到发生转移的时间,以及既往抗 VEGFR 药物治疗),从而明确了能够从靶向治疗中获益的亚组。然而,迄今还没有确定有效的预测/预后标志物。在 CORRECT 和 CONCUR 研究中,760 例和 204 例不同种族的 mCRC 患者分别按照 2∶1 随机接受瑞格菲尼和安慰剂治疗,结果显示 KRAS 和 BRAF 突变与否均不能预测预后。Tabernero 等通过对从研究数据的回顾性分析初步得出的结果证实,KRAS 或 PIK3CA 基因体细胞的变异与患者预后(OS 和 PFS)之间无显著相关性。相反,另一个多中心研究(REBECCA 研究)中 654 例 mCRC 患者通过慈善项目接受瑞格菲尼治疗,结果提示 KRAS 的状态可以作为独立于临床病理因素(如体能状态、瑞格菲尼剂量和转移灶的数目等)外、较短 OS 的一个预测因素。目前,KRAS/PIK3CA 体细胞突变是否能够调节瑞格菲尼的疗效并不确定,还需要进一步的研究来阐明 EGFR 通路基因突变在优化该多激酶抑制剂给药中的实际临床价值。此外,由于瑞格非尼作用于多个靶点,还可以扩大药物基因组学评价,以考虑编码参与该药物作用机制的其他蛋白质的基因突变,并采用联合检测的方法来选择对治疗应答最佳的遗传模式。这一假说得到了一个病例报告的支持,该例患者出现 *VEGFR2* c.881C>T 的突变,并从瑞格非尼的治疗中获得了显著的疗效,不过该突变的功能性意义需要进一步明确。这些数据,虽然源自假设,但无疑激发了进一步对与瑞格非尼疗效相关的抗血管新生通路中分子标志物预测价值的研究。

(五) 其他以 VEGFR 为靶点的药物

VEGF 相关信号在新生血管形成、肿瘤细胞生长、发育和迁移中起着至关重要的作用。除了上述已被批准用于治疗进展期 CRC 的几种抗血管生成剂外,还有几种以 VEGFR 为靶点的药物仍在研究中。因为大多数转移性疾病通过采用其他通路代偿机制(如 FGF -相关信号激活和 PDGF -相关信号激活)产生耐药性,因此寻找新的靶向 VEGFR 通路的分子已成为必要。

法米替尼是一种多靶向酪氨酸激酶抑制剂,靶向 VEGFR2 和 VEGFR3、PDGFR、干细胞因子受体、FMS 样酪氨酸激酶受体和原癌基因 RET。在一项 Ⅱ 期临床研究中,154 例接受二线或二线以上治疗失败的 mCRC 患者接受法米替尼治疗的耐受性良好,并提高了 PFS 与疾病控制率(disease control rate, DCR)(NCT 01762293),这些有希望的结果仍在 tFACT Ⅲ 期研究中进行验证,该研究包括 540 例进展期 CRC 患者(NCT 02390947),其结果尚未在美国的临床试验室网(clinicaltrial.gov)上公布。

尼达尼布是一种以平衡方式靶向 VEGFR1、VEGFR2 和 VEGFR3、FGFR 和 PDGF 受体的新型三通路抑制剂,并已被评估作为单药和联合治疗方式用于 mCRC 患者。在一项 Ⅰ / Ⅱ 期试验中,尼达尼布联合 FOLFOX6 与贝伐珠单抗联合 FOLFOX6 相比没有显示出任何优势。随机的 LUME-COLON 1 Ⅲ 期研究旨在评估尼达尼布单药治疗的 PFS 和 OS。该研究纳入 764 例难治性多药耐药的 mCRC 患者,于 2016 年完成入组,该研究(NCT 02149108)未能达到疾病进展或出现过量毒性这两个主要共同终点。结果表明,尼达尼布不能改善 OS,与安慰剂相比PFS 显著增加,患者的耐受性良好。

有关其他小分子酪氨酸激酶抑制剂的研发一直不容乐观。VEGFR 通路抑制剂如瓦他拉尼、布里瓦尼、西地尼布、舒尼替尼和索拉非尼在与其他化疗药物联合使用时均未能改善患者的预后。例如,一种与 ATP 结合的口服 VEGFR 抑制剂瓦他拉尼,尽管其具有良好的安全性,但在生存率方面没有显示任何疗效。在两个 Ⅲ 期临床研究中,该药联合奥沙利铂为基础的化疗。此外,两个多酪氨酸激酶抑制剂舒尼替尼和凡德他尼在 Ⅲ 期和 Ⅱ 期试验中联合用药对 mCRC 患者没有显示任何特定的生存获益。同样地,索拉非尼是一种抗血管生成的多激酶抑制剂,用于治疗肝细胞癌时显示阳性结果,而在治疗 CRC 时则显示相互矛盾的结果。尽管在早期的 Ⅰ/Ⅱ 期研究中索拉非尼与伊立替康联合用药出现阳性的疗效,但接下来的 Ⅱ b 期评价索拉非尼联合 FOLFOX6 时却未能复制这种临床相关性。

目前,一些被批准的抗 VEGFR 制剂作为单药或联合用药治疗可用于 mCRC 的一线或后线治疗。然而,获得性耐药的产生仍然是一个临床挑战。因此,除了上述新的针对下游 EGFR 和 VEGFR 的分子靶向药物以外,新的 VEGFR 多激酶抑制剂的开发是未来研究工作的主要目标。

二、以 EGFR 为靶点的药物

（一）西妥昔单抗

西妥昔单抗(Erbitux®)是一种 DNA 重组单克隆抗体,选择性地结合 EGFR 的胞外域(由 *HER1* 编码),其亲和力比内源性配体高 5~10 倍,通过 EGFR 通路抑制肿瘤生长。几项临床研究都证实了西妥昔单抗的有效性,西妥昔单抗已于 2004 年被 FDA 批准用于治疗 mCRC。根据两个主要研究(CRYSTAL 和 OPUS 研究),西妥昔单抗作为 *KRAS* 野生型 mCRC 的一线靶向药物进入临床应用。优化抗 EGFR(如西妥昔单抗、帕尼单抗)治疗的药物基因组学研究主要集中在 *RAS*(即 *KRAS*、*NRAS*)和 *RAF*(即 *BRAF*)途径中的体细胞突变。肿瘤 *KRAS* 突变状态被公认为是对 EGFR 抑制剂(EGFR-IS)疗效的决定性因素。因此,在开始西妥昔单抗治疗之前建议确定 *KRAS* 基因分型,以评估活化 EGFR 通路潜在体细胞突变是否存在,因为该突变可能削弱抗 EGFR 靶向治疗药物的抗肿瘤作用。通常 *KRAS* 突变基因型见于密码子 12 和 13(外显子 2)。鉴于这些体细胞突变与原发和获得性耐药有关,建议在治疗前和治疗过程中进行强制性评估。*KRAS* 密码子 61(外显子 3)、117 和 146(外显子 4)并不常见,不过也建议在治疗前进行评价,特别是 *KRAS* 密码子 12 和 13 野生型的患者,以更好地预测抗 EGFR 药物的疗效(如西妥昔单抗、帕尼单抗)。有趣的是,一些研究还集中于 *KRAS* c.38G>A 的研究,一个发生于 *KRAS* 密码子 13 的罕见体细胞错义突变(*G13D*),发现其与更好的 OS 和 PFS 及持续的抗 EGFR 治疗敏感度有关,然而其他研究却无法复制该相关性,需要进一步研究以阐明 *G13D* 突变对基于抗 EGFR 的治疗的真实预测价值。基于通过活化 MEK/ERK 轴参与细胞生长和分化的细胞内信号转导的 RAF 通路已建立,*BRAF* 的体细胞突变即便在 CRC 中罕见发生(4%~15%),也有望成为抗 EGFR 治疗的预测标志物。特别是发生在 8%~10% CRC 中,与 *KRAS* 突变相互排斥的 *BRAF* 外显子 15 的 *BRAF* V600E 突变(rs113488022)被认为是一种更具侵袭性的肿瘤表型,与淋巴结转移和高度微卫星不稳定性(microsatellite instability high, MSI-H)有关。该变异也与较差的临床获益有关,并促使临床医师在治疗前对其进行评估。迄今,一些 Meta 分析已经考虑 *RAS* 和 *RAF* 家族基因的突变状态,证实两种突变形式和抗 EGFR 单克隆抗体(西妥昔单抗和帕尼单抗)的疗效不佳和(或)这些靶向药物获得性耐药之间的关系。此外,在 EGFR 级联下游其他基因的体细胞突变已被建议用于预测抗 EGFR 单克隆抗体的疗效,特别是调节肿瘤增殖、迁移和血管新生的 RAS/RAF/MAPK 和磷酸肌醇 3 -激酶(phosphatidy-linositide 3-kinase, PI3K)/AKT 哺乳动物雷帕霉素靶蛋白(mammalian target of rapamycin, mTOR)通路的检测,强调可以代表抗 EGFR 疗效的潜在决定因素的 *NRAS*、*PIK3CA* 和 *PTEN* 等基因中体细胞突变的存在,尤其是在 *KRAS* 密码子 12、13 野生型的患者中。关于 *NRAS* 基因,位于密码子 12、13、61、117 和 146(外显子 2~4)中的一些罕见突变与肿瘤原发耐药及更差的 ORR、PFS 和 OS 有关,因此推荐在治疗前和治疗后可能的情况下进行基因分型。此外,*PIK3CA* 基因外显子 9 和 20 的突变与较差的 ORR 和较短的 PFS 及 OS 相关,因此建议在治疗前增加该附加标志物的评估。具有非功能性 *PTEN*[突变和(或)表达减少]的肿瘤与较低的 ORR 和较短的 PFS 或 OS 显著相关。除了 EGFR 级联下游基因,有证据表明编码靶向 EGFR 药物相关基因的体细胞错义突变(如密码子 492、S492R)与抗 EGFR 单克隆抗体的获得性耐药相关,为优化患者的临床治疗建议在治疗过程中对其进行评价。总的来说,这些发表的数据强调需要在西妥昔单抗相关通路中考虑一些体细胞基因的突变,以利于药物治疗的个体化。目前,*KRAS* 突变状态是临床上常规进行评估的唯一生物标志物,但需要考虑其与其他附加标志物的联合检测来预测西妥昔单抗疗效和(或)获得性耐药,以进一步提高抗 EGFR 的治疗效果。

(二)帕尼单抗

靶向 EGFR 胞外域的 IgG2 人单克隆抗体帕尼单抗(Vectibix®)在 2006 年 9 月被 FDA 批准用于治疗以氟尿嘧啶、伊立替康或奥沙利铂为基础的化疗后进展的 mCRC 患者,是基于 463 例接受帕尼单抗联合最佳支持治疗(best support care, BSC)与仅接受 BSC 患者相比较的一项Ⅲ期开放随机研究(20020408 试验)的数据。由于帕尼单抗靶向的通路与西妥昔单抗相同,上述文献的数据表明,预测西妥昔单抗有效性的遗传标志通常适用于帕尼单抗。帕尼单抗的疗效受到由众所周知的体细胞突变所驱动的 RAS 和 RAF 信号通路的显著影响。根据 9 项 mCRC 患者应用抗 EGFR 药物联合化疗研究的 Meta 分析显示,与携带 *KRAS* 外显子 3、4 和 *NRAS* 外显子 2、3、4 的突变相比,携带野生型 *RAS* 的患者 OS 和 PFS 的改善更为突出。最近的大量研究进一步证实了 *RAS* 突变型对基于帕尼单抗治疗在 OS 和 PFS 方面的负面影响。有趣的是,研究数据建议评估除外显子 2 状态以外其他的 *KRAS* 突变,以便更好地明确哪一亚组最有可能从抗 EGFR 单克隆抗体治疗中获益。另一项 Meta 分析也评估 *RAS* 和 *RAF* 体细胞改变对抗 EGFR 为基础治疗的作用,结果显示 *BRAF* 突变(即 *BRAF* V600E)和不良 ORR、PFS 和 OS 之间存在显著相关性。与西妥昔单抗一样,针对帕尼单抗的研究除了 *RAS* 和 *RAF* 也关注其他靶点,如能激活肿瘤细胞的增殖和迁移,以及在 mCRC 中的促进肿瘤侵袭和血管新生的 *PIK3CA* 和 *PTEN*。Meta 分析表明,*PIK3CA* 外显子 9、20 的体细胞突变与较短的 OS 显著相关。*PTEN* 基因突变和表达缺失也与较低的 ORR 和不良预后有关。同样地,在另一 Meta 分析中,*PIK3CA* 基因的激酶结构域(外显子 20)和螺旋结构域(外显子 9)的突变与接受抗 EGFR 单克隆抗体的 *KRAS* 野生型 mCRC 患者相比具有较短的 PFS 和 OS,但在外显子 20 突变中外显子 20 与野生型相比,只有 *PIK3CA* rs12191379 突变与 ORR 显著降低相关。由于 *KRAS* 外显子 2 野生型的应答率仅为 40%～60%,因此需要考虑 *PIK3CA* 和 *PTEN* 的体细胞变异,以便最准确地定义基于帕尼单抗治疗有效性的优势人群。进一步的研究工作旨在发现可以区分西妥昔单抗和帕尼单抗的生物标志物。最近,*EGFR* 基因第 12 外显子单位点突变(1476C>A,S468R)引起了研究者的兴趣,因为该突变似乎赋予了对西妥昔单抗,而不是帕尼单抗的耐药性。根据 EGFR 胞外域的结构分析表明,碱基 A 取代碱基 C 使精氨酸替代丝氨酸,导致西妥昔单抗而非帕尼单抗的结合亲和力降低。这一发现可以提高我们对西妥昔单抗或帕尼单抗作用机制细微差别的认识,并有助于确定帕尼单抗何时能克服西妥昔单抗的耐药。

三、以 HER2 与 HER3 为靶点的药物

人类表皮生长因子受体 2(human epidermal growth factor receptor 2, HER2)家族在实体

肿瘤包括 CRC 中通过遗传变异,主要是由于体细胞的性质、基因扩增和(或)蛋白过表达而失去控制。HER 家族成员(HER1、HER2、HER3、HER4)受到刺激导致下游信号通路的激活,如 RAS/RAF/MAPK 通路和刺激细胞生长的 PI3K/Akt 轴。*KRAS/NRAS* 野生型 mCRC 患者生物治疗的主要药物是靶向 EGFR 家族(即 *HER1* 基因)的西妥昔单抗和帕尼单抗。这些药物耐药性的产生依赖于 EGFR 胞外域中肿瘤的获得性突变,以及 EGFR 下游信号通路成员(如 *BRAF*、*MEK*、*PI3K* 和 *AKT*)的突变,从而导致这些关键调节蛋白的自动活化。例如,西妥昔单抗给药后在 *KRAS* 野生型肿瘤中检测到 EGFR 的胞外域中两个体细胞突变,导致西妥昔单抗结合位点附近的氨基酸变化(G465R、G465E),并提示与获得性耐药相关。最近的研究结果强调,*HER2* 体细胞突变引起的 HER2 过度表达或扩增有助于抗 EGFR 制剂的耐药。在针对 3 256 例 *KRAS* 和 *BRAF* 野生型的进展期 CRC 的研究中发现,*HER2*(编码 ERBB2)的显著扩增与拓扑异构酶 II α(Top2a)的过度表达相关,提示该扩增与最初对抗 EGFR 单克隆抗体有效的患者出现疾病进展相关。根据这些数据,可以推测曲妥珠单抗,一种广泛应用于 HER2 阳性乳腺癌和胃癌的针对 HER2 受体的单克隆抗体,可能是对西妥昔单抗或帕尼单抗耐药的 mCRC 患者的有效选择。根据这一建议,最近的 1 个病例报告评估了曲妥珠单抗-美坦新偶联物(TMD-1)在 mCRC 患者中的标签外使用,可能是因为 HER2 扩增的存在,该患者在应用西妥昔单抗后出现快速进展,TDM-1 给药后显著改善了该患者的功能状态和对靶向性药物的反应,提示该单克隆抗体可应用于 mCRC 的治疗。此外,一项 II 期临床研究(Heracles 研究)评估了 27 例 *KRAS* 外显子 2 野生型的 mCRC 患者应用曲妥珠单抗联合可逆性 HER2 抑制剂拉帕替尼或抗 HER2 单克隆抗体帕妥珠单抗治疗的疗效。该研究报道曲妥珠单抗/拉帕替尼组的 ORR 达到 30%,完全缓解率为 4%,表明该抗 HER2 单克隆抗体的组合在抗常规 EGFR 单克隆抗体难治性的 mCRC 患者中具有正协同效应。然而,以前的 I 期研究显示帕妥珠单抗联合西妥昔单抗在西妥昔单抗治疗难治的 mCRC 患者中不能证明该组合方案的抗肿瘤活性有任何改善,这可能是由于不良事件的重叠显著影响了患者的治疗。HER 抑制剂的联合给药用于 mCRC 治疗的新假说激发了旨在表征肿瘤的遗传背景,并更好地阐明了药物耐药分子机制的研究。一项针对 196 例高加索患者经福尔马林固定石蜡包埋(formalin gixed and paraffin embedded tissues, FFPET)的 *BRAF* 野生型标本进行了 Lynch 综合征和 Lynch 综合征样 CRC(一种遗传性非息肉病性 CRC)的表征,检测到 *HER2*、*PIK3CA* 和 *KRAS* 基因中存在高频突变。关于 *HER2* 突变状态,特别是两种突变体,p.L55S 和 p.V842I,似乎在激活 HER2 激酶结构域中起到功能性的作用。而 *HER2* 突变与 MSI-H 一起可能使个体倾向于对曲妥珠单抗联合不可逆 HER 抑制(如阿法替尼、纳拉替尼、达可替尼),而非可逆的 HER 抑制(如拉帕替尼、塞皮替尼)高度敏感。来自 1 例 mCRC 样本病例报告提示 *HER2* p.L755S 和 *BRAF* p.N581S 突变同时存在降低了曲妥珠单抗联合氟尿嘧啶和 CF 治疗的疗效。所有这些数据表明,HER2 状态的表征对于选择更合适的靶向药物可能是有用的,因为适用于分子靶向治疗的管理是个体化治疗时代中最大的挑战之一。*HER2* p.L755S 突变体特别值得注意,这似乎牵涉到抗 HER2 耐药机制,以及是否能深刻理解两条或多条 HER2 通路阻断的协同效应。

人类表皮生长因子受体 3(human epidermal growth factor receptor3, HER3,由 *ErB3* 编码)是一种不具有激酶活性的 EGF 家族成员,但可通过与其他 EGF 家族成员形成异二聚体而活化。由于 HER3 是 PI3K/AKT 通路的主要调节分子,抗 EGFR 和 HER2 的单克隆抗体与 HER3 的脱磷酸化,从而导致 PI3K/AKT 信号的丢失。这一证据表明,HER3 不仅参与抗 EGFR 和抗 HER2 药物的应答,而且还参与对这些分子的获得性耐药;根据 HER3 所分配的关键调控特性,该受体最近成为一些新药的靶点。由于对 HER3 胞外域具有高度亲和性、取代人神经调节蛋白及阻断 PI3K/AKT 活化信号的能力,抗 HER3 药物 seribantumab(MM-121)的疗效目前正在研究中。人神经调节蛋白是一种与 HER3 和 HER4 跨膜受体酪氨酸激酶结合并活化的可溶分泌性生长因子,参与了正常和恶性肿瘤组织中的细胞增殖、侵袭、存活和分化。目前,很少有关于 MM-121 疗效的体内和体外模型的初步数据,并且这种分子用于 mCRC 治疗仍然很遥远。在一个令人鼓舞的针对 12 例难治性 mCRC 患者的 I 期临床研究中,EGFR/HER3 双重抑制剂 duligotuzimab(MEHD7945A)显示了对部分患者的疾病控制,目前已经入组 120 例 *KRAS* 野生型 mCRC 患者的 II 期临床研究,以比较其联合 FOLFIRI 与西妥昔单抗联合 FOLFIRI 方案的疗效(NCT 01652482)。所有这些针对 HER3 的新靶向治疗药物正在研究中,以克服或延缓抗 EGFR 治疗获得性耐药的发生,并改善转移性疾病的治疗。

最近研发的其他双靶点药物具有较好的初步结果。例如,针对 EGFR 胞外域的不同非重叠表位的两种单克隆抗体的混合物 Sym004,用以寻找规避 EGFR 胞外域突变引起的西妥昔单抗和帕尼单抗的无效和(或)获得性耐药的治疗选择。其临床前研究和随后的一项针对 62 例抗 EGFR 治疗耐受患者的临床试验证明 Sym004 的安全性和其通过克服西妥昔单抗获得性耐药增强抗肿瘤活性方面的作用。尤其是已经观察到 1 例部分缓解,该患者具有西妥昔单抗耐药的 *EGFR* S42R 突变,该结果激发了进一步观察 Sym004 的疗效与 *RAS/EGFR* 突变状态(20% 的获得性突变发生于 EGFR 的胞外域)关系的研究。Sym004 的抗肿瘤活性已经在体内和体外西妥昔单抗耐药的 CRC 中进行了评价。此外,有报道显示 1 例含有 *EGFR* G4665 突变的患者受益于该靶向药物的治疗。另一个有趣的分子靶向药物是 MM-151,与 Sym004 类似,MM-151 是 3 个完全人源化并与 EGFR 胞外域的 3 个不同表位结合的单克隆抗体的寡克隆治疗混合物,具有克服与 *EGFR* 胞外域突变相关耐药的潜在能力。另外,I 期临床试验表明,这种多靶点的设计可能成为治疗 mCRC 抗 EGFR 抑制剂耐受的最佳和有效策略。

四、以 MEK 通路为靶点的药物

MAPK/ERK 轴是应答上游 RAS 和 RAF 激活信号参与细胞周期调控的通路。众所周知,在抗 EGFR 单克隆抗体治疗过程中可出现 *RAS/RAF* 突变,并代表了一种获得性耐药的机制,抗 EGFR 治疗与 MAPK 激酶(MEK)抑制剂结合可能是一种有前途的治疗策略以对抗 mCRC 治疗中西妥昔单抗或帕尼单抗有效性的丧失。一项 33 例 *KRAS* 突变的 mCRC 患者接受司美替尼(AZD6244),一种 MEK1/2 抑制剂联合西妥昔单抗的 I 期研究表明联合给药的耐受性良好,并能产生抗肿瘤活性(NCT 01287130)。为了更好地理解 RAS 状态在 MEK/EGFR 双通路阻断中的作用,正在进行的一项 Ib/II 期研究根据既往抗 EGFR 治疗和 RAS 状态,将 90 例 mCRC 患者分为 4 个队列,使其接受帕尼单抗联合比尼替尼(MEK162)治疗(NCT 01927341),该研究的初步结果没有获得。另一个 I 期研究的目的是评估 MEK 抑制剂考比替尼(GDC-0973)联合 EGFR/HER3 双重抑制剂 duligotuzimab 在 *KRAS* 突变型进展期 CRC 中的安全性与疗效,研究纳入了 23 例符合局部晚期或转移性 *KRAS* 突变的患者,结果表明最佳反应仅有 1 例,其他患者均出现了无法耐受的不良反应事件。鉴于考比替尼联合 duligotuzimab 有限的耐受性和有效性,该研究未进入扩展阶段(NCT 01986166)。MEK 通路阻断也已被用于多激酶抑制的情况以增强对 mCRC 患者的预后有负面影响的 *BRAF* V600E 突变的疗效。

BRAF 抑制剂达拉非尼已与 MEK 抑制剂曲美替尼联合治疗 43 例 *BRAF* V600E 突变的 mCRC 患者,该研究显示了阳性的临床疗效,包括 12% 部分缓解、2% 完全缓解和 56% 稳定疾病(NCT 01072175)。

到目前为止,尚未有 MEK 抑制剂被批准用于治疗 mCRC,但正在进行的临床研究的初步结果是令人鼓舞的,其提出了潜在的新的治疗策略以代表靶向治疗中主要挑战之一的 *RAS/RAF* 突变肿瘤。

五、以 BRAF 为靶点的药物

BRAF 是参与细胞生长、增殖和血管生成信号转导的 RAS 通路下游的效应分子,在 mCRC 中 10%~15% 可发生 *BRAF* 突变。*BRAF* 最常见的体细胞突变体是 V600E 突变,从而形成一种结构性活化蛋白。与 *BRAF* V600E 突变相关的更具侵袭性的肿瘤表型和不良药物敏感性与预后,激发了近年来的进一步研究以发现克服抗 EGFR 剂耐药机制的其他治疗策略。因为对该蛋白研究兴趣的提高及在 mCRC 中的潜在作用,所以针对 BRAF 的几个分子靶向药物目前正在研究中。基于在 *BRAF* 突变恶性黑色素瘤治疗中证实的有效性,早期评价用于 mCRC 治疗的药物是达拉非尼和维莫非尼。Corcoran 等在 43 例 *BRAF* 突变的 mCRC 患者亚组中应用达拉非尼和曲美替尼双重抑制 BRAF 取得了积极的疗效(NCT 01072175)。1 个病例报告证实了这种靶向药物组合用于治疗多线全身化疗后迅速进展的 *BRAF* 突变 mCRC 患者的成功。有关达拉非尼联合 MEK 和 EGFR 抑制剂(曲美替尼和帕尼单抗)治疗有效性的 Ⅱ 期临床研究正在进行中,该研究纳入 170 例具有 *BRAF* V600E 突变的 mCRC 受试者,初步结果预计在 2020 年 3 月底之后公布(NCT 01750918)。最近,一项 Ⅱ 期先导性试验纳入的 21 例经历至少 1 次化疗治疗失败的 *BRAF* 突变 mCRC 患者,接受维莫非尼单药治疗未证明该药物具有任何抗肿瘤活性。因此,研究工作集中在维莫非尼联合用药方案中,在一项 Ⅰb 期研究中 19 例 *BRAF* 突变 mCRC 患者接受伊立替康/西妥昔单抗联合递增剂量的维莫非尼治疗,结果表明这种治疗方案的可耐受性并出现肿瘤生长停滞和退缩。一项包括 106 例 mCRC 患者接受相同的维罗非尼、西妥昔单抗、伊立替康三药联合治疗方案的 Ⅱ 期临床研究目前正在进行中,最初的结果已在美国的临床试验官网上公布,但尚未有结论(NCT 02164916)。另一项先导性试验提出评估维莫非尼联合抗 EGFR 的帕尼单抗治疗 *BRAF* 突变的难治性 mCRC 患者的疗效。该种治疗的联合已经证明临床疗效虽然不高,但耐受性良好。最近另一个抗 BRAF 制剂依那可尼(LGX818),也是一种选择性的 RAF 激酶抑制剂,相对于维莫非尼和达拉非尼具有更强大的抗肿瘤活性。一项多中心开放标签的 Ⅰb 期剂量递增试验评估了 54 例 *BRAF* 突变 mCRC 患者接受依那可尼联合西妥昔单抗和依那可尼联合西妥昔单抗及选择性 PI3K 抑制剂 alpelisib(BYL719)治疗的疗效,结果突显了依那可尼在不同组合中均具有良好的耐受性和高度的抗肿瘤活性。此外,在安全引入阶段试验中,评价了依那可尼、比美替尼和西妥昔单抗的安全性和耐受性，一项包括 645 例难治性 *BRAF* V600E 突变 mCRC 的多中心随机Ⅲ期临床研究正在进行以评价依那可尼与西妥昔单抗联合或不联合比美替尼的疗效（NCT 02928224），结果表明在 30 例接受治疗的患者中，5 例患者出现剂量限制性毒性，包括浆液性视网膜病变（$n=2$），可逆性降低左心室射血分数（$n=1$）和西妥昔单抗相关输注反应（$n=2$）。最常见的 3 级或 4 级不良事件是疲劳（13%），贫血（10%），肌酸磷酸激酶增加（10%），天冬氨酸转氨酶（AST）增加（10%）和尿路感染（10%）。在 29 例 *BRAF* V600E 突变肿瘤患者中（1 例患者患有非 *BRAF* V600E 突变肿瘤，未纳入疗效分析），确诊总反应率为 48%［95%CI（29.4，67.5）］，中位 PFS 为 8.0 个月［95%CI（5.6，9.3）］，中位 OS 为 15.3 个月［95%CI，未达到 9.6 个月］，中位随访时间为 18.2 个月［95%CI，（16.6，19.8）］。三联疗法组的中位 OS 为 9.0 个月，对照组为 5.4 个月［死亡风险比为 0.52，95%CI（0.39，0.70），$P<0.001$］。三联疗法组的确诊反应率为 26%［95%CI（18，35）］，对照组为 2%［95%CI，（0，7）］（$P<0.001$）。双联疗法组的平均 OS 为 8.4 个月［死亡与对照组的危险比为 0.60，95%CI（0.45，0.79），$P<0.001$］。三联疗法组中 58% 的患者发生 3 级或更高级别的不良反应事件，双联疗法组中 50% 的患者和对照组中 61% 的患者发生。提示在用药安全性方面，依那可尼、比美替尼和西妥昔单抗方案的安全性和耐受性对于启动随机部分的研究是可控的和可接受的。与现有疗法相比，观察到的疗效是有希望的，并且如果在试验的随机部分中确认，可以将该方案建立为先前治疗的 *BRAF* V600E 突变体 mCRC 的新标准治疗。与 *BRAF* V600E 突变的 mCRC 患者相比，依那可尼、比美替尼和西妥昔单抗的组合可显著延长标准化疗的 OS 和提高其应答率。其他正在进行的临床试验也评价了在难治性 *BRAF* 突变的 mCRC 患者中给予依那可尼的疗效。例如，一项纳入 60 例 mCRC 患者，且旨在评估依那可尼联合西妥昔单抗和 WNT94（在细胞外内质网转导并阻止 WNT 配体的活化的口服 porcupine 蛋白抑制剂，作用机制是干扰 WNT 介导的信号转导及抑制 WNT 驱动的肿瘤细胞生长）治疗的有效性和安全性的 Ⅰ／Ⅱ期临床研究正在进行中（NCT 02278133）。另一个不同的创新研究重点是设计抗 BRAF 分子，能在 *BRAF* 突变患者中取得临床获益，而这些患者对维莫非尼耐药或对创新的靶向治疗无效。EBI-907 是一种具有广泛选择性的 BRAF 抑制剂，包括抑制 FGFR1-3、RET、KIT 和 PDGFRB，并且在维莫非尼难治的 CRC 细胞系中表现出细胞毒性活性，特别是在与抗 EGFR 或抗 MEK 剂联合使用的情况下。BGB-893 是目前正在评估的另一个 RAF 激酶/EGFR 抑制剂。该分子已被证明在体外和体内具有抗肿瘤活性，尤其在含有 *BRAF* V600E 突变和 *EGFR* 突变或扩增的细胞系中。BGB-893 也被建议用于对第一代 BRAF 抑制剂维莫非尼和达拉非尼无效时，而 EGF/MAPK/ERK 通路的反馈激活似乎参与了这种耐药机制的形成。对于这些新的靶向治疗药物，需要进一步的数据来验证其临床有效性和耐药性，并明确正确的使用方法，也为 mCRC 患者治疗方法的改善提供了很好的机会，尤其是迄今被认为治疗效果最差的 *BRAF* 突变患者。

六、以 PIK3CA 通路为靶点的药物

PIK3CA 多肽是 EGFR 通路的下游效应分子，在人类肿瘤中经常发生突变。*PIK3CA* 由调节亚基（P58）和催化亚基（P110）组成，在 15% ~ 25% 的 CRC 病例中发生突变，外显

子9（E542K、E545K）和20（H1047R）的突变与下游信号的结构性活化有关。因为 *PIK3CA* 基因尤其是外显子20的活化突变，通过刺激 AKT 轴可导致抗 EGFR 的治疗耐药，这些频率相对较高的突变或许可以部分解释为什么一些 *KRAS* 野生型 mCRC 患者仍不能对 EGFR 单克隆抗体起效。靶向 PI3K 和 PI3K/mTOR 通路的一些有前途的分子靶向药物在进展期 CRC 或 mCRC 中正在被评估是否能改善 mCRC 患者的治疗。buparlisib（BKM120）是一种口服、在肺癌中显示抗肿瘤活性的 PAN Ⅰ类 PI3K 制剂，目前正在评估其在 CRC 中潜在的临床应用价值。由于在临床前肿瘤模型中显示阳性反应，临床Ⅰ期研究包括不同晚期实体肿瘤患者，主要是 CRC 的剂量爬坡和扩展研究，评估了 buparlisib 作为单药给药，证明其具有显著的抗肿瘤活性和可耐受的安全性。一项体外和体内研究评价了 bupalistib 联合西妥昔单抗在 *KRAS* 突变/*Pik3ca* 野生型肿瘤细胞中的作用，结果报道其具有显著增强的抗肿瘤活性，提示 bualistib 可以克服西妥昔单抗的耐药。目前正在评估 buparlisib 联合治疗的效果。最近结束的Ⅰ期研究纳入17例 mCRC 或转移性胰腺肿瘤患者，给予其 buparlisib 联合 FOLFOX6 治疗（NCT 01571024）。在20例进展期 CRC 患者中进行了 buparlisib 联合伊立替康的Ⅰ期临床研究（NCT 01304602），尝试评估伊立替康和 buparlisib 联和用药的最大耐受剂量，但结果尚未在美国的临床试验官网上公布。此外，一项研究（NCT 01591421）达到了确定帕尼单抗与 buparlisib 联合使用的Ⅱ期推荐剂量的目标。帕尼单抗起始量为6 mg/kg，静脉滴注，每2周一次，buparlisib 60 mg/d，结果19例患者接受治疗，17例可评价疗效。帕尼单抗与 buparlisib 联合使用是可以耐受的，预期的3级毒性包括疲劳、皮疹和黏膜炎。然而，在这个未经选择的化疗耐药的 mCRC 患者群体中发现缺乏疗效，这种组合的生物标志物在未经选择的患者群体中使用是不合理的。另一个有趣的分子靶向药物是 alpelisib（BYL719），一种Ⅰ类 PI3K 催化亚基 P110 的选择性口服抑制剂。Fernandes 等在体外研究中发现了有希望的结果，alpelisib 在 *KRAS* 突变的 CRC 细胞中表现出对 PI3K 特异的抑制作用，提示其对难治性 mCRC 可能是一种潜在的治疗选择，并鼓励对该种新药的进一步研究。在这项研究中，初步显示了 alpelisib 的抗肿瘤活性，其在进展期 CRC 中的应用正在研究中，因为 *KRAS* 和 *PI3K* 突变的 CRC 细胞对 PI3K P110 抑制剂敏感。目前，包括150例 *BRAF* 突变 mCRC 患者的Ⅰ~Ⅱ期临床研究评估了依那西尼和西妥昔单抗联合或不联合 alpelisib 的疗效，初步结果表明接受三药方案患者的生存得到了改善。该研究于2019年年底最终完成，结果尚未公布（NCT 01719380）。另一项正在进行的Ⅰ期临床研究是评估 alpelisib 联合卡培他滨和放疗治疗 CRC，以确定该方案的最大耐受剂量（maximal tolerance dose，MTD）和有效性（NCT 02550743）。dactolisib（BEZ235）是另一种最近开发的 PI3K/mTOR 双抑制剂，因为它与口服 MEK1/2 抑制剂司美替尼具有协同作用而引起了研究者的兴趣。这两种靶向药物的联合阻断 *KRAS* 和 *PIK3CA* 突变的 CRC 异种移植肿瘤的生长，抗肿瘤作用似乎与基质金属蛋白酶-9下调和血管生成阻断有关。这些临床前的研究结果表明，PI3K 和 MEK 通路的双重阻断可以克服 MEK 抑制剂的耐药，提供了在患者中开展这种联合治疗临床试验的理由。同样的，PF-04691502（一种 ATP 竞争性 PI3K/mTOR 抑制剂）在 *Pik3ca* 外显子20（H1047R）突变异种移植模型的临床前研究中显示出有效的抗肿瘤活性，其在 *Pik3ca* 突变的 CRC 患者中的疗效值得进一步评估。这一初步证据表明，*Pik3ca* 第20外显子（H1047R）的突变是一种可能的预测标记，可以对受益于该双重抑制剂的人群进行分层，并指导选择更适合的靶向治疗。

尽管仍有一些问题未得到解答,如最佳药物组合、确切的临床疗效,以及指导患者从 PI3K 抑制剂中获益的潜在生物标志物等,但是靶向该通路药物的研发正在不断地向前发展。

第二节　免疫治疗

近年来,我们对免疫系统和肿瘤之间错综复杂关系的认识有了巨大的进步,并在肿瘤免疫治疗中取得了显著进展。黑色素瘤、肾癌和非小细胞肺癌等恶性肿瘤已经开始使用免疫治疗,例如,FDA 批准的作为免疫检查点抑制剂免疫调节的单克隆抗体如伊匹木单抗、纳武单抗、帕姆单抗和阿特珠单抗等取得了良好的临床获益。尽管免疫治疗取得了全面进展,但对 CRC 患者来说这种治疗方法仍在研究中,并且许多免疫疗法目前正在临床试验阶段。

一、MSI 与免疫检查点抑制剂

免疫治疗中包括 CRC 在内的一个发挥关键作用的领域是 MSI,可以根据肿瘤的分子谱将 CRC 分成能够预测疗效和预后的不同亚型。微卫星是短串联 DNA 重复序列,MSI 被定义为与正常细胞相比肿瘤细胞内微卫星区域的变化。MSI 即来自 DNA 错配修复(DNA mismatch repair, dMMR)系统中重复单元插入或删除所引起的缺陷。MSI 亚组约占所有 CRC 的 15%,其发生率是依赖分期的;Ⅱ~Ⅲ期 CRC 中有 15% 是 MMR 缺陷(dMMR),而Ⅳ期 CRC 中仅有 4%~5% 为 dMMR。遗传性 MSI 是 Lynch 综合征的分子标志。Lynch 综合征中的相关种系突变见于以下的 MMR 基因之一:*MLH1*、*MSH2*、*HSH6*、*PMS2*。然而,大多数 dMMR(接近 2/3 的 MSI CRC)在实质上是散发的,并且与表观遗传修饰相关而导致 *MLH1* 基因失活。值得注意的是,具有 MSI-H 的 CRC 患者具有明显的临床病理模式,如年轻患者、原发肿瘤位于结肠近端、肿瘤分化程度差,并含有丰富的肿瘤浸润淋巴细胞(tumor infiltrating lymphocytes, TILs)。近年来也已经明确,与微卫星稳定状态肿瘤(microsatellite stability, MSS 或 proficient mismatch repair, pMMR)相比 MSI-H 肿瘤状态具有更好的总体预后。

如上所述,dMMR CRC 与强免疫应答相关,如高浓度的 TILs,特别是 CD8 和记忆 CD45Ro+TILs,它们都被认为是 CRC 预后良好的指标。尽管存在高水平的免疫原性,但具有 dMMR 的 CRC 肿瘤细胞无法自发地被免疫系统所清除,提示肿瘤具有多种免疫逃逸机制。在最近的研究中,Llosa 等证实在 MSI-H 的 CRC 肿瘤中,免疫检查点抑制分子如 PD-1、PD-L1、CTLA4、淋巴细胞活化基因 3 和 IDO 均有上调。这一发现支持在 CRC 患者的特定亚型中使用检查点阻断抑制剂治疗,以便利用内源性免疫应答。

例如,第一个 Ⅰ 期临床试验评价了抗 PD-1 单克隆抗体在晚期实体恶性肿瘤患者中的应用,结果显示只有一例 CRC 患者具有完全的持久应答,该患者为 dMMR。之后,Le 等发表的一项 Ⅱ 期研究评估了帕姆单抗在 dMMR 和 pMMR CRC 患者中的应用。在 20 周的随访中,该研究达到了其主要终点,即 dMMR CRC 患者的 ORR 为 40%。此外,研究显示 dMMR CRC 队列应用帕姆单抗后达到 90% 的 DCR 和 78% 的免疫相关的 PFS,而 pMMR CRC 队列没有

1 例出现疾病缓解且仅有 11% 的免疫相关的 PFS。有趣的是，11 例 Lynch 综合征相关 CRC 中仅 3 例出现疾病缓解，而所有 6 例散发性 dMMR 的 CRC 均出现了疾病缓解。对于这种现象可能的解释是 dMMR CRC 种系的平均突变率较散发性 CRC 要低。该研究支持 dMMR CRC 应用抗 PD-1 药物治疗，但是由于样本量较小，仍然需要更大的随机临床研究。

目前，有 3 个正在进行的临床研究旨在更好地回答抗 PD-1 单克隆抗体在 dMMR CRC 中应用的问题。其中 II 期的（KEYNOTE-164）和 III 期的（KEYNOTE-177）临床研究正在评估帕姆单抗在 dMMR CRC 中的疗效。CHECMATE 142 研究正在评价纳武单克隆抗体单药和纳武单抗联合伊匹木单抗在复发或 mCRC 中的疗效。此外，抗 PD-L1 单克隆抗体 duravulumab 在 dMMR CRC 中的疗效正在研究（NCT 02227667）。另一种抗 PD-L1 单克隆抗体阿特珠单抗联合标准化疗也在该队列中进行评估（NCT 01633970）。

二、治疗性疫苗

治疗性疫苗已被用于多种类型肿瘤，旨在引起抗肿瘤免疫应答来杀灭肿瘤，并通过持续的免疫监测以防止其再生。在过去 10 年中 CRC 使用的疫苗类型包括自体细胞、多肽、病毒载体和树突状细胞（dendritic cell，DC）等。

（一）自体细胞疫苗

自体细胞疫苗使用的是直接从患者自身肿瘤中取出的细胞，它们包含所有的肿瘤相关抗原（tumor-associated antigen，TAA）。与基于单肽的疫苗相比，自体肿瘤细胞可以通过诱导对多种肿瘤抗原的适应性免疫来消除肿瘤逃逸的机会。然而，完整肿瘤细胞疫苗仅显示有限的临床实用性，因为大部分抗原存在于正常细胞中，并且所产生的免疫应答非特异针对的肿瘤细胞。为提高自体细胞疫苗的疗效已进行了对疫苗修饰的多次尝试，其中 1 个例子是通过 1 个多中心、随机的 III 期研究证实的，患者所用的特异性疫苗是通过自体肿瘤细胞和卡介苗所产生的。该研究中将患者随机分为两组，手术切除联合疫苗治疗对比单纯手术切除。在 7 多年的随访之后，两组在无病生存率和中位总生存率上无统计学差异。更长的随访分析显示，所有终点包括在统计学上的的确出现了显著改善，包括无复发间期、OS 和无复发生存期，但仅限于 II 期 CRC 患者。另一种提高自体细胞疫苗在 CRC 中的免疫原性的方法是利用纽卡斯尔病病毒（newcastle disease virus，NDV）的非裂解、低致病性菌株修饰的自体肿瘤细胞疫苗。II 期临床研究中，23 例 mCRC 患者接受 NDV 孵育的转移性肿瘤细胞疫苗治疗，与组织配对的对照组 87% 的复发率相比，研究组的复发率为 61%。根据这一结果，一项 III 期临床研究中将 CRC 并明确有肝转移的患者随机分配到 NDV 感染的自体肿瘤细胞疫苗组和对照组进行观察，结果显示两组患者的总生存率和无转移生存率无显著差异。不过亚组分析显示，意向治疗人群中结肠癌患者的总生存率和无转移生存率要显著优于直肠癌患者。由于在大多数临床研究中自体细胞疫苗仅显示出有限的疗效，迄今自体细胞疫苗尚未显著改变临床实践。总体而言，有一些证据支持自体细胞疫苗在结肠癌患者中应用，而在直肠癌中并没有有力的证据支持。此外，与 III 期 CRC 相比，II 期 CRC 应用自体细胞疫苗似乎获益更多，然而这种差异的确切原因仍有待阐明。

（二）多肽疫苗

应用多肽疫苗的理论基础是基于识别与合成 8~11 个氨基酸的多肽，即该多肽系 TAA 或肿瘤特异性抗原（tumor specific antigen, TSA）的抗原决定簇。多肽疫苗能够诱导产生抗 TSA 的特异性 T 细胞，并能够与佐剂协同增强肿瘤特异性免疫应答。在 CRC 中，多肽疫苗通常靶向的 TAA 包括 CEA、EGFR、黏蛋白 1、T 细胞识别的鳞状细胞癌抗原 3（squamous cell carcinoma antigen recognized by T cell 3, SART3）和存活蛋白 2B。多肽疫苗主要的优点在于其安全性、生产和储存的低成本及诱导非常特异的抗肿瘤免疫应答的能力。然而，有一些缺点限制了多肽疫苗的疗效，包括较弱的免疫原性、局限于具有特定 HLA 单倍型的细胞及肿瘤细胞、具有逃避肿瘤特异性免疫应答的能力。由于这些限制，大多数临床试验在使用多肽疫苗治疗时没有显示出任何生存获益。

针对具有较长氨基酸序列多个表位的多肽疫苗的开发试图去解决这些局限性。Inoda 等在 6 例 HLA-A24 阳性 CRC 患者中证实了三种多肽疫苗混合物的安全性和有效性。一项纳入 96 例 mCRC 患者的 Ⅱ 期研究显示，一种包含 5 个 HLA＊2402 重组多肽的"多肽鸡尾酒"疗法可以安全地与化疗联合应用。然而，该研究并未显示出任何临床获益，包括有效率、PFS 和总生存率。Okuno 等报道一个阳性研究，一种 7 肽鸡尾酒疫苗联合口服化疗药物用于 mCRC 患者，与对照组相比，改善了 OS。其他正在开展的一些临床研究主要观察多肽疫苗联合佐剂的疗效。

（三）DC 疫苗

DC 是抗肿瘤免疫反应的重要组成部分，作为有效的抗原呈递细胞（antigen-presenting cells, APCs），DC 可通过 MHC Ⅰ 类和 Ⅱ 类分子提呈多个 TAA。它们还通过提供适当的共刺激信号和动员细胞因子的产生在规划和调控抗肿瘤反应中起关键作用。基于 DC 的肿瘤治疗疫苗的开发已经有几十年，最近的研究方法是利用从患者体内采集的 DC，在体外将 TAA、肿瘤细胞裂解物、凋亡肿瘤细胞、肿瘤 RNA 或全肿瘤细胞加载到 DC 上。一旦 DC 被激活，则该 DC 疫苗将被再次注入患者体内，其目的是诱发肿瘤特异性免疫应答。历史上，CEA 已经在涉及 DC 疫苗的临床研究中被检测，因为它是在绝大多数 CRC 患者中发现的 TAA。多个早期临床研究提供了 CEA DC 疫苗在产生 CEA 特异性肿瘤应答中安全和有效的证据。然而，迄今还没有任何后续的 Ⅲ 期试验来支持这些疫苗在 CRC 患者中的疗效或生存获益。最近，一个 Ⅱ 期试验将 mCRC 患者随机分为接受自体肿瘤裂解液 DC 疫苗联合最佳支持治疗或仅最佳支持治疗组。该研究证实，有证据表明 DC 疫苗能够产生肿瘤特异性免疫应答，该研究由于无效而提前终止，因为 PFS（2.7 个月 *vs* 2.3 个月，$P = 0.628$）和 OS（6.2 个月 *vs* 4.7 个月，$P = 0.41$）与仅最佳支持治疗组相比没有获益。其他的 TAA 被证实也可用于 DC 疫苗，如最近一项 Ⅰ 期临床试验评价基于 DC 疫苗的 Walm 瘤（WT1）Ⅰ／Ⅱ 类多肽对进展期 CRC 患者的安全性和免疫原性。该试验证实了基于免疫组织化学染色检测 WT1 在组织中表达和酶联免疫斑点试验（enzyme-linked immunospot assay, ELISPOT assay）识别 WT1 特异性细胞毒性 T 细胞的 DC 疫苗的疗效。有趣的是，DC 疫苗的免疫性持续了两年并与生存期延长有关，不过这是一个非常小的试验，需要更大样本的随机临床研究以支持 DC 疫苗的临床获益。

（四）病毒载体疫苗

病毒载体疫苗应用的理论基础是利用病毒的致病性产生一种强化的、肿瘤特异性和大量的免疫应答。重组病毒载体的优点是在提供固有的促炎性信号增加 TAA 特异性免疫应答的同时，可以被设计成表达对任意数量感兴趣的抗原。与多肽疫苗相比，这些疫苗在产生肿瘤应答方面显示出更好的疗效，因为它们包括具有高转染效率的病毒，如重组慢病毒、痘病毒、腺病毒和反转录病毒。反对使用病毒载体疫苗的一些主要论点是成本高、发病机制的潜在性和插入诱变的潜力。迄今的重要试验包括一项 I 期研究，在 CEA 表达的癌症患者中先单独接种鸡痘 CEA（6D）共刺激分子三联体，再依次接种含有和不含有粒细胞巨噬细胞刺激因子（human granulocyte/macrophage colony-stimulating factor，GM-CSF）的牛痘苗 CEA（6D）共刺激分子三联体，然后进行评估。结果表明，该疫苗的构建是安全的并具有一定的疗效，在经过选择的患者中有 40% 的 DCR 和至少 4 个月的应答持续时间。类似的 II 期临床研究评估了化疗（IFL/FOLFIRI）联合基于非表达的金丝雀痘病毒表达 CEA 和 B7-1（ALKYEA/B7-1）疫苗的疗效。50% 的患者表现出抗 CEA 特异性 T 细胞反应，40% 的患者临床客观缓解，但没有观察到两个治疗组之间的总体差异。最近，一种 CEA 和一种跨膜糖蛋白，在结肠癌（不是在正常组织）中高表达，被命名为 TroVax，其 5T4 蛋白已经成为减毒痘苗病毒的成功靶点。在小型的临床研究中，TroVax 在 mCRC 中已经显示了其具有抗肿瘤活性，因为它可以诱导针对 5T4 抗原和病毒的抗体形成。

三、其他治疗

（一）溶瘤病毒治疗

溶瘤病毒治疗的概念是一种病毒被用作一种有效的抗癌制剂。最早发表的一个实例涉及 22 例霍奇金病患者在 1949 年接受肝炎病毒治疗。溶瘤病毒是指基因工程或自然产生的病毒，在肿瘤细胞中选择性复制并破坏肿瘤细胞而不损害正常组织。由于基因工程技术的显著发展和对病毒基因功能和结构理解的深入，溶瘤病毒治疗最近被认为是一种很有前途的新的抗肿瘤治疗方法。这种对溶瘤病毒治疗产生的新兴趣已经引起了多个临床前模型的开发和近年来大量的临床研究的开展。最值得注意的是，最近完成的 OpTiM 研究显示了 talimogene laherparepvec（T-VEC，imlygic），一种 GM-CSF 所表达的 1 型单纯疱疹病毒（herpes simplex virus type 1，HSV-1）变异体的临床疗效。该随机 III 期临床研究显示，与皮下注射 GM-CSF 相比，T-VEC 在治疗未切除的 IIIb/IV 期黑色素瘤患者中显示出总生存率的提高和对毒性的可耐受。OpTiM 研究的结果致使美国在 2015 年 10 月批准了 T-VEC 用于黑色素瘤的治疗，随后于 2016 年 1 月和 2016 年 5 月分别在欧洲及澳大利亚获批。

对于 CRC 来说，目前没有 FDA 批准的溶瘤病毒疗法可用。不过，目前有几个治疗策略正在研究中，尤其是针对肝转移性疾病。在临床前试验的背景下，Kooby 等证实 G207（一种多变异的 HSV-1）能有效地感染和杀死 5 种不同的人 CRC 细胞株。最近，Warner 等提供了结肠腺癌茎状肿瘤起始细胞（tumor initiating cell，TIC）对 HSV-1 型溶瘤病毒 NV1066 敏感的证据。在该研究中，应用 HCT8 人结肠癌细胞培养产生 TIC，并暴露于 NV1066 3 天，使两种类型细胞获得超过80%的细胞杀伤力。用 NV1066 治疗 TIC 诱导肿瘤的疗效在体内得到证实,肿瘤可发生退行性变或生长减缓。

在有限的临床数据中,有一项多中心 I / II 期研究评估了基因工程溶瘤性单纯疱疹病毒(NV1020)在以肝转移为主的 mCRC 患者中的重复剂量。先用四种固定剂量的 NV1020 经肝动脉灌注,然后进行常规化疗。NV1020 对患者产生的毒性很小,中位进展时间为 6.4 个月[95%CI(2,8.9)];中位 OS 为 11.8 个月[95%CI(8.3,20.7)],1 年生存率为 47.2%。另外,Pexa-Vec(pexastimogene devacirepvec, JX-594),一种溶瘤性痘苗病毒在 I b 期研究中用于治疗难治性 CRC 患者,67% 的患者影像学显示疾病稳定。Pexa-Vec 的耐受性良好,由于没有剂量限制性毒性发生,故 1 级或 2 级不良事件的发生率有限,不过该研究未能确定 Pexa-Vec 的最大耐受剂量。

(二) IDO1 抑制剂

吲哚胺 2,3-双加氧酶 1(indoleamine 2, 3-dioxygenase 1, IDO1)和吲哚胺 2,3-双加氧酶 2(indoleamine 2, 3-dioxygenase 2, IDO2)是催化必需氨基酸 L-色氨酸(L-tryptophan, L-Trp)转化为 L-犬尿氨酸(L-kynurenine, L-Kyn)酶家族的第一个酶及限速酶。除了诱导高度免疫抑制性调节性 T 细胞(regulatory cell, Treg)外,Trp 的消耗和 Kyn 的蓄积已经导致 T 细胞的生长停滞于 G_1 期。在 CRC 患者中,IDO 表达的 CD3 浸润性 T 细胞较少和较差的预后有关。目前尚未有经 FDA 批准的 IDO1 抑制剂,并且没有专门针对 CRC 的临床研究。吲哚美辛(D-1 甲基色氨酸)是 IDO 途径的第一个抑制剂,在临床前期的研究中显示吲哚美辛可减少 Treg 的数量和逆转 IDO 药物免疫抑制。正在进行的多个临床试验评估了使用吲哚美辛(NLG 8189),第二代 IDO1 抑制剂 epacadostat(INCB 024360)和 IDO1 靶向疫苗作为单药或联合多种其他治疗模式的潜在协同作用。一些最近完成的早期阶段研究的初步数据已经表明,这些 IDO1 抑制剂是安全的,患者耐受性良好,并且在其中一个亚组具有临床获益。最早的 I 期临床研究评价了吲哚美辛联合多西紫杉醇治疗转移性实体恶性肿瘤的安全性。在纳入的 27 例患者中,该种治疗组合显示出一种可耐受的安全性,因为最常见的副作用是疲劳、贫血、高血糖、感染和恶心。II 期临床试验已经在转移性乳腺癌患者中进行,1 200 mg 吲哚美辛(每天 2 次)联合多西他赛 75 mg/m² (每 3 周 1 次)作为推荐剂量。最近的 I 期临床研究共纳入 48 例难治性实体恶性肿瘤患者,证明单药吲哚美辛耐受性良好,主要毒性为 1 度疲劳和 2 度垂体炎。在关于联合免疫治疗的研究中,有一项 I 期研究评估了转移性非小细胞肺癌 IDO1 靶向多肽疫苗与 Toll 样受体 7(Toll-like receptor, TLR7)激动剂咪喹莫特联合应用的安全性和有效性(NCT 0121934)。该种疫苗与免疫制剂的联合耐受性良好,没有任何严重副作用。正在进行的 ECH-202/KENOTE-037 研究(NCT 02552074)中,其他有前途的联合治疗包括 IDO1 抑制剂联合帕姆单抗在黑色素瘤患者中显示具有高水平的抗肿瘤活性和可耐受的毒性。目前还没有关于在 CRC 患者中联合治疗的数据,但是一个有希望的临床试验评估了肺癌和 MSS CRC 中氮杂胞苷联合帕姆单抗及 epacadostat 的表观遗传调控效应(NCT 02959437)。

(三) 抗 OX40 激动剂

OX40(CD134)是肿瘤坏死因子(tumor necrosis factor, TNF)受体家族的成员,通过转录

因子 NF-κB 途径发挥 T 细胞共刺激分子的作用。该 47~51 kDa 糖蛋白在活化的 T 细胞表面表达,由胞外区、跨膜区和胞质尾区组成。它有一个已知的配体 OX40L,其存在于活化的抗原提呈细胞、活化的内皮细胞、上皮细胞、B 细胞和 T 细胞的表面。T 细胞亚群中,在 T 细胞受体参与后和抗原特异性启动期间,OX40 上调更多见于 CD4[+] T 细胞及一些 CD8[+] T 细胞上。通过接收来自共刺激 OX40 的信号,活化的 CD4 细胞显示增殖加快、细胞因子产生能力提高及抗原特异性记忆 T 细胞的存活率增加。在一些临床前模型中,用抗 OX40 激动剂治疗,包括抗 OX40 单克隆抗体和 OX40L 可结晶片段的融合蛋白,可导致肿瘤消退,一项专题研究表明,应用抗 OX40 激动剂能够通过克服对自身抗原的耐受性来恢复 CD8[+] T 细胞的细胞毒活性。

OX40 也已知在 Treg 细胞上高度表达,OX40 的参与可直接调节 Treg 细胞,但是其影响的方向还没有被完全了解。有研究表明,抗 OX40 单克隆抗体的暴露促进 Treg 细胞应答,另一些研究提示抗 OX40 单克隆抗体阻断 Treg 细胞的抑制功能。通常的理解是,OX40 激动剂调节 Treg 细胞的方向取决于现有的环境,并受多种其他因素如细胞因子的影响。

参考 CRC,已经有几种使用 CT26 结肠癌模型的动物研究,表明抗 OX40 激动剂单药治疗可导致肿瘤进展延迟和显著的生存获益。Petty 等的研究显示 OX40 在 TILs 上的高表达见于半数原发结肠癌标本,并与较好的总体生存期相关,但与肿瘤分期无关。在过去的 10 年中,也有许多早期临床试验使用 5 种不同的靶向 OX40 的分子,但目前没有仅招募 CRC 患者的试验,因为目前大多数的研究是对晚期恶性肿瘤患者的多组织学研究。而目前有一个正在进行的专门针对 mCRC 患者使用抗 OX40 抗体 MED16469 单药的临床研究(NCT 02559024)。在进展期恶性肿瘤患者中,早期临床试验数据显示了有希望的结果。在一项 I 期临床研究中,用抗 OX40 小鼠单克隆抗体治疗的 30 例患者中有 12 例出现至少一个转移灶的消退。这种治疗与一种可接受的毒性有关,最常见的不良反应是暂时性淋巴细胞减少。该研究进一步证明这种治疗能够增加 T 细胞和 B 细胞的应答,这反过来导致 CD4[+] 和 CD8[+] T 细胞的扩增而不诱导 Treg 细胞的增殖。

在抗 OX40 单克隆抗体单药的临床研究中缺乏持久疗效,因此基于当前 OX40 治疗的方向涉及联合检查点抑制剂的治疗,CTLA-4 阻断剂与抗 OX40 激动剂的联合治疗在许多临床研究中被证明是有效的,该联合治疗的理论基础是这些单个的药物通过不同的途径发挥各自的作用,这种作用可能是互补的,因为最终的结果是细胞毒性刺激 T 细胞应答的增强。目前有一些临床试验正在评估该联合治疗,仍有待回答的重要问题是关于这两种药物的给药程序和顺序。应用抗 OX40 激动剂联合 PD-1 抑制剂的治疗已经得到同样的关注,这种特殊的结合可能被证明具有显著而独特的协同性,因为其共刺激可以增强 T 细胞产生 IFN-γ 的能力,并且在许多动物模型中,已经证实肿瘤细胞中 IFN-γ 的暴露能促进 PD-L1 的表达上调。

还有其他正在进行的临床试验评估抗 OX40 激动剂联合其他治疗如化疗、放疗和靶向治疗的益处。在所有这些联合研究中主要的关注点仍然是毒性增加的可能性,特别是与多个免疫调节剂联合应用时与免疫相关的不良事件。抗 OX40 激动剂联合其他免疫疗法临床研究的初步结果表明,剂量的调节及早期识别和管理与免疫相关的不良反应可能是针对该种类型患者治疗的有效策略。

综上所述,虽然 CRC 在治疗方面已经取得了重大进展,但在免疫治疗时代,按照现行的标准却没有太大的进展。免疫调节剂在 MSI-H 的 CRC 中显示了良好的疗效,这是非常有前途的。溶瘤疫苗、双检查点抑制剂正在研究中,也许更多的是患者的选择,重要的是在免疫治疗中获得持久和有效的联合治疗策略。

------------------------------ 参 考 文 献 ------------------------------

Adenis A, Christelle D L F, Paule B, et al., 2016. Erratum to: survival, safety, and prognostic factors for outcome with Regorafenib in patients with metastatic colorectal cancer refractory to standard therapies: results from a multicenter study (REBECCA) nested within a compassionate use program[J]. BMC Cancer, 16(1): 518.

Ahsan A, Ramanand S G, Bergin I L, et al., 2014. Efficacy of an EGFR-specific peptide against EGFR-dependent cancer cell lines and tumor xenografts[J]. Neoplasia, 16(2): 105－114.

Ando Y, Inada-Inoue M, Mitsuma A, et al., 2014. Phase I dose-escalation study of buparlisib (BKM120), an oral pan-class I PI3K inhibitor, in Japanese patients with advanced solid tumors[J]. Cancer Science, 105(3): 347－353.

Andtbacka R H, Kaufman H L, Collichio F, et al., 2015. Talimogene laherparepvec improves durable response rate in patients with advanced melanoma[J]. Journal of Clinical Oncology, 33(25): 2780－2788.

Arena S, Siravegna G, Mussolin B, et al., 2016. MM-151 overcomes acquired resistance to cetuximab and panitumumab in colorectal cancers harboring EGFR extracellular domain mutations[J]. Science Translational Medicine, 8(324): 324ra14.

Aung K L, Stockley T L, Serra S, et al., 2016. Testing *ERBB2* p.L755S kinase domain mutation as a druggable target in a patient with advanced colorectal cancer[J]. Molecular Case Studies, 2(5): a001016.

Berger T G, Schultz E S, 2003. Dendritic cell-based immunotherapy[J]. Current Topics in Microbiology and Immunology, 276: 163－197.

Berinstein N L, 2002. Carcinoembryonic antigen as a target for therapeutic anticancer vaccines: a review[J]. Journal of Clinical Oncology, 20(8): 2197－2207.

Bertotti A, Papp E, Jones S, et al., 2015. The genomic landscape of response to EGFR blockade in colorectal cancer[J]. Nature, 526(7572): 263－267.

Brahmer J R, Drake C G, Wollner I, et al., 2010. Phase I study of single-agent anti-programmed death-1 (MDX-1106) in refractory solid tumors: safety, clinical activity, pharmacodynamics, and immunologic correlates[J]. Journal of Clinical Oncology, 28(19): 3167－3175.

Brandacher G, Perathoner A, Ladurner R, et al., 2006. Prognostic value of indoleamine 2,3-dioxygenase expression in colorectal cancer: effect on tumor-infiltrating T cells[J]. Clinical Cancer Research, 12(4): 1144－1151.

Breuleux M, 2007. Role of heregulin in human cancer[J]. Cellular and Molecular Life Sciences, 64(18): 2358－2377.

Bulliard Y, Jolicoeur R, Zhang J, et al., 2014. OX40 engagement depletes intratumoral Tregs via activating FcγRs, leading to antitumor efficacy[J]. Immunology and Cell Biology, 92(6): 475－480.

Burocchi A, Pittoni P, Gorzanelli A, et al., 2011. Intratumor OX40 stimulation inhibits IRF1 expression and IL-10 production by Treg cells while enhancing CD40L expression by effector memory T cells[J]. European Journal of Immunology, 41(12): 3615－3626.

Caballero-Baños M, Benitez-Ribas D, Tabera J, et al., 2016. Phase II randomised trial of autologous tumour lysate dendritic cell? plus best supportive care compared with best supportive care in pre-treated advanced colorectal cancer patients[J]. European Journal of Cancer, 64: 167－174.

Carrato A, Swieboda-Sadlej A, Staszewska-Skurczynska M, et al., 2013. Fluorouracil, leucovorin, and irinotecan plus either sunitinib or placebo in metastatic colorectal cancer: a randomized, phase III trial[J]. Journal of Clinical Oncology, 31(10): 1341－1347.

Coffin R, 2016. Interview with Robert Coffin, inventor of T-VEC: the first oncolytic immunotherapy approved for the treatment of cancer[J]. Immunotherapy, 8(2): 103－106.

Corcoran R B, Atreya C E, Falchook G S, et al., 2015. Combined BRAF and MEK inhibition with dabrafenib and trametinib in BRAF V600-mutant colorectal cancer[J]. Journal of Clinical Oncology, 33(34): 4023－4031.

Cremolini C, Loupakis F, Antoniotti C, et al., 2015. FOLFOXIRI plus bevacizumab versus FOLFIRI plus bevacizumab as first-line

结直肠癌的中西医结合治疗

treatment of patients with metastatic colorectal cancer: updated overall survival and molecular subgroup analyses of the open-label, phase 3 TRIBE study[J]. The Lancet Oncology,16(13): 1306 – 1315.

Croft M, 2010. Control of immunity by the TNFR-related molecule OX40 (CD134) [J]. Annual Review of Immunology, 28: 57,78.

Curti B D, Kovacsovics-Bankowski M, Morris N, et al., 2013. OX40 is a potent immune-stimulating target in late-stage cancer patients[J]. Cancer Research, 73(24): 7189 – 7198.

Dasari A, Messersmith W A, 2010. New strategies in colorectal cancer: biomarkers of response to epidermal growth factor receptor monoclonal antibodies and potential therapeutic targets in phosphoinositide 3-kinase and mitogen-activated protein kinase pathways[J]. Clinical Cancer Research, 16(15): 3811 – 3818.

De Mattia E, Cecchin E, Toffoli G, 2015. Pharmacogenomics of intrinsic and acquired pharmacoresistance in colorectal cancer: Toward targeted personalized therapy[J]. Drug Resistance Updates,20: 39 – 70.

Deming D A, Cavalcante L L, Lubner S J, et al., 2016. A phase I study of selumetinib (AZD6244/ARRY-142866), a MEK1/2 inhibitor, in combination with cetuximab in refractory solid tumors and KRAS mutant colorectal cancer[J]. Investigational New Drugs, 34(2): 168 – 175.

Dienstmann R, Patnaik A, Garcia-Carbonero R, et al., 2015. Safety and activity of the first-in-class Sym004 anti-EGFR antibody mixture in patients with refractory colorectal cancer[J]. Cancer Discovery, 5(6): 598 – 609.

Douillard J Y, Oliner K S, Siena S, et al., 2013. Panitumumab-FOLFOX4 treatment and RAS mutations in colorectal cancer[J]. The New England Journal of Medicine, 369(11): 1023 – 1034.

E J, Xing J, Gong H, et al., 2015. Combine MEK inhibition with PI3K/mTOR inhibition exert inhibitory tumor growth effect on KRAS and PIK3CA mutation CRC xenografts due to reduced expression of VEGF and matrix metallopeptidase-9[J]. Tumour Biology. 36(2), 1091 – 1097.

Fang D D, Zhang C C, Gu Y, et al., 2013. Antitumor efficacy of the dual PI3K/mTOR inhibitor PF-04691502 in a human xenograft tumor model derived from colorectal cancer stem cells harboring a PIK3CA mutation[J]. PLoS One, 8(6): e67258.

Fernandes M S, Melo S, Velho S, et al., 2016. Specific inhibition of p110α subunit of PI3K: putative therapeutic strategy for KRAS mutant colorectal cancers[J]. Oncotarget, 7(42): 68546 – 68558.

Fiala O, Buchler T, Mohelnikova-Duchonova B, et al., 2016. G12V and G12A KRAS mutations are associated with poor outcome in patients with metastatic colorectal cancer treated with bevacizumab[J]. Tumoour Biology,37(5): 6823 – 6830.

Fong L, Hou Y, Rivas A, et al., 2001. Altered peptide ligand vaccination with Flt3 ligand expanded dendritic cells for tumor immunotherapy[J]. Proceedings of the National Academy of Sciences of the United States of America, 98(15): 8809 – 8814.

Garde Noguera J, Jantus-Lewintre E, Gil-Raga M, et al., 2017. Role of RAS mutation status as a prognostic factor for patients with advanced colorectal cancer treated with first-line chemotherapy based on fluoropyrimidines and oxaliplatin, with or without bevacizumab: a retrospective analysis[J]. Molecular and Clinical Oncology, 6(3): 403 – 408.

Garon E B, Rizvi N A, Hui R, et al., 2015. Pembrolizumab for the treatment of non-small-cell Lung cancer[J]. The New England Journal of Medicine, 372(21): 2018 – 2028.

Geevarghese S K, Geller D A, de Haan H A, et al., 2010. Phase I/II study of oncolytic herpes simplex virus NV1020 in patients with extensively pretreated refractory colorectal cancer metastatic to the liver[J]. Human Gene Therapy, 21(9): 1119 – 1128.

Giusti R M, Shastri K A, Cohen M H, et al., 2007. FDA drug approval summary: panitumumab (Vectibix)[J]. The Oncologist, 12(5): 577 – 583.

Goodwin R, Jonker D, Chen E, et al., 2019. A phase I b study of a PI3Kinase inhibitor BKM120 in combination with panitumumab in patients with KRAS wild-type advanced colorectal cancer[J]. Investigational New Drugs: 1 – 8.

Greenson J K, Bonner J D, Ben-Yzhak O, et al., 2003. Phenotype of microsatellite unstable colorectal carcinomas: well-differentiated and focally mucinous tumors and the absence of dirty necrosis correlate with microsatellite instability [J]. The American Journal of Surgical Pathology, 27(5): 563 – 570.

Grothey A, Van Cutsem E, Sobrero A, et al., 2013. Regorafenib monotherapy for previously treated metastatic colorectal cancer (CORRECT): an international, multicentre, randomised, placebo-controlled, phase 3 trial[J]. The Lancet, 381(9863): 303 – 312.

Gryfe R, Kim H, Hsieh E T, et al., 2000. Tumor microsatellite instability and clinical outcome in young patients with colorectal cancer[J]. The New England Journal of Medicine, 342(2): 69 – 77.

Guo Z, Wang X, Cheng D, et al., 2014. PD-1 blockade and OX40 triggering synergistically protects against tumor growth in a murine model of ovarian cancer[J]. PLoS One, 9(2): e89350.

Hanna D L, Lenz H J, 2016. Novel Therapeutics in Metastatic Colorectal Cancer: Molecular Insights and Pharmacogenomic Implications[J]. Expert Review of Clinical Pharmacology, 9(8): 1091 - 1108.

Hazama S, Nakamura Y, Tanaka H, et al., 2014. A phase Ⅱ study of five peptides combination with oxaliplatin-based chemotherapy as a first-line therapy for advanced colorectal cancer (FXV study) [J]. Journal of Translational Medicine, 12: 108.

Hecht J R, Trarbach T, Hainsworth J D, et al., 2011. Randomized, placebo-controlled, phase Ⅲ study of first-line oxaliplatin-based chemotherapy plus PTK787/ZK 222584, an oral vascular endothelial growth factor receptor inhibitor, in patients with metastatic colorectal adenocarcinoma[J]. Journal of Clinical Oncology, 29(15): 1997 - 2003.

Hendriks Y M, De Jong A E, Morreau H, et al., 2006. Diagnostic approach and management of Lynch syndrome (hereditary nonpolyposis colorectal carcinoma): a guide for clinicians[J]. CA, 56(4): 213 - 225.

Herman J G, Umar A, Polyak K, et al., 1998. Incidence and functional consequences of hMLH1 promoter hypermethylation in colorectal carcinoma[J]. Proceedings of the National Academy of Sciences of the United States of America, 95 (12): 6870 - 6875.

Higuchi Y, Koya T, Yuzawa M, et al., 2015. Enzyme-linked immunosorbent spot assay for the detection of wilms' tumor 1-specific T cells induced by dendritic cell vaccination[J]. Biomedicines, 3(4): 304 - 315.

Hodi F S, O'Day S J, McDermott D F, et al., 2010. Improved survival with ipilimumab in patients with metastatic melanoma[J]. The New England Journal of Medicnie, 363(8): 711 - 723.

Hong D S, Morris V K, El Osta B, et al., 2016. Phase 1B Study of Vemurafenib in Combination with Irinotecan and Cetuximab in Patients with Metastatic Colorectal Cancer with BRAF V600E Mutation[J]. Cancer Discovery, 6(12): 1352 - 1365.

Honma I, Kitamura H, Torigoe T, et al., 2009. Phase I clinical study of anti-apoptosis protein survivin-derived peptide vaccination for patients with advanced or recurrent urothelial cancer[J]. Cancer Immunology, Immunotherapy, 58(11): 1801 - 1807.

Hoster H A, Zanes R P, Von Haam E, 1949. Studies in Hodgkin's syndrome; the association of viral hepatitis and Hodgkin's disease; a preliminary report[J]. Cancer Research, 9(8): 473 - 480.

Houot R, Goldstein M J, Kohrt H E, et al., 2009. Therapeutic effect of CD137 immunomodulation in lymphoma and its enhancement by Treg depletion[J]. Blood, 114(16): 3431 - 3438.

Huang L, Liu Z, Deng D, et al., 2014. Anti-epidermal growth factor receptor monoclonal antibody-based therapy for metastatic colorectal cancer: a meta-analysis of the effect of PIK3CA mutations in KRAS wild-type patients[J]. Archives of Medical Science, 10(1): 1 - 9.

Hynes N E, Lane H A, 2005. ERBB receptors and cancer: the complexity of targeted inhibitors[J]. Nature Reviews Cancer, 5(5): 341 - 354.

Inoda S, Morita R, Hirohashi Y, et al., 2011. The feasibility of Cep55/c10orf3 derived peptide vaccine therapy for colorectal carcinoma[J]. Experimental and Molecular Pathology, 90(1): 55 - 60.

Itoh T, Ueda Y, Kawashima I, et al., 2002. Immunotherapy of solid cancer using dendritic cells pulsed with the HLA-A24-restricted peptide of carcinoembryonic antigen[J]. Cancer Immunology, Immunotherapy, 51(2): 99 - 106.

Iversen T Z, Engell-Noerregaard L, Ellebaek E, et al., 2014. Long-lasting disease stabilization in the absence of toxicity in metastatic lung cancer patients vaccinated with an epitope derived from indoleamine 2,3 dioxygenase[J]. Clinical Cancer Research, 20(1): 221 - 232.

Kaufman H L, Lenz H J, Marshall J, et al., 2008. Combination chemotherapy and ALVAC-CEA/B7.1 vaccine in patients with metastatic colorectal cancer[J]. Clinical Cancer Research, 14(15): 4843 - 4849.

Kearns J D, Bukhalid R, Sevecka M, et al., 2015. Enhanced targeting of the EGFR network with MM-151, an oligoclonal anti-EGFR antibody therapeutic[J]. Molecular Cancer Therapeutics, 14(7): 1625 - 1636.

Kim T W, Elme A, Kusic Z, et al., 2016. A phase 3 trial evaluating panitumumab plus best supportive care vs best supportive care in chemorefractory wild-type KRAS or RAS metastatic colorectal cancer[J]. British Journal of Cancer, 115 (10): 1206 - 1214.

Kimura T, Mckolanis J R, Dzubinski L A, et al., 2013. MUC1 vaccine for individuals with advanced adenoma of the colon: a cancer immunoprevention feasibility study[J]. Cancer Prevention Research, 6(1): 18 - 26.

Klebanoff C A, Acquavella N, Yu Z, et al., 2011. Therapeutic cancer vaccines: are we there yet? [J]. Immunological Reviews, 239(1): 27 - 44.

Kloth M, Ruesseler V, Engel C, et al., 2016. Activating ERBB2/HER2 mutations indicate susceptibility to pan-HER inhibitors in

Lynch and Lynch-like colorectal cancer[J]. Gut, 65(8): 1296 – 1305.

Knee D A, Hewes B, Brogdon J L, 2016. Rationale for anti-GITR cancer immunotherapy[J]. European Journal of Cancer, 67: 1 – 10.

Konda B, Shum H, Rajdev L, 2015. Anti-angiogenic agents in metastatic colorectal cancer[J]. World Journal of Gastrointestinal Oncology, 7(7): 71 – 86.

Kooby D A, Carew J F, Halterman M W, et al., 1999. Oncolytic viral therapy for human colorectal cancer and liver metastases using a multi-mutated herpes simplex virus type-1 (G207) [J]. Faseb Journal, 13(11): 1325 – 1334.

Koopman M, Kortman G A, Mekenkamp L, et al., 2009. Deficient mismatch repair system in patients with sporadic advanced colorectal cancer[J]. British Journal of Cancer, 100(2): 266 – 273.

Kopetz S, Desai J, Chan E, et al., 2015. Phase II pilot study of vemurafenib in patients with metastatic BRAF-mutated colorectal cancer[J]. Journal of Clinical Oncology, 33(34): 4032 – 4038.

Kopetz S, Grothey A, Yaeger R, et al., 2019. Encorafenib, binimetinib, and cetuximab in BRAF V600E-mutated colorectal cancer[J]. New England Journal of Medicine, 381(17): 1632 – 1643.

Lambrechts D, Thienpont B, Thuillier V, et al., 2015. Evaluation of efficacy and safety markers in a phase II study of metastatic colorectal cancer treated with aflibercept in the first-line setting[J]. British Journal of Cancer, 113(7): 1027 – 1034.

Larkin J, Chiarion-Sileni V, Gonzalez R, et al., 2015. Combined nivolumab and ipilimumab or monotherapy in untreated melanoma[J]. The New England Journal of Medicine, 373(1): 23 – 34.

Lazoura E, Apostolopoulos V, 2005. Rational Peptide-based vaccine design for cancer immunotherapeutic applications[J]. Current Medicinal Chemistry, 12(6): 629 – 639.

Le D T, Uram J N, Wang H, et al., 2015. PD-1 blockade in tumors with mismatch-repair deficiency[J]. The New England Journal of Medicine, 372(26): 2509 – 2520.

Lee J J, Chu E, 2014. Sequencing of antiangiogenic agents in the treatment of metastatic colorectal cancer[J]. Clinical Colorectal Cancer, 13(3): 135 – 144.

Lee Y C, Michael M, Zalcberg J R, 2015. An overview of experimental and investigational multikinase inhibitors for the treatment of metastatic colorectal cancer[J]. Expert Opinion on Investigational Drugs, 24(10): 1307 – 1320.

Leslie M, 2016. Potential therapy for refractory colon cancer[J]. Cancer Discovery, 6(4): 336 – 337.

Li J, Qin S, Xu R, et al., 2015. Regorafenib plus best supportive care versus placebo plus best supportive care in Asian patients with previously treated metastatic colorectal cancer (CONCUR): a randomised, double-blind, placebo-controlled, phase 3 trial [J]. Lancet Oncology, 16(6): 619 – 629.

Lieu C H, Hidalgo M, Berlin J D, et al., 2017. A phase I b dose-escalation study of the safety, tolerability, and pharmacokinetics of cobimetinib and duligotuzumab in patients with previously treated locally advanced or metastatic cancers with mutant KRAS[J]. Oncologist, 22(9): 1024 – 1089.

Lim Y H, Odell I D, Ko C J, et al., 2015. Somatic p.T771R KDR (VEGFR2) mutation arising in a sporadic angioma during ramucirumab therapy[J]. JAMA Dermatology, 151(11): 1240 – 1243.

Linch S N, Redmond W L, 2014. Combined OX40 ligation plus CTLA-4 blockade[J]. OncoImmunology, 3(3): e28245.

Lièvre A, Bachet J B, Boige V, et al., 2008. KRAS mutations as an independent prognostic factor in patients with advanced colorectal cancer treated with cetuximab[J]. Journal of Clinical Oncology, 26(3): 374 – 379.

Llosa N J, Cruise M, Tam A, et al., 2015. The vigorous immune microenvironment of microsatellite instable colon cancer is balanced by multiple counter-inhibitory checkpoints[J]. Cancer Discovery, 5(1): 43 – 51.

Loaizabonilla A, Jensen C E, Shroff S, et al., 2016. KDR Mutation as a Novel Predictive Biomarker of Exceptional Response to Regorafenib in Metastatic Colorectal Cancer[J]. Cureus, 8(2): e478.

Mao C, Yang Z Y, Hu X F, et al., 2012. PIK3CA exon 20 mutations as a potential biomarker for resistance to anti-EGFR monoclonal antibodies in KRAS wild-type metastatic colorectal cancer: a systematic review and meta-analysis[J]. Annals of Oncology, 23(6): 1518 – 1525.

Marabelle A, Kohrt H, Levy R, 2013. Intratumoral anti-CTLA-4 therapy: enhancing efficacy while avoiding toxicity[J]. Clinical Cancer Research, 19(19): 5261 – 5263.

Marley A R, Nan H, 2016. Epidemiology of colorectal cancer [J]. International Journal of Molecular Epidemiology & Genetics, 7(3): 105.

Marshall J L, Gulley J L, Arlen P M, et al., 2005. Phase I study of sequential vaccinations with fowlpox-CEA(6D)-TRICOM alone and sequentially with vaccinia-CEA(6D)-TRICOM, with and without granulocyte-macrophage colony-stimulating factor, in patients with carcinoembryonic antigen-expressing carcinomas[J]. Journal of Clinical Oncology, 23(4): 720 – 731.

Maxwell J R, Weinberg A, Prell R A, et al., 2000. Danger and OX40 receptor signaling synergize to enhance memory t cell survival by inhibiting peripheral deletion[J]. Journal of Immunology, 164(1): 107 – 112.

Metz R, Rust S, Duhadaway J B, et al., 2012. IDO inhibits a tryptophan sufficiency signal that stimulates mTOR: a novel IDO effector pathway targeted by D-1-methyl-tryptophan[J]. Oncoimmunology, 1(9): 1460 – 1468.

Miyagi Y, Imai N, Sasatomi T, et al., 2001. Induction of cellular immune responses to tumor cells and peptides in colorectal cancer patients by vaccination of SART3 peptides[J]. Clinical Cancer Research, 7(12): 3950 – 3962.

Moffett J R, Namboodiri M A, 2003. Tryptophan and the immune response[J]. Immunology and Cell Biology, 81(4): 247 – 265.

Mohme M, Neidert M C, Regli L, et al., 2014. Immunological challenges for peptide-based immunotherapy in glioblastoma[J]. Cancer Treatment Reviews, 40(2): 248 – 258.

Moon Y W, Hajjar J, Hwu P, et al., 2015. Targeting the indoleamine 2,3-dioxygenase pathway in cancer[J]. Journal for Immuno Therapy of Cancer, 3: 51.

Morse M A, Deng Y, Coleman D, et al., 1999. A Phase I Study of active immunotherapy with carcinoembryonic antigen peptide (CAP-1)-pulsed, autologous human cultured dendritic cells in patients with metastatic malignancies expressing carcinoembryonic antigen[J]. Clinical Cancer Research, 5(6): 1331 – 1338.

Mosolits S, Nilsson B, Mellstedt H, 2005. Towards therapeutic vaccines for colorectal carcinoma: a review of clinical trials[J]. Expert Review of Vaccines, 4(3): 329 – 350.

Munn D H, Shafizadeh E, Attwood J T, et al., 1999. Inhibition of T Cell proliferation by macrophage tryptophan catabolism[J]. The Journal of Experimental Medicine, 189(9): 1363 – 1372.

Nakamura M, Aoyama T, Ishibashi K, et al., 2017. Randomized phase II study of cetuximab versus irinotecan and cetuximab in patients with chemo-refractory KRAS codon G13D metastatic colorectal cancer (G13D-study) [J]. Cancer Chemotherapy and Pharmacology, 79(1): 29 – 36.

Nakayama I, Shinozaki E, Matsushima T, et al., 2017. Retrospective study of *RAS/PIK3CA/BRAF* tumor mutations as predictors of response to first-line chemotherapy with bevacizumab in metastatic colorectal cancer patients[J]. BMC Cancer, 17(1): 38.

Obermannová R, Van Cutsem E, Yoshino T, et al., 2016. Subgroup analysis in RAISE: A randomized, double-blind phase 3 study of irinotecan, folinic acid, and 5-fluorouracil (FOLFIRI) plus ramucirumab or placebo in patients with metastatic colorectal carcinoma progression[J]. Annals of Oncology, 27(11): 2082 – 2090.

Oddo D, Sennott E M, Barault L, et al., 2016. Molecular landscape of acquired resistance to targeted therapy combinations in BRAF mutant colorectal cancer[J]. Cancer Research, 76(15): 4504 – 4515.

Ohhara Y, Fukuda N, Takeuchi S, et al., 2016. Role of targeted therapy in metastatic colorectal cancer[J]. World Journal of Gastrointestinal Oncology, 8(9): 642 – 655.

Okuno K, Sugiura F, Inoue K, et al., 2014. Clinical trial of a 7-peptide cocktail vaccine with oral chemotherapy for patients with metastatic colorectal cancer[J]. Anticancer Research, 34(6): 3045 – 3052.

Orlandi A, Caleqari A, Inno A, et al., 2015. BRAF in metastatic colorectal cancer: the future starts now[J]. Pharmacogenomics, 16(18): 2069 – 2081.

Parikh A, Atreya C, Korn W M, et al., 2017. Prolonged response to HER2-directed therapy in a patient with HER2-amplified, rapidly progressive metastatic colorectal cancer[J]. Journal of the National Comprehensive Cancer Network, 15(1): 3 – 8.

Park S H, Breitbach C J, Lee J, et al., 2015. Phase 1b Trial of Biweekly Intravenous Pexa-Vec (JX-594), an Oncolytic and Immunotherapeutic Vaccinia Virus in Colorectal Cancer[J]. Molecular Therapy, 23(9): 1532 – 1540.

Peeters M, Oliner K, Price T J, et al., 2015. Analysis of KRAS/NRAS mutations in a phase 3 study of panitumumab with FOLFIRI compared with FOLFIRI alone as second-line treatment for metastatic colorectal cancer[J]. Clinical Cancer Research An Official Journal of the American Association for Cancer Research, 21(24): 5469 – 5479.

Peltomäki P, 2003. Role of DNA mismatch repair defects in the pathogenesis of human cancer[J]. Journal of Clinical Oncology, 21(6): 1174 – 1179.

Petty J K, He K, Corless C L, et al., 2002. Survival in human colorectal cancer correlates with expression of the T-cell costimulatory molecule OX-40 (CD134)[J]. American Journal of Surgery, 183(5): 512 – 518.

Pietrantonio F Petrelli F, Coinu A, et al., 2015. Predictive role of BRAF mutations in patients with advanced colorectal cancer receiving cetuximab and panitumumab: a meta-analysis[J]. European Journal of Cancer, 51(5): 587 – 594.

Pol J, Bloy N, Buqué A, et al., 2015. Trial watch: peptide-based anticancer vaccines[J]. Oncoimmunology, 4(4): e974411.

Pol J, Buqué A, Aranda F, et al., 2015. Trial Watch-Oncolytic viruses and cancer therapy [J]. OncoImmunology,

5(2): e1117740.

Redmond W L, Gough M J, Weinberg A D, 2009. Ligation of the OX40 co-stimulatory receptor reverses self-Ag and tumor-induced CD8 T-cell anergy in vivo[J]. European Journal of Immunology, 39(8): 2184－2194.

Redmond W L, Ruby C E, Weinberg A D, 2009. The role of OX40-mediated co-stimulation in T-cell activation and survival[J]. Critical Reviews in Immunology, 29(3): 187－201.

Richman S D, Southward K, Chambers P, et al., 2016. HER2 overexpression and amplification as a potential therapeutic target in colorectal cancer: analysis of 3256 patients enrolled in the QUASAR, FOCUS and PICCOLO colorectal cancer trials[J]. The Journal of Pathology, 238(4): 562－570.

Rittmeyer A, Barlesi F, Waterkamp D, et al., 2017. Atezolizumab versus docetaxel in patients with previously treated non-small-cell lung cancer (OAK): a phase 3, open-label, multicentre randomised controlled trial[J]. Lancet, 389 (10066): 255－265.

Rodriguez-Salas N, Dominguez G, Barderas R, et al., 2017. Clinical relevance of colorectal cancer molecular subtypes [J]. Critical Reviews in Oncology/Hematology, 109: 9－19.

Rowe J, Cen P, 2014. TroVax in colorectal cancer[J]. Human Vaccines and Immunotherapeutics, 10(11): 3196－3200.

Rubinson D A, Hochster H S, Ryan D P, et al., 2014. Multi-drug inhibition of the HER pathway in metastatic colorectal cancer: results of a phase I study of pertuzumab plus cetuximab in cetuximab-refractory patients[J]. Investig New Drugs, 32(1), 113－122.

Sabado R L, Meseck M, Bhardwaj N, 2016. Dendritic cell vaccines[M]//Thomas S. Vaccine Design: New York: Humana Press, 1403: 763－777.

Samalin E, Bouché O, Thézenas S, et al., 2014. Sorafenib and irinotecan (NEXIRI) as second-or later-line treatment for patients with metastatic colorectal cancer and KRAS-mutated tumours: a multicentre Phase I／II trial[J]. British Journal of Cancer, 110(5): 1148－1154.

Sartore-Bianchi A, Trusolino L, Martino C, et al., 2016. Dual-targeted therapy with trastuzumab and lapatinib in treatment-refractory, KRAS codon 12/13 wild-type, HER2-positive metastatic colorectal cancer (HERACLES): a proof-of-concept, multicentre, open-label, phase 2 trial[J]. The Lancet Oncology, 17(6): 738－746.

Schlag P, Manasterski M, Gerneth T, et al., 1992. Active specific immunotherapy with Newcastle-diseasevirus-modified autologous tumor cells following resection of liver metastases in colorectal cancer[J]. Cancer Immunology, Immunotherapy, 35(5): 325－330.

Schoeberl B, Faber A C, Li D, et al., 2010. An ErbB3 antibody, MM-121, is active in cancers with ligand-dependent activation [J]. Cancer Research, 70(6): 2485－2494.

Schulze T, Kemmner W, Weitz J, et al., 2009. Efficiency of adjuvant active specific immunization with Newcastle disease virus modified tumor cells in colorectal cancer patients following resection of liver metastases: results of a prospective randomized trial [J]. Cancer Immunology, Immunotherapy, 58(1): 61－69.

Segelov E, Waring P, Desai J, et al., 2016. ICECREAM: randomised phase II study of cetuximab alone or in combination with irinotecan in patients with metastatic colorectal cancer with either KRAS, NRAS, BRAF and PI3KCA wild type, or G13D mutated tumours[J]. BMC Cancer, 16: 339.

Shigetaka S, Kenji S, Koichi H, et al., 2015. Dendritic cell-based adjuvant vaccination targeting Wilms' tumor 1 in patients with advanced colorectal cancer[J]. Vaccines, 3(4): 1004－1018.

Sickmier E A, Kurzeja R J, Michelsen K, et al., 2016. The Panitumumab EGFR complex reveals a binding mechanism that overcomes cetuximab induced resistance[J]. PLoS One, 11(9): e0163366.

Sinicrope F A, Rego R L, Ansell S M, et al., 2009. Intraepithelial effector (CD3$^+$)/regulatory (FoxP3$^+$) T-cell ratio predicts a clinical outcome of human colon carcinoma[J]. Gastroenterology, 137(4): 1270－1279.

So T, Song J, Sugie K, et al., 2006. Signals from OX40 regulate nuclear factor of activated T cells c1 and T cell helper 2 lineage commitment[J]. Proceedings of the National Academy of Sciences, 103(10): 3740－3745.

Soliman H H, Jackson E, Neuger T, et al., 2014. A first in man phase I trial of the oral immunomodulator, indoximod, combined with docetaxel in patients with metastatic solid tumors[J]. Oncotarget, 5(18): 8136－8146.

Soliman H H, Minton S E, Han H S, et al., 2016. A phase I study of indoximod in patients with advanced malignancies[J]. Oncotarget, 7(16): 22928－22938.

Sorich M J, Wiese M D, Rowland A, et al., 2015. Extended RAS mutations and anti-EGFR monoclonal antibody survival benefit in metastatic colorectal cancer: a meta-analysis of randomized, controlled trials[J]. Annals of Oncology, 26(1): 13－21.

Sugamura K, Ishii N, Weinberg A D, 2004. Therapeutic targeting of the effector T-cell co-stimulatory molecule OX40[J]. Nature

Reviews Immunology, 4(6): 420 - 431.

Sánchez-Martín F J, Bellosillo B, Gelabert-Baldrich M, et al., 2016. The first-in-class anti-EGFR antibody mixture Sym004 overcomes cetuximab resistance mediated by EGFR extracellular domain mutations in colorectal cancer[J]. Clinical Cancer Research, 22(13): 3260 - 3267.

Tabernero J, Garcia-Carbonero R, Cassidy J, et al., 2013. Sorafenib in combination with oxaliplatin, leucovorin, and fluorouracil (modified FOLFOX6) as first-line treatment of metastatic colorectal cancer: the RESPECT trial[J]. Clinical Cancer Research, 19(9): 2541 - 2550.

Tabernero J, Yoshino T, Cohn A L, et al., 2015. Ramucirumab versus placebo in combination with second-line FOLFIRI in patients with metastatic colorectal carcinoma that progressed during or after first-line therapy with bevacizumab, oxaliplatin, and a fluoropyrimidine (RAISE): a randomised, double-blind, multicentre, phase 3 study[J]. The Lancet Oncology, 16(5): 499 - 508.

Tang Z, Yuan X, Du R, et al., 2015. BGB-283, a novel RAF kinase and EGFR inhibitor, displays potent antitumor activity in BRAF-mutated colorectal cancers[J]. Molecular Cancer Therapeutics, 14(10): 2187 - 2197.

Therkildsen C, Bergmann T K, Henrichsen-Schnack T, et al., 2014. The predictive value of KRAS, NRAS, BRAF, PIK3CA and PTEN for anti-EGFR treatment in metastatic colorectal cancer: a systematic review and meta-analysis[J]. Acta Oncologica, 53(7): 852 - 864.

Uyl-de Groot C A, Vermorken J B, Hanna M G Jr, et al., 2005. Immunotherapy with autologous tumor cell-BCG vaccine in patients with colon cancer: a prospective study of medical and economic benefits[J]. Vaccine, 23(17 - 18): 2379 - 2387.

Uyttenhove C, Pilotte L, Théate I, et al., 2003. Evidence for a tumoral immune resistance mechanism based on tryptophan degradation by indoleamine 2,3-dioxygenase[J]. Nature Medicine, 9(10): 1269 - 1274.

Van Cutsem E, Bajetta E, Valle J, et al., 2011. Randomized, placebo-controlled, phase III study of oxaliplatin, fluorouracil, and leucovorin with or without PTK787/ZK 222584 in patients with previously treated metastatic colorectal adenocarcinoma[J]. Journal of Clinical Oncology, 29(15): 2004 - 2010.

Van Cutsem E, Huijberts S, Grothey A, et al., 2019. Binimetinib, encorafenib, and cetuximab triplet therapy for patients with BRAF V600E-mutant metastatic colorectal cancer: safety lead-in results from the phase III BEACON colorectal cancer study[J]. Journal of Clinical Oncology, 37(17): 1460 - 1469.

Van Cutsem E, Prenen H, D'Haens G, et al., 2015. A phase I / II, open-label, randomised study of nintedanib plus mFOLFOX6 versus bevacizumab plus mFOLFOX6 in first-line metastatic colorectal cancer patients[J]. Annals of Oncology, 26(10): 2085 - 2091.

Van Cutsem E, Tabernero J, Lakomy R, et al., 2012. Addition of aflibercept to fluorouracil, leucovorin, and irinotecan improves survival in a phase III randomized trial in patients with metastatic colorectal cancer previously treated with an oxaliplatin-based regimen[J]. Journal of Clinical Oncology, 30(28): 3499 - 3506.

Van Cutsem E, Yoshino T, Hocke J, et al., 2016. Rationale and design for the LUME-colon 1 study: a randomized, double-blind, placebo-controlled phase III trial of nintedanib plus best supportive care versus placebo plus best supportive care in patients with advanced colorectal cancer refractory to standard treatment[J]. Clinical Colorectal Cancer, 15(1): 91 - 94.

Van Cutsem E, Yoshino T, Lenz H J, et al., 2018. Nintedanib for the treatment of patients with refractory metastatic colorectal cancer (LUME-Colon 1): a phase III, international, randomized, placebo-controlled study[J]. Annual Oncology, 29(9): 1955 - 1963.

Van Emburgh B O, Arena S, Siravegna G, et al., 2016. Acquired RAS or EGFR mutations and duration of response to EGFR blockade in colorectal cancer[J]. Nature Communications, 7: 13665.

Van Geel R M J M, Tabernero J, Elez E, et al., 2017. A phase 1b dose-escalation study of encorafenib and cetuximab with or without alpelisib in metastatic-mutant colorectal cancer[J]. Cancer Discovery, 7(6): 610 - 619.

Vermorken J B, Claessen A M, Van Tinteren H, et al., 1999. Active specific immunotherapy for stage II and stage III human colon cancer: A randomised trial[J]. Lancet, 353(9150): 345 - 350.

Warner S G, Haddad D, Au J, et al., 2016. Oncolytic herpes simplex virus kills stem-like tumor-initiating colon cancer cells[J]. Molecular Therapy Oncolytics, 3: 16013.

Watanabe T, Wu T T, Catalano P J, et al., 2001. Molecular predictors of survival after adjuvant chemotherapy for colon cancer[J]. The New England Journal of Medicine, 344(16): 1196 - 1206.

Williams C B, McMahon C, Ali S M, et al., 2015. A metastatic colon adenocarcinoma harboring BRAF V600E has a durable major response to dabrafenib/trametinib and chemotherapy[J]. Oncology Targets and Therapy, 8: 3561 - 3564.

结直肠癌的中西医结合治疗

Xu R H, Shen L, Wang K M, et al., 2017. Famitinib versus placebo in the treatment of refractory metastatic colorectal cancer: a multicenter, randomized, double-blinded, placebo-controlled, phase Ⅱ clinical trial [J]. Chinese Journal of Cancer, 36(1): 97.

Xu R S L, Wang K, Wu G, et al., 2015. A randomized, double-blind, parallel-group, placebo-controlled, multicenter, phase Ⅱ clinical study of famitinib in the treatment of advanced metastatic colorectal cancer[J]. Journal of Clinical Oncology, 33(Suppl 3): 513.

Yaeger R, Cercek A, O'Reilly E M, et al., 2015. Pilot trial of combined BRAF and EGFR inhibition in BRAF-mutant metastatic colorectal cancer patients[J]. Clinical Cancer Research, 21(6): 1313 − 1320.

Zhang J, Lu B, Liu D, et al., 2016. EBI-907, a novel BRAF V600E inhibitor, has potent oral anti-tumor activity and a broad kinase selectivity profile[J]. Cancer Biology & Therapy, 17(2): 199 − 207.

Zhou M, Yu P, Qu J, et al., 2016. Efficacy of bevacizumab in the first-line treatment of patients with RAS mutations metastatic colorectal cancer: a systematic review and network meta-analysis [J]. Cellular Physiology and Biochemistry, 40(1 − 2): 361 − 369.

第四章 宁养医疗

第一节 姑息医学

一、简史

临终关怀(hospice)一词始于 12 世纪。当时人们因宗教信仰而盛行朝圣,由于交通不便,途中许多人饥寒交迫或者生病。公元 1113 年耶路撒冷圣约翰医院骑士团建立了中途休息、养病的驿站,用于帮助朝圣者进出圣地。这些骑士创建了一套模式来照护那些患病或垂死的人们:患者在这里受到尊重,被给予尽可能好的食物、衣物及可行的治疗措施,而骑士们则在贫困、少食的情况下尽量给被庇护者提供帮助,并笃信自己的灵魂能在为患者提供服务的过程中得到升华。随着交通条件的改善,朝圣休息的驿站逐渐失去意义,人们就将hospice 用作专门照顾无法治疗的患者的相关医疗机构的代称。

1902 年用于照护伦敦的濒死穷人的圣约瑟临终关怀院(St.Joseph's Hospice)被创立了。1905 年该医院改为专门收容癌症末期的患者。但是此时的 hospice 仅仅秉承宗教的博爱精神来照顾患者,并未融入专业医疗技术以改善患者的症状。50 年后,西西里桑德斯(Cicely Saunders)来到这个医院。桑德斯女士开始被受训成为一名护士,后来成长为一名社会工作者,最后成为一名内科医生。她在实践中发现需要一个专业场所,其不仅可以提供优秀的照护给那些濒死患者,而且还要能进行相关的教学和科研以提高从业人员的知识和技能。

1967 年,世界第一座兼具现代化医疗科技及人文爱心照护的圣克利斯朵夫临终关怀医院(St. Christopher's Hospice)正式于伦敦郊区建立。桑德斯医师亲自组建和带领医疗团队着手进行一连串的癌症疼痛及症状控制的研究,创立了针对濒死患者的疼痛护理和整体照护模式,她所创立的利用团队给患者进行全人照护的哲学思维成为全世界姑息医学(palliative medicine)的基石。至此,非专业性质的临终照护终于走上了向专业化的姑息医学演进的轨道。

1976 年美国康涅狄格州建立了第一座临终关怀医院:New Haven Hospice。

1987 年,姑息医学在英国被批准作为一门医学专业,英国的专家首次将姑息医学定义为:对患有活动性、进展性的晚期疾病和生存期有限的患者的研究与处理;其关注的焦点是生活质量,缓解痛苦是姑息医学的核心目标。

1990 年,WHO 综合了世界各国姑息治疗的情况,首次对姑息医学进行了定义:对于不能治愈患者的积极整体照顾,包括疼痛和其他症状的控制,并着重解决患者心理学、社会学和心灵方面的问题。姑息治疗的目标是使患者和家属得到最好的生活质量。在疾病的早期,姑息治疗可以和抗肿瘤治疗同时进行。至此,姑息医学在世界范围内正式成为一个独立的学科。

我国癌症姑息治疗事业起始于 20 世纪 80 年代。

1987 年,李同度教授筹建了我国第一个以收治晚期癌症患者为主的安徽肿瘤康复医院。

1988 年 7 月,天津医学院成立了中国第一所"临终关怀研究中心"。

1990 年 3 月,中国台湾马偕纪念医院建立了中国第一个临终关怀安宁病房。

1990 年在李同度教授和孙燕教授等人的推动下,我国政府与 WHO 共同在广州召开了专题会议,把 WHO 癌症三阶梯止痛治疗推向全国。

1991 年 3 月,首次全国临终关怀研讨会暨讲习班在天津召开。

1994 年 8 月,中国抗癌协会癌症康复与姑息治疗专业委员会正式成立。

1998 年 11 月 18 日,李嘉诚基金会捐资汕头大学医学院第一附属医院创建了全国首家宁养院,免费为贫困肿瘤患者提供居家服务。

1999 年,由孙燕、顾慰萍主编的《癌症三阶梯止痛指导原则》出版发行,成为卫生部官方认可的国家级指南。

二、原则

2002 年,WHO 重新对姑息医学的定义做了修改:姑息医学是一门临床学科,通过早期识别、积极评估、控制疼痛和治疗其他痛苦症状,包括躯体的、社会心理和灵性的(心灵的)困扰,来预防和缓解身心痛苦,从而改善面临威胁生命疾病的患者及其亲人的生活质量。

根据姑息医学的定义,WHO 明确规定了姑息医学的任务,如下:

维护和尊重生命,把死亡看作一个正常的过程。

既不刻意加速死亡,也不拖延死亡。

提供缓解疼痛及其他痛苦症状的临床医疗服务。

整合患者的精神、心理和灵性为一体的姑息照护。

提供支持系统以帮助患者尽可能以积极的态度活着,直到死亡。

提供支持系统帮助家属正确对待患者的疾病过程和他们的居丧。

应用团队的工作方法以满足患者及其亲人的整体需求,包括必要时的居丧服务咨询。

通过提高生活质量有效地干预疾病的过程。

同样适用于疾病过程的早期,可以同其他积极延长生命的措施联合应用(如放疗、化疗),包括所需要的检查评估、治疗给患者带来痛苦的各种临床并发症。

显然,姑息医学的目标是使患者和他们的亲人尽可能获得最好的生活质量,姑息医学的许多方法也适用于配合抗癌治疗的疾病病程的早期阶段,是在癌症诊断明确、开始有症状时便可提供关怀服务的临床医学。

三、进展

从 WHO 2002 年正式定义姑息医学以来,这门最年轻的临床医学专业呈现了快速发展的趋势。

2005年在"临终关怀之声"与世界各地的"临终关怀和姑息治疗学会"的联合倡导下，WHO将每年的10月8日定为"临终关怀和姑息治疗日"。因此，WHO对肿瘤工作也由"肿瘤预防、早期诊断、早期治疗"三项任务改为"肿瘤预防、早期诊断、综合治疗、姑息治疗"四项任务。

2011年5月，第12届欧洲姑息医学大会发布了关于姑息治疗是基本人权的"里斯本宣言"。这一姑息医学宣言是由欧洲姑息治疗学会（European Association for Palliative Care，EAPC）、国际临终关怀和姑息治疗学会（International Association for Hospice and Palliative Care，IAHPC）及人权观察（Human Rights Watch，HRW）三大组织联合发布。该宣言提出，姑息治疗是晚期疾病患者的基本人权，应当保障晚期肿瘤等疾病患者获得基本姑息治疗的医疗服务，为保障患者的该项权利，各国政府将面临以下四方面的挑战。

各国政府必须确保姑息治疗基本药物的可获得性，包括阿片类药的医疗需求。

各国政府必须制定医疗政策，解决威胁生命及终末期疾病患者的医疗需求。

各国政府必须确保医护人员接受足够的姑息治疗及疼痛治疗培训。

各国政府必须通过调整健康医疗卫生服务结构，督促项目进程的发展，确保姑息治疗的实施。

2010年美国哈佛大学麻省总医院Temel等发表的一项随机临床研究显示，对于转移性非小细胞肺癌患者，早期姑息治疗联合标准肿瘤治疗不仅可以显著改善患者生活质量和心境，而且可以延长患者生存期2.7个月。该研究让我们再次审视姑息治疗在肿瘤综合治疗中的地位及未来的发展方向。该研究的发表或许将预示着早期姑息治疗时代即将来临的一个里程碑。

美国FDA（2010年11月）和欧洲联盟（2011年）批准地诺单抗用于预防实体瘤骨转移患者骨相关事件（SREs，包括骨痛、病理性骨折、脊髓压迫症、高钙血症及需要手术或放疗的骨并发症等）。这样一类药物的出现，使姑息医学的治疗手段也随着医疗技术的进步而更加有效。

2012年美国临床肿瘤学会（American Society of Clinical Oncology，ASCO）年会报道，根据2006年6月至2009年7月癌症中心门诊部就诊的151名新近确诊转移性患者的随机控制试验进行次级分析和18个月的随访表明，对转移性非小细胞肺癌患者确诊后马上采用姑息治疗不仅可使患者生活质量、情绪、临终护理和可能生存期得到改善，而且与较低的医院资源使用费用有关。这样的研究数据和结果也充分证明了姑息医学不仅对患者有帮助，也能降低社会运行成本。

在英国和欧美其他国家，以及我国的香港和台湾地区大多数姑息关怀服务中心有一整套的服务机构和项目，可以提供专业化的姑息医学服务。

专业化居家关怀护士

专业化姑息关怀临床会诊/咨询

  —与全科医生一起到居家探访

  —在其他非姑息关怀的病房和医院会诊

  专业化姑息关怀门诊

  日托姑息关怀中心

病房住院患者姑息关怀服务

居丧支持

—姑息医学教育培训

—症状控制的研究

由李嘉诚基金会全国宁养医疗服务计划创立的35家宁养院,对贫困的晚期癌症患者提供居家上门免费镇痛和心理辅导等姑息关怀服务。

综上所述,姑息治疗作为基本人权,对医务人员及政府提出了更高更具体的要求:肿瘤学科医务人员需要进一步重视癌痛治疗等姑息治疗基本技能的提高和普及,而各国政府在临床医疗及医疗资源配置时也应越来越充分考虑姑息治疗的基本需求。

第二节　晚期癌症患者的疼痛控制

一、疼痛基本概念

癌症患者在诊断时根据其原发部位不同,20%~50%患者经历过疼痛;晚期癌症患者疼痛可高达75%,其中中等或重度疼痛占40%~50%,非常严重或剧烈疼痛占25%~30%。WHO提出三阶梯癌痛治疗原则规范治疗后,80%~90%的患者疼痛可以完全缓解或是可接受地缓解。美国曾有研究显示,在医院接受治疗的患者在死亡前疼痛未缓解的为36/297;居家服务中为20/833。然而在最后评价中只有1/3患者能够应答疼痛强度的问题,另外2/3的患者是由主要照顾人员提供。疼痛是影响晚期肿瘤患者常见症状之一。近30年来,随着人们对疼痛,尤其是癌痛治疗的重视,以及"以人为本"的医学理念改变,疼痛治疗越来越获得医学界关注。规范疼痛治疗使无论居家和住院患者的疼痛症状均可以获得很好的缓解。

疼痛是组织损伤或潜在的组织损伤所引起的一种不愉快的感觉和情感体验。疼痛是患者的主观感受,医护人员不能根据自己的临床经验对患者的疼痛强度做出论断。

对患者而言,疼痛不仅是机体面临刺激或疾病的信号,还是影响生活质量的重要因素之一。对医护人员而言,疼痛既是机体对创伤和疾病的反应机制,也是疾病的症状。急性疼痛常伴有代谢、内分泌,甚至免疫改变,而慢性疼痛则常伴有生理、心理和社会功能的改变。

依据疼痛持续时间,可分为急性疼痛和慢性疼痛,慢性疼痛又分为慢性非癌性痛和慢性癌痛。依据病理学特征,疼痛可以分为伤害感受性疼痛和神经病理性疼痛或两类混合性疼痛。其他特殊的疼痛类型还包括反射性疼痛、心因性疼痛、传入神经阻滞痛等。

(一) 急性疼痛和慢性疼痛

1. 急性疼痛

急性疼痛指短期存在、通常发生于伤害性刺激后的疼痛。它是一群复杂而不愉快的感受,知觉和情感上的体验,伴有自主的、心理的行为反应。一般在2~3周内即可治愈,如牙痛、扭伤、手术后疼痛。

2. 慢性疼痛

慢性疼痛指疼痛持续 1 个月,超过急性病一般的进程;或者超过受伤愈合的合理时间;或与引起持续疼痛的慢性病理过程有关;或者经数月或数年的间隔时间疼痛复发。目前一般认为慢性疼痛指持续超过 3 个月。它的特点:不可能预测何时结束;经常是越来越严重;经常传递消极信息;时常发展到占据患者全部注意力,而使患者与周围世界隔离,长期慢性疼痛易导致患者出现抑郁、焦虑、恐惧等负面情绪(表 2 - 4 - 1)。

表 2 - 4 - 1 急性疼痛和慢性疼痛的比较

内 容	急 性	慢 性
时间过程	短暂	持续
对患者意义	积极的	消极的
	引起对损伤或疾病的注意	无目的度日
伴随症状	代偿功能改变	自主神经功能改变
	瞳孔放大	睡眠紊乱
	出汗增加	食欲缺乏
	呼吸增快	性欲减退
	心跳加快	兴趣缺乏
	血液由内脏分流至肌肉	便秘
		肌肉紧张
		性格改变
		嗜睡

(二) 伤害感受性疼痛和神经病理性疼痛

1. 伤害感受性疼痛

伤害感受性疼痛可分为内脏性疼痛、躯体性疼痛。

内脏性疼痛是由于空腔器官平滑肌痉挛、空腔器官膨胀、缺血、炎症或化学刺激等所致肠系膜受到牵拉、压迫或扭转导致的疼痛。其特点为定位模糊,大多数感受到的疼痛面积明显比原有的内脏面积大,而且当疼痛更加强烈时,感受到疼痛的躯体面积也更大。疼痛往往表现为钝痛,伴有骨骼肌的收缩和痉挛,可持续较长时间;也可伴有自主神经反射的表现,如心动过速、血压升高、出汗等。另外,内脏性疼痛根据不同脏器可表现不同区域的牵涉痛。

躯体性疼痛是指壁腹膜受到刺激产生的痛觉。躯体痛与体表疼痛发生机制相同,仅有脊神经而无内脏传入神经参与。脊神经的感觉纤维分布于壁腹膜、肠系膜根部及后腹膜,病变侵袭上述神经末梢时疼痛反映到该脊髓节段所支配的皮肤区域。躯体性疼痛的部位一般比较明显,定位相对较准确,疼痛的程度常常比较严重。

2. 神经病理性疼痛

神经病理性疼痛因周围神经系统或中枢神经系统的功能障碍或损伤所致,它也与交感神经系统的过度活动有关。神经病理性疼痛伴有皮肤感觉障碍,可以表现为烧灼样、点击样、枪击样,也可表现为麻木、酸胀或疼痛感觉过敏。

（三）特殊类型疼痛

1. 反射性疼痛

反射性疼痛为神经支配的血管运动功能障碍导致的疼痛，肌肉收缩对伤害感受器产生刺激，所以导致的疼痛又加重肌肉收缩，此类疼痛常见于神经营养不良综合征，镇痛药物对此类疼痛的治疗疗效较差。

2. 心因性疼痛

心因性疼痛受负面情绪的精神影响表现为躯体疼痛。

3. 传入神经阻滞痛

传入神经阻滞痛系因失去与中枢神经系统的连接（如神经或神经束切断）而产生的疼痛，如幻肢痛。

二、影响疼痛治疗的因素

疼痛目前仍然是全球性的问题，缓解疼痛是对我们医护人员的挑战，如何控制晚期癌症患者疼痛，最大程度改善生活质量越来越受到全社会的关注。就目前而言疼痛治疗并没有获得足够的重视，影响疼痛治疗主要障碍来源于三方面：一是医务人员方面，二是患者、家属方面，三是药品供应及管理方面（表2-4-2）。

表2-4-2　疼痛未缓解的常见因素

患者或家属因素	医护专业人员因素
相信疼痛是不可避免和不可治疗的	忽视患者疼痛
缺乏与医生的沟通	相信疼痛是不可避免和不可治疗的
患者以"勇敢者面容"误导医生	没有注意患者疼痛的强度
患者不相信药物可以缓解疼痛	镇痛药物强度或剂量不足
对阿片类药物成瘾性担忧	镇痛处方为按需服用
出现不良反应即停止使用镇痛药物	镇痛药物服用指导不充分
	缺乏镇痛药物使用药效的知识
	害怕阿片类药物成瘾性
	未监测镇痛治疗的进展变化
	阿片类药物无效时缺乏应用其他镇痛药物缓解的知识
	缺乏足够的心理支持

三、疼痛评估

在晚期癌症患者中，疼痛原因大多数是综合性因素。疼痛评估是缓解疼痛治疗的关键因素之一。评估疼痛是进行疼痛治疗方案确定和实施的第一步骤。医护人员必须对疼痛进行全面、仔细评估，包括发生疼痛的病理过程（疼痛性质评估）；牵涉性疼痛现象，引起疼痛的原因和疼痛的强度，同时需要评估患者的心理状态，以及是否需要临床心理医生的帮助。开始治疗后医护人员必须对镇痛治疗的效果再次确认或修正并对镇痛药物不良反应进行评估,评估再评估是提高镇痛治疗疗效的前提。

（一）接受及相信患者主诉

疼痛是患者的一种主观感受,评估患者是否有疼痛及疼痛严重程度的主要依据是关于患者对疼痛的主诉。因此,医护人员应该主动询问癌症患者的疼痛治疗史,仔细倾听患者主诉,相信患者关于疼痛感受的叙述。

（二）正确评估癌症病史及其分期

了解患者的癌症发病和诊断过程,包括了解癌症类型、病变范围,治疗方法及治疗经过;了解目前癌症病变是否控制;患者对治疗的期望及目标;癌症治疗所导致的问题及不良反应等。

（三）进行准确和详细的疼痛评估

详细准确的疼痛评估包括了解癌症及疼痛病史、疼痛性质、疼痛程度、疼痛对生活质量的影响、镇痛治疗史、体检及相关检查。

（四）评估三个不同层面的疼痛

对于疼痛患者尤其是晚期癌症患者,疼痛是综合性因素所致(生理、心理、社会)。患者对疼痛感受的描述受自身情绪、信仰、文化、社会等多方面因素影响。因此,医护人员需要鼓励患者充分讲述疼痛的感受和疼痛对其生活质量的影响。

（五）选用简明易用的疼痛评估工具

由于疼痛为患者的主观感受和体验,没有特殊仪器能够评价患者疼痛的强度,在临床实践中很大程度上是依赖于患者和医生或护士间的沟通。临床上会应用各种量表帮助疼痛治疗。目前我们常用的评分量表主要有以下几种。

1. 语言评估量表

语言评估量表(verbal rating scale, VRS)即主诉疼痛的程度分级法,它是应用最广泛的5分强度量表,即无、轻、中、重和剧烈。

2. 数字分级法

数字分级法(numeric rating scale, NRS)即数字计分法,其是以分析统计为目的而归纳的评估量表。把疼痛分为0~10分,且每间隔疼痛是相等的,随着数字增大,表示疼痛加重,我们往往用十分之几来表示疼痛。例如,患者NRS为6,那么我们记录疼痛强度为6/10表示。

3. 视觉模拟评分法

视觉模拟评分法(visual analogue scale, VAS),1920年在美国研究开发,其特点是易于患者完成,没有直接的定量名词,评价者可以按照患者的愿望精细区分,增加敏感度。VAS的特点在于两个端点相当于经受的最小和最大的极端,而中间没有记号,中间各点都是无语言解释的,以便减少患者不同解释的机会,其可以避免在分类量表上使用间隔平均的潜在难点。

4. 疼痛强度评分Wong-Baker面部表情量表法

疼痛影响面部表情,Wong-Banker面部表情量表法用图画的形式将面部表情由高兴到极其痛苦分为6个等级(图2-4-1)。这6个等级分别为：0为非常愉快,无疼痛;1为有一点疼痛;2为轻微疼痛;3为疼痛较明显;4为疼痛较严重;5为剧烈疼痛,而且哭泣。该法只需看到图谱指出自己目前疼痛所代表的面部表情即可,适合用于任何年龄,没有特定的文化背景或性别要求,容易掌握,不需任何附加设备。对急性疼痛、老人、小儿、表达能力丧失者特别适用。

图2-4-1 Wong-Banker面部表情量表法

对主观陈述的症状的任何测定,能反映主观体验,都有发生偏差的可能。为了减少这类偏差可以采用多种评估量表进行评估,临床上经常是VRS和NRS同时进行评估,从而获得相对客观的数据。

(六) 持续地评估、记录疼痛控制的疗效

疼痛治疗过程中需要持续评估疼痛的发作、治疗效果和转归并及时准确记录疼痛评估的结果。患者的癌症病情、镇痛治疗效果及不良反应存在较大个体差异。持续、动态评估,有利于监测疼痛病情变化、镇痛治疗疗效及不良反应,有利于镇痛药物确定和调整,以获得理想的镇痛效果。

四、癌性疼痛药物治疗

(一) WHO 癌症三阶梯止痛治疗原则

1. 非创伤性给药,口服首选

口服吗啡具有无创、方便、安全、经济等优点。随着止痛新型剂型研究及患者不同病情对给药途径的不同需求,除口服以外,其他无创伤性途径应用日趋广泛,如芬太尼透皮贴剂。若患者有吞咽困难、严重呕吐或胃肠梗阻,可以首先给予芬太尼透皮贴剂或其他直肠给药,必要时选择输液泵连续皮下注射途径给药。

2. 按阶梯用药

按阶梯用药是指镇痛药物的选择应根据疼痛程度由轻到重,按顺序选择不同强度的镇痛药物。

轻度疼痛：非甾体抗炎药(以对乙酰氨基酚、双氯芬酸为代表,第一阶梯)。

中度疼痛：弱阿片类药物(以可待因为代表,第二阶梯)±非甾体抗炎药±辅助药物。

重度疼痛：强阿片类药物(以吗啡为代表,第三阶梯)±非甾体抗炎药±辅助药物。

(1) 非甾体抗炎药　　是癌痛治疗的基本药物。此类药物对轻度疼痛,尤其是骨和软组织疼痛治疗效果肯定,可合并阿片类药物治疗,提高镇痛疗效。肿瘤生长会产生炎性因子,并对邻近组织产生机械性压迫刺激作用,邻近组织受影响产生前列腺素、缓激肽和5-羟

色胺(5-hydroxytryptamine，5-HT)，其又刺激周围组织。非甾体抗炎药通过阻断前列腺素合成，发挥其解热镇痛及抗炎作用，其特点是无耐药性及依赖性，但是它有剂量极限性即天花板效应(表2-4-3)。

表2-4-3 非甾体抗炎药物的用药剂量

药　物	初　始　剂　量	最大剂量/(mg/d)
塞来昔布	100 mg/24 h	400
布洛芬	400 mg/6 h	3 200
双氯芬酸	75 mg/6 h	200
萘丁美酮	1 000 mg/12~24 h	2 000
对乙酰氨基酚	500 mg/6 h	4 000

（2）阿片类镇痛药　　又称麻醉性镇痛药物，是一类能消除或减轻疼痛并改变对疼痛情绪反应的药物。有研究显示慢性疼痛患者长期应用阿片类药物时，成瘾的发生率极低。

阿片类药物的镇痛作用机制是多途径的。外周神经有阿片受体，阿片物质可与位于脊髓背角感觉神经元上的阿片受体结合，抑制P物质的释放，从而阻止疼痛传入脑内；阿片物质也可作用于大脑和脑干的疼痛中枢，发挥下行疼痛抑制作用。

阿片类药物有多种分类方法。

1）按来源药物可分为天然阿片类、半合成衍生物（如双氢可待因、二乙酰吗啡）和合成的阿片类镇痛药。合成药物分为四类即苯丙吗啡烷类（哌替啶、芬太尼）、吗啡喃类（左啡诺）、苯异吗啡烷类（喷他佐辛）和苯甲烷类（美散酮）。

2）按受体可分为 μ、κ、δ 受体激动剂。

3）按药理阿片类镇痛有可分为激动剂（吗啡、芬太尼）、激动-拮抗剂（喷他佐辛）、部分激动剂（丁丙诺啡）和拮抗剂（纳洛酮）。

4）根据阿片类药物镇痛强度，临床分为强阿片类药物（吗啡、芬太尼等）、弱阿片（可待因、曲马多）类药物。

从药理学分析，第二阶梯药物为弱阿片类药物即吗啡的前体，因此小剂量吗啡可以取代弱阿片类药物。脊髓镇痛治疗可作为第四阶梯镇痛治疗。

3. 按时用药

按时用药即患者在特定时间给药，相反按需给药指在患者需求时给药。慢性持续性疼痛需要有规律地按时使用镇痛药物，维持平稳有效血药浓度，有利于有效镇痛，减少药物不良反应。

4. 个体化给药

阿片类药物无理想标准用药剂量，能使疼痛获得缓解的剂量就是正确的剂量。镇痛药物剂量需要个体化，而且个体化的剂量可以相差很大。所以通过镇痛药物滴定缓解疼痛剂量，是剂量个体化的具体实施。许多患者由于镇痛剂量不足，使疼痛没有完全缓解。当疼痛复发或加剧时，应该增加镇痛药物的基础剂量而不是随意缩短给药的时间。

5. 注意具体细节

在对癌痛处置中注意具体细节是一个必要的重要技巧。强调癌痛治疗前应花一些时间对患者及家属进行癌痛治疗知识的宣教,包括疼痛程度、止痛药物的作用与不良反应,提高用药依从性;同时给予止吐与导泻药,尽可能减少药物的不良反应;监测用药效果及不良反应,及时调整药物,以提高止痛治疗效果,减少不良反应。

(二)阿片类药物剂量

1. 初始剂量

第1天:固定量=吗啡 5~10 mg,1 次/4 h。

解救量=吗啡 2.5~5.0 mg,1 次/2~4 h。

第2天:总固定量=前日总固定量+前日总解救量(总固定量分6次口服,即1次/4 h)。

解救量=当日总固定量×10%。

依法逐日调整剂量至疼痛<2,改用等效量控释阿片类药物。

2. 阿片类药物维持剂量调整

根据不同的疼痛强度,考虑阿片类药物的个体剂量增加百分比不同(表2-4-4)。

表2-4-4 阿片类药物个体剂量滴定和维持

疼 痛 强 度	考虑剂量增加/%
7~10	50~100
4~6	25~50
2~3	25

3. 阿片类药物个体剂量转换

相同效果下,常用阿片类药物经过非胃肠给药和口服给药的剂量不同(表2-4-5)。

表2-4-5 常用阿片类药物剂量转换

药 物	非胃肠给药	口 服	等 效 剂 量
吗啡	10 mg	30 mg	非胃肠:口服=1:3
可待因	130 mg	200 mg	非胃肠:口服=1:3
			吗啡:可待因=1.0:6.5
羟考酮	—	10 mg	吗啡:羟考酮=1.0:0.5
芬太尼透皮贴剂	25 μg (透皮吸收)	—	芬太尼透皮贴剂每72 h 剂量=1/2 每24 h 口服吗啡剂量

五、特殊类型疼痛治疗

(一)骨痛

骨骼是癌症转移常见部位。骨转移的主要症状是疼痛。某些类型的癌症患者,即使发生骨转移仍然可能有较长的自然生存时间,如乳腺癌。因此骨转移患者的止痛治疗不仅必要,而且需要持续较长时间。单用阿片类镇痛有时疗效并非十分理想。合理配合放疗及其他药物治疗则有可能获得较好的止痛效果。在使用阿片类药物镇痛治疗同时可考虑以下几种方法。

1. 放疗

放疗适合于骨转移病灶较局限,可以一次或数次进行,疗效一般在放疗后2周出现。其主要作用体现在两方面:一是控制疼痛,二是降低发生病理性骨折的危险。照射部位局部止痛有效率达80%以上,其中疼痛完全缓解率为59%,部分缓解及轻度缓解率为29%。脊椎、股骨等负重部分骨转移并发病理性压缩骨折的危险性为30%,脊椎骨转移压缩性骨折可导致脊髓压迫及截瘫,患者一旦出现,则生存质量明显降低,所以及时对负重部位骨转移灶进行姑息性放疗是十分必要的。

2. 非甾体抗炎药

骨转移病灶区的破骨细胞活性增高,局部前列腺素及炎性因子增多是导致骨痛的因素。因此骨转移疼痛的药物止痛治疗时,可以考虑联合非甾体抗炎药。

3. 双磷酸盐

双磷酸盐抑制破骨细胞活性而减少骨吸收,有减轻骨痛作用,该类药物包括帕米磷酸盐、氯磷酸盐、唑来磷酸盐。由于此类药物口服生物利用度差,因此常静脉注射给药。

4. 同位素治疗

对那些难以从放疗获益的多发性骨转移疼痛患者,可以考虑进行同位素治疗。

5. 固定术

固定术适用于晚期癌症患者发生病理性骨折,也适用于预防性治疗某些有病理性骨折危险的骨转移患者,尤其是负重部位骨转移患者。

(二)神经病性疼痛

阿片类药物治疗此类疼痛效果较差。建议考虑加用以下药物。

1. 抗抑郁类药物

抗抑郁类药物除了抗抑郁作用外还有镇痛作用,可用于治疗各种慢性疼痛综合征。此类药物包括三环类抗抑郁药如阿米替林、选择性5-HT再摄取抑制剂和单胺氧化酶抑制药。目前用于慢性止痛的主要是三环类抗抑郁药。

三环类抗抑郁药:阿米替林25~75 mg,每晚1次。初始剂量为25 mg,对于年龄>70岁的患者考虑从12.5 mg开始,逐渐增加至50 mg。

2. 抗惊厥类药物

抗惊厥类药物是治疗神经病理性疼痛比较有效的药物,其对尖锐的刺痛、刀刺样、烧灼或电击样疼痛有明显的缓解作用。其作用机制尚需进一步确定,可能与兴奋细胞膜的稳定作用和通过加强对酪氨酸突触传递的抑制作用而阻断异常活动的扩散有关。目前临床上可使用的药物主要包括丙戊酸钠、卡马西平、加巴喷丁、普瑞巴林。

3. 皮质类固醇

如果由神经根或神经干受压所致建议使用地塞米松。

六、阿片类镇痛药物常见不良反应及治疗

对于慢性疼痛患者的药物治疗,往往需要长期治疗,因此镇痛药物的不良反应是影响治

疗方案选择的重要因素。只有正确认识镇痛药物的不良反应才能够安全有效地使用镇痛药物,才能制订出最适合患者的治疗方案。

阿片类镇痛药物的不良反应主要发生于用药初期及过量用药时,阿片类镇痛药物的恶心、呕吐等不良反应大多出现于用药初期。与之相反,非阿片类镇痛的药物的不良反应则常常发生于长期持续用药一段时间后。部分患者在初次使用阿片类镇痛药物的最初几天可能出现不良反应,但是大多数的不良反应是暂时性或可耐受的,而便秘反应是长期存在。对阿片类镇痛药物的不良反应进行积极的预防性治疗,可以减轻或避免不良反应的发生。

(一)便秘

便秘是阿片类药物口服后出现不可耐受的不良反应,其贯穿疼痛治疗的始终。其主要原因是阿片类药物降低肠道的纵向运动,增加水和电解质的吸收。

主要干预措施如下。

(1)预防给药即刺激性缓泻剂+粪便软化剂(番泻剂+多库酯),当阿片类药物增加剂量时,增加腹泻剂剂量。

(2)增加液体摄入。

(3)增加适量运动。

如干预措施未见效,则采取以下措施。

1. 便秘进展

(1)评估便秘的原因。

(2)排除肠梗阻。

(3)治疗引起便秘的其他原因。

(4)增加缓泻剂剂量。

2. 持续便秘

(1)重新评估便秘原因和程度。

(2)检查有无梗阻。

(3)增加另一种药物,如氢氧化镁、乳果糖。

(4)0.9%氯化钠溶液或自来水灌肠。

(5)考虑促动力药甲氧氯普胺。

(6)考虑阿片类药物用药途径改变。

(二)恶心

恶心为使用阿片类药物初期的不良反应,作用于脑干化学感受器触发带的止吐药物可以缓解其的发生。

主要干预措施是处方阿片类药物同时给予止吐药物甲氧氯普胺。

如干预措施未见效,则采取以下措施。

1. 恶心进展

(1)评估引起恶心的其他原因(如便秘、中枢神经系统病变、放化疗、高钙血症)。

(2)治疗时考虑给予氯丙嗪、氟哌啶醇、甲氧氯普胺口服。

2. 控制效果差

考虑增加 5-HT 受体阻断药。

3. 恶心、呕吐持续 7 天以上

（1）重新评估恶心、呕吐的原因和程度。

（2）更换阿片类药物。

（3）考虑采用复方镇痛药以减少阿片类药物剂量。

4. 持续加重

（1）重新评估恶心、呕吐的原因和程度。

（2）考虑采用创伤性途径给药。

（三）镇静

镇静与恶心、呕吐类似，镇静一般发生于使用阿片类药物初期或积累量增加过程中，一般一周时间可以缓解，应该告诉患者在服用阿片类药物初期可能出现嗜睡，鼓励暂时克服，4~5 天可以缓解。对于老年人或极度虚弱患者减少阿片类药物剂量，缓慢增加镇痛药物剂量，直至获得理想的疼痛缓解。

主要干预措施是根据患者临床状态和既往阿片类药物应用史，给予初始剂量阿片类药物，如果必须增加阿片类药物剂量，建议增加 25%~50%。

如干预措施未见效，则采取以下措施。

1. 给予阿片类药物初始剂量后镇静进展或持续超过 7 天

（1）评估其他引起镇静原因，如中枢性疾病、其他镇静药物、高钙血症、脱水、感染、低氧血症。

（2）如果较低剂量阿片类药物能控制疼痛，考虑减少阿片类药物剂量。

（3）考虑小剂量阿片类药物多次给药以降低阿片类药物峰浓度。

（4）增加咖啡因 100~200 mg，口服。

2. 采用以上措施或更换几种阿片类药物后镇静持续

（1）重新评估引起镇静的原因和严重程度。

（2）考虑采用创伤性途径给药。

（四）谵妄

少数患者口服阿片类药物后出现精神错乱，特别是老年人。一般建议从低剂量开始，加强服药初期出现症状的解释。

（1）评估其他引起谵妄的原因（高钙血症、中枢性疾病、肿瘤转移、其他精神活性药物等），如果无法确诊病因，考虑更换阿片类药物。

（2）氟哌啶醇治疗或改用精神抑制剂。

（五）呼吸抑制

呼吸抑制为医护人员最担心害怕的不良反应，一般规范使用阿片类药物极少出现呼吸抑制，其主要发生于吗啡剂量过量且进行创伤性给药。吗啡引起的呼吸抑制有以下特点：

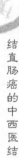

意识丧失;瞳孔针尖样改变;呼吸频率减慢,每分钟<8 次;血氧饱和度降低,<80%。一旦发生首先停止使用阿片类药物。

(1)评估呼吸抑制引起的原因和严重程度。

(2)患者疼痛缓解,减少吗啡剂量。

(3)阿片类药物过量可以考虑纳洛酮0.2~0.4 mg 解救。

-------------------------------------- 参 考 文 献 --------------------------------------

Garra G, Singer A J, Taira B R, et al., 2010. Validation of the Wong-Baker FACES Pain Rating Scale in pediatric emergency department patients[J]. Academic Emergency Medicine,17(1):50-54.

第二篇　结直肠癌的中西医结合治疗

第五章 治疗过程中相关不良反应的处理

第一节 消化管相关的不良反应

一、腹泻

(一)临床表现

腹泻是指排便次数明显增多或大便硬度降低(含水量增加)或者两者兼而有之,性状稀薄,或带黏液、脓液,或含有未消化食物成分。对于黏液稀便,一天 3 次以上,或一天的粪便总量超过 200 g,其中含水成分超过 80%,可认定为腹泻。结直肠癌在手术、放化疗等治疗过程中都可能出现腹泻。肿瘤本身及肿瘤治疗引起的腹泻,有人称为"癌症相关性腹泻"。

癌症相关性腹泻不仅会降低患者的体质和生活质量,严重者还会出现血性腹泻,诱发感染,水、电解质失衡,肾功能不全,低血容量性休克等;若控制不佳,会导致住院费用增加,化疗、放疗、靶向治疗等被迫中断,延误病情甚至危及患者生命。

(二)西医病因

1. 肿瘤本身因素

肿瘤本身可引起腹泻的发生,由于某些肿瘤因子对胃肠道黏膜的刺激,胃肠黏膜的分泌量大大增加,超出其可吸收的液体量而导致腹泻。另外肠腔内存在不吸收性溶质,使肠腔内有效渗透压增加,致使肠黏膜水分大量外渗引起腹泻。再如一些肠道肿瘤可使胃肠运动减弱,引起肠梗阻、扩张、淤滞,导致肠内菌群过度繁殖,进而导致长久难以治疗的胃肠慢性炎症而发生腹泻。小肠腺癌、绒毛腺瘤患者血清蛋白、黏液、血液从肠壁浸润部位渗出到肠腔,也可以引起腹泻。如果伴发肠道感染,则腹泻更甚。

2. 肿瘤治疗诱发

腹泻是结直肠癌患者治疗过程中常见的并发症,主要由手术及放化疗导致,不仅会降低患者的体质和生活质量,严重者将导致放化疗被迫中断,从而影响疗效。

(1)手术因素 结直肠癌切除大部分肠段后,造成肠道的功能改变,肠黏膜受损,肠黏膜吸收面积减少,容易发生胃肠道分泌、消化、吸收功能紊乱或障碍和动力加速等变化,可导致腹泻;低位直肠癌保肛手术行低位吻合时需要良好的术野,需充分地扩肛,但可能暂时损伤括约肌,术后早期肛门括约肌功能尚未恢复,会导致腹泻。直肠癌改道手术后的患者大便稀薄更为常见,严重影响生活质量。另外,肠道手术后,常规联合应用多种抗生素,使肠道正常菌群中对这些抗生素敏感的主要菌群受到抑制,而某些抗药菌株优势繁殖,引起菌群失调,从而导致腹泻。

（2）化疗因素　结直肠癌根治术后需要常规化疗,化疗引起的腹泻,机制十分复杂,到目前为止还不是很明确。化疗药物对肠壁可能产生直接的毒性反应,损伤胃肠道上皮组织,干扰肠细胞的分裂,引起肠壁细胞坏死及肠壁广泛炎症,进而引起机会性感染和上皮细胞坏死,产生直接刺激分泌水和电解质的因子,导致局部兴奋反应,使吸收和分泌失调,增加肠管蠕动,破坏微绒毛细胞的重吸收功能,而产生大量的水和电解质,导致肠腔液体增加,最终导致小肠吸收和分泌的功能失去平衡而造成腹泻。

（3）放疗因素　针对盆腔、腹腔或腰部脊椎进行放疗,则可直接损伤肠黏膜,破坏肠绒毛或微绒毛上皮细胞,导致放射性肠炎,继而引起肠黏膜萎缩和纤维化,产生分泌性腹泻或其他类型的腹泻。

（三）中医病因病机

中医传统理念认为结直肠癌的发生多因机体阴阳失调、正气不足、脾胃虚弱,复因感受外邪、忧思抑郁、饮食不节,致使脾胃失和、湿浊内生、郁而化热。湿热下注浸淫肠道,气机阻滞,血运不畅,瘀毒内停,痰、湿、瘀、毒互结,日久积聚而成,因虚致实,本虚标实是结直肠癌的发病本质。结直肠癌患者术后和(或)放化疗后出现腹泻。一方面考虑人体接受手术治疗,受刀刃所伤,气血损伤,气滞血瘀,久则脾胃虚弱;另一方面则认为化疗药物为"药毒",再次侵及脾胃,脾失健运,胃失和降,导致脾不能升清,胃不能降浊,水谷停滞、清浊不分,大肠转导功能失常,致水反为湿,谷反为滞,则痰湿内生、瘀血阻滞,瘀久化热,湿热之邪下趋大肠,以致泄泻。结直肠癌患者治疗过程中出现的腹泻属于中医学"泄泻"的范畴,中医认为腹泻的病因是多方面的,关键病变脏腑在脾胃,多因湿所致。脾胃升降失司,小肠无以分清泌浊,大肠不能转导而导致泄泻的发生。《景岳全书·泄泻》曰:"水反为湿,谷反为滞,精华之气不能输化,乃致合污下降而泻痢作矣",提出"泄泻之本,无不由于脾胃"。《素问·阴阳应象大论篇》言:"清气在下,则生飧泄……湿胜则濡泻……春伤于风,夏生飧泄。"李中梓则有"无湿则不泄"之言。他认为,"脾土强者,自能胜湿……若土虚不能制湿,则风寒与热,皆得干之而为病"。

（四）治疗原则

1. 西医治疗原则

西医以预防为主,在化疗、放疗及手术前应告知患者可能产生腹泻反应,注意饮食卫生,防止感染。治疗期间严密观察,如出现严重腹泻、血性腹泻应立即停止治疗。积极行止泻治疗,加强支持治疗,使用肠胃保护剂,选择止泻药物及抗生素等治疗。

2. 中医治疗原则

中医认为,结直肠癌治疗过程中出现的腹泻皆由诸多因素导致脾胃气机升、降、出、入功能失调,脾胃运化失司而引起。故其中医论治,当以脾气虚弱为辨证基础,"湿胜则濡泄",湿贯穿于泄泻病程的终末,"无湿则不泄"。故结直肠癌腹泻治疗当以健脾益气燥湿为主,随症加减运用。结直肠癌患者治疗过程中出现的腹泻以脾气虚弱为最常见的病机,正如《赤水玄珠》引李东垣言曰:"又一说中焦元气不足,溲便为之变",其临床常见有大便次数增多,日四五次,甚者可见日十几次,便质稀溏,甚则水样泻,无明显腹痛,纳差、乏力,面色萎黄,神疲倦息,舌质淡胖,苔薄白,脉细弱等表现。治法方面,应《景岳全书·泄泻》所言:"凡泻之治病,多由水谷不分故以利水为上策。"故以健脾和胃,化湿利水为主法。中草药煎剂和中医传统疗法如拔罐、针灸、推拿、耳穴、药敷等,都可以起到很好的预防和治疗作用。

(五)西医治疗方法

1. 肛门括约肌舒缩功能恢复训练

手术时由于充分的扩肛,使肛门括约肌受到不同程度的暂时性损伤,导致排便功能下降而发生腹泻,针对这一点,重点是加强肛门括约肌功能恢复训练,方法如下。

(1)缩肛训练　　肛门行收缩、舒张运动 10 次/回,每日 4 回。

(2)排便反射训练　　不管有无便意都要定时去排便,以逐步促进大脑皮质建立定时排便反射。

2. 药物治疗

腹泻严重者予以止泻药物对症治疗,对于考虑菌群失调导致的腹泻,首先检查大便常规、大便球杆菌比例、大便细菌培养,诊断明确后停用一切抗生素,应用肠道菌群调节药物,必要时给患者补充水分和电解质。常规止泻药物主要包括消化管黏膜保护剂(如蒙脱石散、谷氨酰胺),外源性益生菌(如双歧杆菌三联活菌散、地衣芽孢杆菌活菌胶囊),肠道阿片受体阻断剂(如盐酸洛哌丁胺胶囊),肠道阿片受体激动剂(如洛哌丁胺)等。

3. 饮食调节护理

恰当的饮食调节可使肠道得到充分休息,减轻腹泻,原则上患者应该少量多餐,以清淡、温和的食物为主,避免刺激性、过敏性、高渗性食物,避免过冷、过热、易产气食物,个别患者禁用奶制品,可多饮米汤,因为米汤含高浓度碳水化合物,可增加水、盐的吸收,合理的饮食可使大多数患者腹泻改善。

(六)中医治疗方法

1. 口服中药

化疗、手术及放疗引起的腹泻属于中医学"泄泻""腹泻""下痢"等病范畴。病位虽在肠道,但却与脾、胃、肝、肾等脏腑有关,临床医家多以脾虚湿盛、中气下陷、脾肾阳虚、湿热内蕴等为病机要点论治结直肠癌患者之腹泻。古代医家李中梓总结出"淡渗、升提、清凉、疏利、甘缓、酸收、燥脾、温肾、固涩"之"治泻九法",其言"泻皆成于土湿,湿皆本于脾虚",高度概括了泻、湿、脾虚三者的辨证关系,对治疗结直肠癌伴有腹泻具有很高的临床指导和应用价值。腹泻多源于脾胃,常因脾气下陷,中枢失于转输所致,结直肠癌患者多有乏力、纳差等脾虚之象,通过升提中气,鼓舞胃气上腾,助脾气升清,则泄泻自止,此乃"下者举之"之义,方常选用补中益气汤。"淡渗"之法常常用于暴泄寒湿困脾证,效果甚好,患者可有泄泻大便稀溏如水,腹痛肠鸣,脘闷纳少,舌苔白腻,脉濡缓之象。治宜淡渗利湿,方选五苓散、四苓汤等。但结直肠癌术后或放化疗后多属于慢性腹泻,湿邪多由于脾虚不运、阳虚不化或气机阻滞,故淡渗之品宜为辅而不宜为主,宜暂用而不宜久用。对泄泻不止,又有急迫下降、腹痛明显者,常用"甘缓"之法治之,常佐以甘药,取甘能缓中培土、缓急止痛之义,方如芍药甘草汤。脾主升清,喜燥恶湿,燥湿培土为治本之法。"燥脾"之法适用于结直肠癌脾胃虚弱及湿盛困脾之人,治宜健脾燥湿止泻,方可选参苓白术散或平胃散;对于大便次数明显增多,日行十几次的患者可投试"固涩"法,方可选用桃花汤或赤石脂禹余粮丸,但该法临床不可妄用之,以免有"留寇"之嫌。对于久泻之人,可投"酸收"之法,方可选用乌梅丸等酸收之辈。临床结直肠癌术后、放化疗后腹泻患者中,虚中夹有实者亦不在少数,治宜清肠化湿,方可选葛根芩连汤,但在遣方用药时仍应抓住其脾虚为本、湿热为标的本质。脾虚下陷湿胜者,亦可用"升提"法升阳除湿,方可选用升阳除湿汤。中医有久病及肾之说,久泻脾病必及肾,命门火衰,不能温煦中焦脾胃,运化失常,可见五更泄,泄下完谷不化,形寒肢冷,腰膝酸软,舌淡苔白,脉沉细。治宜温肾健脾,培本固元。方选四神丸、金匮肾气丸之剂,此乃久泻治本之要法,有"虚则补其母""寒则温之"之意。结直肠癌伴有的腹泻常常缠绵难愈,病程较长,多有久泻及肾之嫌,在方中加入几味"温肾"之品,往往能收到意想不到的效果。结直肠癌腹泻的治疗过程中,由于病情缠绵复杂,虚实错杂,常常需要多种方法联合应用,要坚持以健脾化湿为主线,结合具体的辨证,灵活运用"治泻九法",正确遣方用药,则临床定会取得良好的疗效。

根据患者症状表现及近些年的相关文献研究,本病大致可分为以下六种证型。

(1)脾气虚弱型

症状:排出黄色水样便,甚至未消化食物,常伴气短、乏力,舌淡苔白,脉细弱。

治则:健脾益气。

代表方:六君子汤。

(2)脾虚湿蕴型

症状:大便次数明显增多,伴有不消化食物,大便时泻时溏,迁延反复,饮食减少,食后脘闷不舒,面色萎黄,神疲倦怠,舌淡苔白,脉细弱或濡。

治则:健脾化湿。

代表方:参苓白术散。

(3)脾虚湿热型

症状:泄泻腹痛,泻下急迫,或泻而不爽,粪色黄褐,气味臭秽,肛门灼热,口黏苦,小便短黄,苔黄腻,脉滑数或濡数。

治则:健脾清热,利湿止泻。

代表方:葛根芩连汤。

(4)脾肾虚寒型

症状:黎明之前脐腹作痛,肠鸣即泻,泻下完谷,泻后即安,小腹冷痛,形寒肢冷,腰膝酸软,舌淡苔白,脉细弱。

治则:温补脾肾。

代表方:四神丸合理中汤。

(5)寒热错杂型

症状:腹泻,脘腹痞满,嗳气肠鸣,口苦,舌淡或红,苔腻微黄,脉细弱或数。

治则:寒热平调。

代表方:泻心汤。

(6)肝郁脾虚型

症状:胸胁胀痛,嗳气食少,肠鸣腹痛,泻后痛缓,每因抑郁恼怒或紧张而发作,舌质淡,苔薄白,脉弦细。

治则:抑肝扶脾,调中止泻。

代表方:痛泄要方。

2. 针灸治疗取穴

主穴:急性腹泻,取天枢、上巨虚、阴陵泉、水分;慢性腹泻,取神阙、天枢、足三里、公孙。

配穴:寒湿者,加神阙;湿热者,加内庭;饮食停滞者,加中脘;脾胃虚弱者,加脾俞、太白;肝郁者,加太冲;肾阳不足者,加肾俞、命门。

《景岳全书·泄泻》曰:"泄泻之本,无不由于脾胃。"结直肠癌腹泻病位主要在脾、胃及大、小肠,久而及肾。针灸取穴常取足太阴脾经、足阳明胃经、任督二脉之腧穴为主。研究显示,针灸能够抑制胃肠过度蠕动,改善胃肠及肾微循环,使得结直肠癌腹泻治愈率、好转率显著提高,与中药联合应用疗效更佳。

3. 耳穴压豆

选大肠、胃、脾、肝、肾交感对应的3~4个耳穴进行压豆,对耳部穴位进行持续刺激,3天更换一边耳朵进行贴压,并指导患者每4 h自行按压贴豆1次,及时检查耳部皮肤,如皮肤压豆处皮肤破损即刻停止耳穴压豆,疗程持续7天。

4. 中药脐敷

中药脐敷可以运用于肿瘤患者预防和治疗腹泻的全过程,常可取得满意疗效。其治疗癌症相关性腹泻也取得了一定进展,研究显示,采用诃子、肉豆蔻、炒艾叶、肉桂、公丁香等进行脐疗,如脐敷方可用丁香、吴茱萸温中散寒,肉桂温补命门,将药物研细后加入麻油适量调和后敷于肚脐上,外用贴膏粘贴固定,每天换药一次,能够明显改善化疗引起的腹泻症状。

5. 艾灸治疗

灸法既可补虚,又可泻实;既可温寒,又可散热;既可助阳,又可养阴,且见效快,效果明显。临床常选取神阙、脾俞、章门、长强、足三里、中脘、气海等穴位进行灸治。

6. 中药灌肠

中药灌肠被认为是简单实用、安全低毒、高效快速的方法,可使药物直达病所,能收到较好的效果,尤其对出血溃疡表面有直接覆盖修复作用。当然对于泄泻不止,口服药物效果不佳的肿瘤患者,可采用中药灌肠治疗,主要以清热解毒利湿药物为主,如黄连、苦参等,煎水灌肠。研究表明,采用复方锡类散保留灌肠治疗癌症相关性腹泻,经2~4次复方锡类散灌肠治疗后腹泻完全消失,取得较好疗效,结果显示采用复方锡类散灌肠疗法明显缩短了经奥曲肽治疗疗效不佳患者的腹泻病程,并且无明显毒副反应。

二、便秘

便秘是指大便秘结,排便间隔时间(周期)延长;或周期不长,但粪质干结,排出困难;或粪质不硬,但便而不畅,有不尽感的病证。便秘虽然不直接威胁人们的生命安全,但其带来的疾病负担却不容忽视。便秘可以加重原有的消化管症状,如消化功能进一步紊乱,导致和加重肛门直肠疾病;长期便秘可能导致结肠恶性肿瘤,现在有研究显示便秘可以增加结直肠癌患者的复发率;便秘患者生活质量明显下降,并可出现心理情绪障碍,特别是经治疗患者症状缓解不明显,反复就医,加重其身心负担的同时也耗费大量医疗资源。

(一) 西医病因

现代医学认为,结直肠癌患者出现便秘既是结直肠癌肿瘤导致大便习惯和性状改变的一种临床症状,也是结直肠癌手术及放化疗导致的常见不良反应之一。

1. 手术因素

结直肠癌手术后早期便秘是因术后的盆底创面、切口粘连,不规则大网膜条索的粘连卡压,腹、盆腔感染,纤维素渗出等所致的粘连;术中、术后放疗可致放射区域发生广泛放射性炎症,组织水肿增厚,纤维组织增生、粘连、缺血坏死等,致使肠运动功能紊乱或运送功能被破坏,肠腔内容物通过肠腔速度减慢,水分吸收增加,粪便燥结,而发生便秘。

2. 药物因素

结直肠癌患者治疗过程中使用化疗药和止痛药也是导致便秘的主要原因。一些肿瘤化疗药物本身就可以引起便秘,最常见的是长春碱类药物,主要是这类药物具有自主神经毒性,可渗入肠道自主神经细胞中,引起肠道自主神经功能障碍,使肠道平滑肌收缩或局部神经转导受影响,药物的直接刺激使肠内容物在肠内运动受到阻碍,肠内容物不能向下运行,引起肠蠕动减慢,导致排便困难,严重时甚至可发生麻痹性肠梗阻;阿片类止痛药最明显的副作用即容易出现便秘,其原因是当外源性阿片与受体结合,兴奋性和抑制性神经递质的分泌都受到阻滞,打乱了胃肠道正常的节律性收缩和黏膜的分泌,从而引起胃肠道功能紊乱,肠道对水分的重吸收增加,导致大便干结、排便困难、排便疼痛、排便不尽感、排便梗阻感等。

3. 其他因素

肿瘤患者常因为一些原因需要长期卧床,缺少运动,而长期卧床患者腹部的血液供量因腹部运动的缺乏而减少,从而导致结肠蠕动减弱甚至消失;另外,长期卧床,导致腹肌及膈肌松弛无力,胃肠蠕动减慢,排便时腹内压不足。这些都会导致粪便排出过程减慢,引起排便困难。另外饮食结构的变化及不良情绪的影响也会导致便秘的发生。

(二) 中医病因病机

《明医杂著》载:"症属形气、病气俱不足,脾胃虚弱,津血枯涸,而大便难。"即阴阳气血不足均能造成排便困难而成便秘之证。中医学认为,便秘因大肠转导功能失常,造成粪便在肠内停留时间过长,粪质干燥或坚硬,因而艰涩难下。本病的发病部位位于大肠,发病机制为大肠转导功能丧失,与脾、胃、肝、肺、肾等脏腑功能失调息息相关。尤其脾胃同居中焦,脾属阴土,胃为阳土,两者一阴一阳,一运一纳,一升一降,有机协调,共同完成饮食的受纳、腐熟及排泄。大肠的转导作用,有赖于脾升胃降功能的正常发挥,若脾气不足,清气不升,精微不布,则胃津亏虚,肠道干涸,以致燥屎内留而便结难下。结直肠癌患者术后便秘是由多种因素共同作用引起的,如癌症本身所致,伤津耗气,导致胃肠功能受损,加之应用化疗、放疗等治疗措施,则更加伤气、伤津、伤阴,导致阴津亏虚,肠道干涩,大肠转导失司,糟粕内停而易发便秘。

(三) 治疗原则

饮食入胃经腐熟、运化、吸收精微物质,所剩下糟粕由大肠传送排除而成大便。便秘一症因热、冷、风、气或燥热内结,或气滞不行,或因气虚传送无力,血虚肠道干涩,以及阴寒内结均可导致各种不同性质的便秘,临床上常把便秘分为气秘、虚秘、冷秘和热秘。因此,临床上治疗便秘一定要因人因症辨证施治。中医治疗便秘,从肝论治者,多疏肝解郁行气,使肝疏泄功能正常;从脾胃论治者,主要以健脾益气为主,使气机升降功能恢复正常;从肺论治者,多以宣肺润肺为主,使表里配合舒畅;从肾论治者,多滋补肾阴肾阳,润肠通便。

(四)西医治疗方法

1. 非药物治疗

饮食尤为重要,应该在保证易于消化的前提下,注意粗细搭配,多选用一些粗杂粮,这些食物的有形成分较多,有利于激发肠的生理蠕动,减少大便秘结。副食品多选用一些含纤维素较多的蔬菜,这样,通过肠道的食物残渣增多,可以使大便次数增多。另外,在食品中增加些植物油,亦有润肠通便的功能;慢性便秘的患者应该多吃些水果,有利于保持大便通畅。

2. 药物治疗

目前治疗便秘的常用药物有泻剂(包括容积类轻泻剂、渗透性泻剂、刺激性泻剂、润滑性泻剂)、促动力剂、微生态制剂等(如乳果糖口服液、莫沙比利、开塞露等),但各自都有相应的副作用。刺激性泻剂可引起严重绞痛,长期服用易出现依赖性,可致水电解质紊乱及酸碱平衡失调,导致泻剂结肠,此为慢传输型便秘的可能原因。容积类轻泻剂起效慢,需要保证足够的水分摄入,对于肠腔狭窄的患者需慎用;口服缓泻剂可引起胃肠部不适,甚至腹泻严重;肥皂水灌肠法易引起肠痉挛、肠胀气等副作用。开塞露制剂的前端硬且短,操作不易,药液只能较浅地注入直肠,容易造成外溢,特别是部分老年患者的肛门括约肌本就松弛,开塞露常常达不到理想的效果。

(五)中医治疗方法

1. 中药辨证论治

便秘作为结直肠癌患者术后的常见临床症状,明显增加了结直肠癌根治术后转移的复发率,传统中医药治疗结直肠癌患者术后便秘疗效显著,能有效改善患者的生活质量,延长结直肠癌患者术后的生存时间。中医学认为,结直肠癌患者术后出现便秘主要是由于术后经脉受损、气血不足所致,因此,不仅需要滋阴、润肠、通便,还应考虑术后气虚,推动无力而加以补气。只有气虚得到纠正,阴液得以恢复,胃肠功能旺盛,推动有力,便秘才能彻底消除。治疗结直肠癌术后便秘往往需要多种药物和方法一起使用。依据便秘在临床上分为气秘、虚秘、冷秘和热秘之分。治疗主要分为以下证型。

(1)气虚便秘　特点为虽有便意,但临而努挣乏力,大便并不干硬,神疲气怯,舌嫩苔薄,脉虚。

药用黄芪、茯苓、山楂、木香、佛手、香橼、火麻仁、白蜂蜜等。

(2)血虚便秘　特点为大便秘结,面色苍白,舌淡,脉细。

药用当归、火麻仁、玉竹、生地黄、熟地黄、元参、佛手、香橼、枳壳、黄芪、白蜂蜜等。

(3)冷秘　特点为大便难涩,腹中或有冷痛,喜热恶冷,舌淡苔白,脉沉迟。

药用当归、仙灵脾、肉苁蓉、木香、枳壳、火麻仁、黄芪等。

（4）气秘　　特点为大便秘结,嗳气频作,腹胀痛,胸胁痞满,苔薄腻、脉弦。

药用木香、槟榔、佛手、郁金、枳实、火麻仁、柴胡、鸡内金等。

（5）热秘　　特点为大便干结,口渴喜冷饮,苔黄燥,脉数。

药用大黄、枳实、白芍、生地黄、元参、黄芪等。

2. 穴位敷贴

穴位敷贴是在经络学说的指导下,在辨证论治的基础上,将药物敷贴在体表的特定部位上,从而治疗疾病,属于中医外治法之一。穴位敷贴单穴治疗常取神阙、天枢及关元,古代医家认为,神阙与脾、胃、肾的关系最为密切,脐与脏腑和全身相通,故为通调周身之经点,刺激该穴,能起到疏通经络、调达脏腑、润肠通便之作用。现代医学则认为,脐部皮薄,脐下有丰富的腹部动脉分支和静脉网,无脂肪堆积,渗透力强,有利于药物吸收。天枢属足阳明胃经,为大肠募穴,是大肠中心所在,同时也管理阳明脉气。其主要用于治疗脾、胃、大肠相关疾病,包括腹胀、腹痛、便秘、腹泻、痢疾等。关元位于下腹部,脐下 3 寸,为小肠募穴,足三阴、任脉之会,具有培肾固本、调理冲任、补益精血等功效,刺激关元可以对肠道产生生物学效应。穴位敷贴与按摩、耳穴压豆、针灸、拔罐等其他中医传统疗法联合使用,在改善排便困难程度、排便间隔时间等方面也具有良好的疗效。

3. 耳穴压豆

耳穴压豆是传统中医学的外治方法之一。中医经络理论认为,耳穴是人体内脏器官、四肢躯体的反应点,与人体经络、脏腑、组织器官相互沟通的部位。现代研究表明,耳郭神经丰富,人体脏器各部分在耳郭上均有一定的代表区,贴压耳郭上的相应穴位能刺激耳穴,疏通经络,运行气血,调节胃肠功能,防治便秘。

4. 推肠法

推肠法按照食物残渣在大肠内运行路线,通过适度用力地揉按,触及腹部的大肠,直接刺激、促进大肠蠕动,加快粪便排出而达到治疗便秘的作用。该法还常与耳穴压豆联合运用,一上一下,从而使相应部位受到刺激,达到调节脏腑、疏通经络、促进运化的作用,增加排便的效果。但需动态评估患者的大便性状和次数以灵活运用,如大便由干结转为软便,并向稀便方向发展,大便次数增加,则减少推肠法的次数。

5. 中药灌肠法

中药灌肠法具有一定的治疗效果,祖国医学认为肿瘤是慢性、消耗性疾病,患者由于长期卧床或肠燥内热的原因而致便秘,中药灌肠液中的马齿苋、紫花地丁、败酱草具有清热利湿、解毒消肿的作用;仙鹤草和白头翁可清热凉血。为此,中药灌肠法对化疗后患者便秘具有良好效果。

三、恶性肠梗阻

恶性肠梗阻是指原发性肿瘤或者转移性肿瘤导致的肠内容物流通障碍,是晚期肿瘤常见的并发症之一,部分肿瘤患者的首发表现就是肠梗阻。恶性肠梗阻(即癌性肠梗阻,malignant bowel obstruction, MBO)的概念已经被广泛认可。恶性肠梗阻一般指由原发性或转移性恶性肿瘤造成的肠道梗阻,广泛概念包括恶性肿瘤占位直接引起的机械性肠梗阻和肿瘤相关功能性肠梗阻。

（一）西医病因

1. 癌性因素

原发性肿瘤和转移性肿瘤在肠腔内、外形成占位，导致肠道梗阻。

2. 非癌性因素

恶性肠梗阻中，多数是由于肿瘤治疗引起的，如手术后或放疗后导致的肠粘连、肠道狭窄及腹内疝；老年体弱者粪便硬结嵌顿于肠腔内也可导致恶性肠梗阻。

3. 恶性肠梗阻的根本病机

恶性肠梗阻的根本病机主要是肠内液体"分泌-吸收"平衡遭到破坏，肠道分泌的大量肠液不能被肠壁正常吸收，肠内容物增加，导致肠管严重扩张，肠道继续分泌消化液，使恶性肠梗阻患者形成"分泌-扩张-再分泌"的恶性循环，大量消化液被"丢失"在肠道中，血液循环量下降。肠内容物的进行性增加，使近端肠管受到扩张的刺激，强烈收缩运动，使梗阻肠段肠管的"扩张-分泌-运动"导致临床的恶心、呕吐、腹痛、腹胀等临床症状。如不能及时解除肠梗阻，则恶性肠梗阻进入"分泌-扩张-再分泌""扩张-分泌-运动"的恶性循环中。

（二）中医病因病机

大肠属六腑，六腑主传化，其功能泻而不藏，以通降下行为顺，滞塞上逆为病。梗阻者不能进食，大便闭塞不通、腹痛。这属于中医学"腹痛""肠结""积聚"范畴，为中医六腑急症。病机为大肠腑气气机痞塞，肠道不通，不通则痛；气阻于中，水谷精微不能上达，浊物不能下降，则腹痛痞满膨胀，肠腑闭阻。该病于《景岳全书·卷之二十三心集杂证谟·积聚》中曰："凡脾肾不足及虚弱失调之人，多有积聚之病。"于《医宗必读》中云："积之成者，正气不足，而后邪气踞之。"六腑以通为顺，传化水谷，泻而不藏，实而不能满，而肿瘤患者癌毒内盛，久病脾肾亏虚，水液无以运化，内停形成痰湿，阻滞气机，胃失和降，脾失升清，腑气不通，气滞血瘀，湿毒瘀血阻滞于肠道，壅塞不通，不通则痛，发为腹胀、腹痛、恶心、呕吐等症。

（三）治疗原则

综合治疗，并且强调个体化姑息治疗，根据肠梗阻的原因、程度和个体状况，选择手术、药物和中医治疗方法进行对症处理，尽量解除肠梗阻，改善生存质量，延长生存时间，减轻患者痛苦。

（四）西医治疗方法

恶性肠梗阻的西医治疗多采取外科手段，包括鼻胃管治疗、经皮胃镜下胃造口术、肠梗阻导管治疗、自膨式金属支架治疗、手术治疗。其中手术治疗是恶性肠梗阻的主要治疗手段，主要术式有根治性手术、姑息性手术、解痉手术、胃肠造口术等。恶性肠梗阻的治疗应严格把握手术适应证、禁忌证，根据患者的年龄，营养状况，肿瘤部位、性质、分期及合并症进行选择。

（五）中医治疗方法

恶性肠梗阻属于中医学的"肠结""腹痛""关格"等范畴。由于肠腔梗阻不通,气血运行不畅,可出现腹痛,腹胀,呕吐,停止排便、排气等症状;基本病机为正虚邪实,治疗原则应扶正祛邪,攻补兼施;采用针灸、推拿按摩、中药脐敷和中药灌肠等中医治疗方法,在临床中可取得良好效果。

1. 中药辨证论治

研究发现,肠梗阻中医证型与是否接受手术治疗有相关性,未接受手术治疗者实证居多,以湿热蕴结和瘀毒内结为主;术后患者表现为虚证,以脾肾亏虚、肝肾阴虚、气血虚弱、脾胃虚弱多见。而从患者手术前后比较来看,证型表现为由实证转为虚实夹杂或是虚证的转化过程。接受化疗的患者多出现脾肾、肝肾、脾胃功能的损害,出现正气损伤,主要表现为虚证。对于肿瘤导致的部分肠梗阻或已放置肠梗阻导管者,此时肠壁水肿逐渐消退,肠管吸收功能慢慢恢复,此时根据八纲辨证,辨证施治,给予相应的中药内服治疗可加快缓解症状,提高生活质量。中药内服应根据证候分型:癖毒热结证,治则为化癖解毒通腑,方剂为桃核承气汤加减;气机阻滞证,治则为行气通腑,方剂为小承气汤加味;阴津亏损证,方剂为增液承气汤加减;寒结肠腑证,治则为温里通腑,方剂为大黄附子细辛汤加味。

2. 针灸

针灸是以体内经络学说为依据,通过针刺刺激人体穴位,促进机体的"气"在经络中循环、流动,从而疏通经络、行气活血、调理气机等。针灸腧穴可以增加肠蠕动。针灸的优势是非消化管途径治疗且副作用少,可有效减轻患者的恶心、呕吐、腹痛、腹胀等症状,可以作为治疗恶性肠梗阻重要的辅助手段。临床主要取穴足三里、上巨虚、下巨虚、天枢和内关等,手法以泻为主,强刺激,每天 1 次,留针 30 min。

3. 推拿按摩

推拿按摩适用于早期出现的肠扭转,先在腹部涂以滑石粉,后按扭转的反方向进行推拿,推拿时间为 10～20 min。

4. 中药脐敷

恶性肠梗阻严重者无法内服中药治疗。此时可采用外敷中药治疗,经透皮吸收,达到治疗的目的。脐中为神阙,系任脉之要穴,而任脉属阴脉之海,与督脉相表里,统管人体诸经之百脉,脐又为冲、任二脉循环之所,且任脉、督脉、冲脉为一源三歧,故三脉经气相通,脐与诸经百脉相通,故可从脐调治全身及脏腑气血。从解剖学上看,脐周部位皮肤薄弱,同时脐部的神经及血管组织分布丰富,且互相连通,药物较易吸收,这一解剖特点形成了经脐给药治疗的基础。中药脐敷既有药物或温热对经穴起良久的刺激作用,又有药物本身被吸收后的直接作用。肠梗阻即气血凝滞,通降功能失常,痞塞不通所致。故各医家已将脐疗法用于临床治疗肠梗阻,并取得显著疗效。临床多用行气通腑类中药研细末,以布袋包扎放于脐处,再用腹带固定,隔日换药 1 次,如大黄、芒硝、厚朴等药物。

5. 中药保留灌肠

中药保留灌肠可通过结直肠黏膜吸收发挥药效,避免了完全性恶性肠梗阻需禁食禁水的特点,较中药口服有更广的适应证,能改善患者的近期生活质量。中药保留灌肠其实源于张子和《儒门事亲》的"下"法思想，通过肠道直接吸收药物有效成分。当以通腑泻下、解毒消瘀为法，临床应用时需要结合患者具体情况，辨证论治方能取得较好疗效。以大黄、芒硝、厚朴、桃仁、枳实、金银花，煎液 200~300 mL，灌肠保留 20~30 min，每天 1 次。

四、恶心、呕吐

（一）临床表现

恶心、呕吐是恶性肿瘤疾病本身和放疗、化疗后常见的胃肠道反应。恶心是一种特殊的主观感觉，表现为上腹部不适、紧迫欲吐的异样感觉，常伴有流涎和反复性吞咽动作，严重者可出现头晕、面色苍白、冷汗、心动过速和血压降低等迷走神经兴奋症状。干呕是膈肌和腹肌痉挛所致，一般发生在恶心时，常最终引发呕吐。呕吐是指胃内容物或一小部分小肠内容物，经食管反流出口腔的一种复杂的反射动作。严重恶心、呕吐可导致脱水、电解质失衡、低血压休克，引发上消化管出血等后果。化疗所致的恶心呕吐（chemotherapy-induced nausea and vomiting, CINV）分为预期性、急性和迟发性三类。预期性 CINV 见于存在化疗史的患者中，发生率为 18%~57%；急性 CINV 发生在化疗药物使用 24 h 内；迟发性 CINV 则发生于化疗后 24~48 h，甚至持续 1 周，发生率为 40%~50%。CINV 可导致患者脱水、代谢失调、营养不良，患者行为状态和精神状况恶化，造成化疗不能顺利进行，严重者引起消化管黏膜损伤出血，甚至危及生命。

（二）西医病因

1. 化疗

CINV 是最常见的不良反应，而化疗诱发恶心、呕吐的作用机制复杂，有待进一步研究。

2. 放疗

放疗引起的胃肠道反应，特别是大量照射，很短时间内便可出现恶心、呕吐、全身乏力等反应。

3. 其他

（1）结直肠癌患者晚期出现肠梗阻。

（2）非化疗药物的副作用。

（3）精神性呕吐即预期性呕吐，指由于紧张、害怕或不愉快的情绪导致不自主呕吐，但不伴有其他明显症状。

（三）中医病因病机

恶心、呕吐可归属中医学"呕吐"范畴，由于化疗药物"药毒"侵犯人体，损伤脾胃运化功能，导致清阳不升，浊阴不降，胃气痞塞，升降失调，则出现恶心、呕吐，《诸病源候论》云："呕吐之病者，由脾胃有邪，谷气不治所为也，胃受邪，气逆则呕"，表明其病机多为胃失和降，胃气上逆，责于脾胃；同时恶心、呕吐的发生也与情志因素密切相关，忧思伤脾，或者肝气犯胃，都可导致气机失调、胃气上逆，而发呕吐。故恶心、呕吐与肝胆、脾胃皆有关。

（四）治疗原则

在接受具有严重导致呕吐风险的药物治疗时,止吐治疗必须贯穿可能导致呕吐风险的始终。化疗相关性呕吐的治疗原则:① 预防为主,治疗开始前,应充分评估呕吐发生风险,制订个体化的止吐方案。② 止吐药物的选择,应基于化疗药物的催吐风险、既往化疗的恶心、呕吐史及患者自身因素综合考虑。③ 对于多药联合方案,应基于催吐风险最高的药物来制订止吐方案。④ 在预防和治疗恶心、呕吐的同时,还应该注意处理止吐药物自身的不良反应。⑤ 良好的生活方式也能缓解恶心、呕吐,如少量多餐,选择对胃肠道刺激小的食物,控制食量,不吃冰冷或过热的食物等。⑥ 应注意可能导致或者加重患者恶心、呕吐的其他影响因素,部分或者完全性肠梗阻、前庭功能障碍、脑转移、电解质紊乱(高钙血症、高血糖、低钠血症等)、尿毒症、与阿片类药物联合使用;其他因素如糖尿病引起的轻度胃瘫;心理因素,如焦虑,预期性恶心、呕吐等。

（五）西医治疗方法

目前临床西医应用较多的止吐药物包括 5-HT$_3$ 受体阻断药、NK-1 受体阻断药和多巴胺受体阻断药。现有的止吐药物主要通过抑制介导呕吐的神经递质或其受体而达到抑制呕吐的目的,按作用对象的不同可分为 5-HT$_3$ 受体阻断药、皮质类固醇、NK-1 受体阻断药,其他止吐药物有多巴胺受体阻断药、精神类药物、抗组胺药物、吩噻嗪类药物等。

1. 对化疗相关性呕吐的预估

在肿瘤相关治疗开始前,应充分评估呕吐发生风险,制订个体化的呕吐防治方案。如在化疗前给予预防性的止吐治疗;在末剂化疗后,接受高度和中度催吐风险药物进行化疗的患者,恶心、呕吐风险分别至少持续 3 天和 2 天。因此,在整个风险期均需对呕吐予以防护。

2. CINV 的主要预防

(1) 高度催吐性化疗方案所致恶心和呕吐的预防　　推荐在化疗前采用三药方案,包括单剂量 5-HT$_3$ 受体阻断药、地塞米松和 NK-1 受体阻断药。

(2) 中度催吐性化疗方案所致恶心和呕吐的预防　　推荐第 1 天采用 5-HT$_3$ 受体阻断药联合地塞米松,第 2 天和第 3 天继续使用地塞米松。对于有较高催吐风险的中度催吐性化疗方案,推荐在地塞米松和 5-HT$_3$ 受体阻断药的基础上加用阿瑞匹坦。

(3) 低度催吐性化疗方案所致恶心和呕吐的预防　　建议使用单一止吐药物如地塞米松、5-HT$_3$ 受体阻断药或多巴胺受体阻断药(如甲氧氯普胺)预防呕吐。

(4) 轻微催吐性化疗方案所致恶心和呕吐的预防　　对于无恶心和呕吐史的患者,不必在化疗前常规给予止吐药物。尽管恶心和呕吐在该催吐水平药物治疗中并不常见,但如果患者发生呕吐,后续化疗前仍建议给予高一个级别的止吐治疗方案。

(5) 多日 CINV 的预防　　5-HT$_3$ 受体阻断药联合地塞米松是预防多日 CINV 的标准治疗,通常主张在化疗期间每天使用第一代 5-HT$_3$ 受体阻断药,地塞米松应连续使用至化疗结束后 2~3 天。对于高度催吐性或延迟性恶心呕吐高风险的多日化疗方案,可以考虑加入阿瑞匹坦(表 2-5-1)。

表 2 - 5 - 1　CINV 的预防措施

给药方式	催吐风险	急　性	延迟性
静脉化疗	高度（呕吐率>90%）	5-HT$_3$RA+DXM+NK-1RA±劳拉西泮±H$_2$ 受体阻断药或质子泵抑制剂	DXM+NK-1RA±劳拉西泮±H$_2$ 受体阻断药或质子泵抑制剂
	中度（30%＜呕吐率≤90%）	5-HT$_3$RA+DXM+NK-1RA±劳拉西泮±H$_2$ 受体阻断药或质子泵抑制剂	5-HT$_3$RA+DXM+NK-1RA±劳拉西泮±H$_2$ 受体阻断药或质子泵抑制剂
	低度（10%≤呕吐率≤30%）	DXM；甲氧氯普胺；丙氯拉嗪±劳拉西泮±H$_2$ 受体阻断药或质子泵抑制剂	无常规预防
	轻微（呕吐率<10%）	无常规预防措施	
口服化疗	高度/中度	5-HT$_3$RA+劳拉西泮±H$_2$ 受体阻断药或质子泵抑制剂	无常规预防
	轻度/低微	无常规预防	无常规预防

注：5-HT$_3$RA 为 5-HT$_3$ 受体阻断药；DXM 为地塞米松；NK-1RA 为 NK-1 受体阻断药；H$_2$ 受体阻断药或质子泵抑制剂选择性用于有胃部疾病的患者；NK-1 受体阻断药仅选择性用于的中度催吐风险的部分患者，如卡铂≥300 mg/m^2、环磷酰胺≥600～1 000 mg/m^2、多柔比星≥50 mg/m^2。

（六）中医治疗方法

和胃止呕为主要原则，根据辨证，针对不同证候结合疏肝和胃、温胃化痰、益胃养阴等治法。同时注重中西医结合使用镇吐药，以控制呕吐为目的。中医药传统治疗方法，如针灸、穴位注射、穴位敷贴、耳穴压豆等，可贯穿恶心、呕吐情况预防和治疗的全过程，临床中常可获得良好疗效。

1. 内服中药

往往肿瘤患者初为实邪，久病损伤脾胃，加以药毒攻伐，使机体由实转虚，或者转为虚实夹杂。CINV 以实证为主，多为药毒损伤脾胃，湿浊内生，证属本虚标实。多以益气、化痰、健脾、降逆、逐瘀、温中为之治法；肿瘤患者多为先天禀赋不足，或手术损伤，致使气随血脱，耗伤脾胃之阳气，致使脾胃虚寒，运化失司，气机升降失调，胃气上逆而致呕吐，温中和胃，祛中土之寒方可止呕。

我国古代虽无化疗相关性恶心、呕吐这个细分的疾病名称，但对恶心、呕吐早有明确记载。最早可见于《黄帝内经》，如《素问·举痛论篇》中"寒气客于肠胃，厥逆上出，故痛而呕也"；《素问·至真要大论篇》中"诸呕吐酸，暴注下迫，皆属于热"。现代中医对于化疗相关性恶心、呕吐的辨证可分为虚证、实证、虚实夹杂，虚证中主要证型有脾胃虚弱、胃阴不足，实证中主要证型有痰湿中阻、肝郁气滞、脾胃湿热。在治疗方面广义上分为内治法和外治法。根据证型的不同，内服汤药代表方剂有温胆汤、理中汤、小半夏汤、益胃汤等。

（1）实证

1）痰湿中阻型

症状：呕吐物多为清水痰涎，胸脘满闷，不思饮食，头眩心悸，或呕而肠鸣，苔白腻，脉滑。

治法：温化痰饮，和胃降逆。

方药：小半夏汤合苓桂术甘汤。

方中生姜、半夏和胃降逆，茯苓、桂枝、白术、甘草温脾化饮。尚可加吴茱萸、陈皮温脾燥湿以化饮。若气滞腹痛，可加厚朴、枳壳行气除满；若脾气受困，脘闷不食，可加砂仁、白豆蔻、苍术开胃醒脾；若痰浊蒙蔽清阳，头晕目眩，可用半夏白术天麻汤以健脾燥湿、化痰息风；若痰郁化热，烦闷口苦，可用黄连温胆汤以清热化痰、和胃止呕；若胃脘胀满，胃中有振水声，可暂加甘遂细末 0.5 g，装入胶囊，早晨空腹温开水冲服，每天 1 次，连续 2~3 天。

2）肝郁气滞型

症状：呕吐吞酸，嗳气频作，胸胁胀满，烦闷不舒，每因情志不遂而呕吐吞酸更甚，舌边红，苔薄白，脉弦。

治法：疏肝理气，和胃止呕。

方药：四逆散合半夏厚朴汤。

方中柴胡、枳壳、白芍疏肝理气，厚朴、紫苏行气开郁，半夏、茯苓、生姜、甘草和胃降逆止呕，尚可加陈皮、旋覆花、竹茹、炙枇杷叶等以增强和胃降逆之力。若气郁化火，心烦咽干，口苦吞酸者，可合左金丸以清热止呕；若兼腑气不通，大便秘结者，可用大柴胡汤清热通腑；若气滞血瘀，胁肋刺痛，可加丹参、郁金、当归、延胡索等活血化瘀止痛。

3）脾胃湿热型

症状：呕吐物酸腐，脘腹胀满拒按，嗳气厌食，得食更甚，吐后反快，大便或溏或结，气味臭秽，苔厚腻，脉滑实。

治法：消食化滞，和胃降逆。

方药：保和丸。

方中神曲、山楂、莱菔子消食化滞，陈皮、半夏、茯苓和胃降逆，连翘清散积热，尚可加谷芽、麦芽、鸡内金等消食健胃。若积滞化热，腹胀便秘，可用小承气汤以通腑泄热，使浊气下行，呕吐自止；若食已即吐，口臭干渴，胃中积热上冲，可用竹茹汤清胃降逆；若误食不洁、酸腐食物，而见腹中疼痛，胀满欲吐而不得者，可因势利导，用压舌板探吐祛邪。

（2）虚证

1）脾胃虚弱型

症状：饮食稍有不慎，或稍有劳倦，极易呕吐，时作时止，胃纳不佳，脘腹痞闷，口淡不渴，面白少华，倦怠乏力，舌质淡，苔薄白，脉濡弱。

治法：益气健脾，和胃降逆。

方药：香砂六君子汤。

方中人参、茯苓、白术、甘草健脾益气，砂仁、木香理气和中，陈皮、半夏和胃降逆，尚可加丁香、吴茱萸以和胃降逆。若脾阳不振，畏寒肢冷，可加干姜、附子，或用附子理中丸温中健脾；若胃虚气逆，心下痞硬，干噫食臭，可用旋覆代赭汤降逆止呕；若中气大亏，少气乏力，可用补中益气汤补中益气；若病久及肾，肾阳不足，腰膝酸软，肢冷汗出，可用附子理中汤加肉桂、吴茱萸等温补脾肾。

2）胃阴不足型

症状：呕吐反复发作，但呕吐量不多，或仅吐唾涎沫，时作干呕，口燥咽干，胃中嘈杂，似饥而不欲食，舌红少津，脉细数。

治法：滋养胃阴，和胃降逆。

方药：麦门冬汤。

方中人参、麦冬、粳米、甘草滋养胃阴,半夏降逆止呕,大枣补脾和胃生津。若阴虚甚,五心烦热者,可加石斛、天花粉、知母养阴清热;若呕吐较甚,可加陈皮、竹茹、枇杷叶以降逆止呕;若阴虚便秘,可加火麻仁、瓜蒌仁、白蜂蜜润肠通便。

2. 针灸

选取中脘、胃俞、内关、足三里等穴位,饮食积滞、肝气犯胃者采用泻法;外邪犯胃,脾胃虚弱、痰饮停滞者采用补法;胃阴不足者,平补平泻。每天 1 次,恶心、呕吐甚者可每天 2 次。

3. 穴位注射

取足三里、至阳、灵台等穴,每个穴位注射维生素 B_6 注射液 1~2 mL。

4. 穴位敷贴

取神阙、中脘、内关、足三里等穴。切 2~3 份厚生姜片如硬币大,贴于穴位上,用贴膏固定。

5. 耳穴压豆

根据病变部位取胃、贲门、幽门、十二指肠、胆、肝、脾、神门、交感。每次选用 2~4 穴,用王不留行籽贴压。

(七)恶心、呕吐的不良反应和治疗及并发症的处理

1. 电解质紊乱

持续多日严重的呕吐可导致患者的水电解质紊乱,包括低钾、低氯和转移性低钠血症等。如果同时禁食禁水,会导致钾、钠、氯的摄入减少,可进一步加重水电失衡。处理方法:血清钾<3.5 mmol/L 且出现症状时,可给予5%葡萄糖溶液 1.0 L,其内加入 10%氯化钾溶液 10~20 mL,每克氯化钾溶液必须缓慢、均匀滴注 30~40 min 以上,切不可静脉推注,同时监测血清钾及心电图避免发生高血钾。同时,注意患者尿量在 30 mL/h 以上时,方可考虑补钾。低钠血症多由于低钾血症导致细胞膜外的钠转入细胞膜内,其总体钠正常,血清钠降低。故治疗以纠正低钾血症为主。

2. 便秘

便秘是 $5-HT_3$ 受体阻断药最常见的不良反应。止吐药物导致肠分泌及蠕动功能受损是临床上引起便秘最常见的原因。此外,化疗药物使胃肠功能受干扰、大脑皮质功能受损、意识障碍及自主神经功能紊乱等都可引起便秘,处理方法如下。

（1）饮食、活动指导　　多饮水、多吃蔬菜、水果及含纤维多的食物。鼓励患者多活动,促进肠蠕动,预防便秘。

（2）按摩　　在患者腹部依结肠走行方向做环状按摩。深呼吸,锻炼肌肉,增加排便动力。

（3）针灸　　针刺天枢、足三里、委阳、三阴交等穴位;或艾灸上巨虚、内庭、足三里等穴位。

（4）药物防治　　缓泻剂,以润滑肠道,如蜂蜜、香油或液状石蜡油;中药,如麻仁丸、六味地黄丸和四磨汤等;或使用开塞露、甘油栓及肥皂条塞肛。

另外需要注意的是,用药无效时,可直接经肛门将直肠内粪块掏出,或用温0.9%氯化钠溶液低压灌肠,但对颅内压增高者要慎用。

3. 腹胀

腹胀是应用止吐药物的不良反应之一,处理方法如下。

(1)轻度腹胀,不需特殊处理;明显腹胀,应行保守治疗,禁食、胃肠减压、肛管排气及应用解痉剂。

(2)中药保留灌肠、按摩、针刺或艾灸刺激中脘、足三里等穴位。

(3)腹胀严重导致肠麻痹时间较长,可应用全肠外营养,用生长抑素减少消化液的丢失,也可进行高压氧治疗置换肠腔内的氮气,减轻症状。

4. 头痛

头痛是5-HT$_3$受体阻断药的常见不良反应,处理方法如下。

(1)**热敷** 对于发作不频繁、强度也不很剧烈的头痛,可用热敷。

(2)**按摩** 抚摩前额,揉太阳穴,做干洗脸动作。

(3)**针灸** 针刺太阳、百会、风府、风池等穴位;或艾灸气海、足三里、三阴交等穴位。

(4)**药物治疗** 在头痛发作时给予解热镇痛药;重症者可用麦角胺咖啡因。

5. 锥体外系症状

锥体外系症状主要见于使用甲氧氯普胺之后,发生率约1%。临床上可分为四种类型。

(1)**急性肌张力障碍** 尤易发生在儿童和青年女性,多在用药后48 h内发作,表现为急性阵发性双眼痉挛性偏斜、痉挛性颈斜、下颌偏斜、牙关紧闭、肢体扭转、角弓反张及舌伸缩障碍等,严重者因喉肌痉挛诱发窒息,危及生命。

(2)**静坐不宁腿综合征** 可发生在用药后即刻,主要累及下肢,表现为深部肌肉酸痛、不适及关节蚁走感,下地活动或改变体位后症状可缓解。

(3)**帕金森综合征** 用药后数天出现,老年人易发生,表现为震颤、表情呆板、肌强直、少语和动作迟缓。

(4)**迟发性运动障碍** 多见于长期服用的老年人,急救处理:① 立即停药;② 急性肌张力障碍者,可肌内注射东莨菪碱、山莨菪碱、阿托品或苯海拉明及地西泮;③ 对症治疗,少数有急性心肌损害者可静脉滴注能量合剂和复方丹参等,有助于改善症状。

(八)对症支持及护理宣教

1. 环境与饮食

病房内空气流通性差,温度和湿度过高或过低,异味、噪声及空间拥挤杂乱等不良因素均可刺激患者,诱发或加重恶心、呕吐。食物气味过重、油腻、食物过热及过冷都可引起恶心、呕吐;甜食也往往是引起呕吐的因素。因此,制造愉悦的环境,在病房内选择播放柔和、旋律慢、频率低和患者喜欢的轻音乐,鼓励患者阅读、看电视或从事感兴趣的活动等,可以转移患者的注意力,有助于稳定情绪,减轻恶心、呕吐症状。放化疗期间,宜合理搭配饮食,适当清淡,少食多餐,每天5~6次,在1天中最不易恶心的时间多进食(多在清晨)。进食前和进食后尽量少饮水。餐后勿立即躺下,以免食物反流,引起恶心。忌酒,勿食甜、腻、辣和油炸食品。少食含色氨酸丰富的食物,如香蕉、核桃和茄子。此外,还应积极做好患者家属和

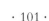

周围人群的健康教育,形成良好的社会支持系统,多安慰和鼓励患者。

2. 营养支持

加强饮食护理,积极向患者宣传进食和增加营养的重要性。根据患者的嗜好,与患者和家属共同制订饮食计划,给予清淡易于消化的高营养、高维生素的流质或半流质饮食,以减少食物在胃内滞留的时间。食物要温热适中,偏酸的水果可缓解恶心。调整饮食方式,少食多餐,在治疗前后 1~2 h 避免进食。避免接触正在烹调或进食的人员,以减少刺激。呕吐频繁时,在 4~8 h 内禁饮食,必要时可延长至 24 h,再缓慢进流质饮食。避免大量饮水,可选用肉汤、菜汤和果汁等,以保证体内营养的需要,维持电解质平衡。

3. 其他治疗

极大的心理压力和焦虑恐惧紧张的情绪均可通过大脑及脑干激发呕吐,且癌症患者易产生悲观失望情绪,对治疗失去信心,所以做好心理疏导和心理护理十分重要。治疗过程中必须了解病情,熟悉治疗方案,掌握患者心理状态,给予合理指导,稳定患者情绪。护理心理、社会因素与癌症患者的存活质量和生存期具有明显的相关性。因而对于癌症患者,心理治疗尤为重要,而且越来越受到重视。

五、放射性肠炎

(一) 临床表现

放射性肠炎属于中医学"泄泻""痢疾""腹痛"等病范畴,中医将射线归纳为"火(热)、毒、燥"邪的范畴,射线照射易耗伤津液,损伤气血,伤及脏腑,发病初期以实证为主,日久则气血两虚,最终出现脾肾双亏。加之肿瘤患者本身正气亏虚,阴虚热毒,瘀毒互结,因此病机总属本虚标实,虚实夹杂。

放射性肠炎是盆腔、腹腔、腹膜后恶性肿瘤经放疗引起的肠道并发症,可以累及小肠、结肠和直肠,故又称放射性直肠、结肠、小肠炎。国内外文献报道的放射性肠炎发生率差异较大,为 5%~17%。由于盆腔放疗的病例较多,以女性较多见,男女比例约为 1∶9,由于近年来放疗技术的广泛应用,放疗已经成为恶性肿瘤综合治疗的一个重要部分,放疗剂量的增加及患者生存时间的延长,导致其发病率也有增加趋势。根据肠道遭受辐射剂量的大小、时间的长短、发病的缓急,一般将放射病分为急性、亚急性和慢性三种。又根据射线来源放置的体内外位置的不同将其分为外照射放射病和内照射放射病。放射性肠炎的主要病理改变为肠黏膜和血管结缔组织受到放射性损伤。急性病变在照射期即可发生,上皮细胞变性脱落、毛细血管扩张、肠壁充血水肿。亚急性期病变在照射后 2~12 个月发生,黏膜下小动脉内皮细胞肿胀,形成闭塞性脉管炎,黏膜下层纤维增生,平滑肌透明变性。急性和亚急性病变最终使受累肠道黏膜糜烂、溃疡,肠壁增厚挛缩,肠腔狭窄,肠系膜缩短僵硬,肠壁穿孔或瘘管形成,成为慢性病变。急性期肠道毒性越重,后期肠道损伤的风险越高,但发生后期损伤的时间和急性病变无明确关系,临床主要表现为腹痛、腹泻、里急后重、肛门坠痛、黏液血便等。轻者症状常可以耐受,重者症状则持续很长时间,并伴慢性出血,最后可能发展为直肠狭窄或肠瘘。

（二）中西医治疗

1. 中医内科治疗

治疗上以扶正祛邪、急则治其标为主。扶正施以益气固本、补益脾肾、涩肠止泻；祛邪施以清热解毒、清利湿热、活血祛瘀、行气活血，其中以解毒、利湿、活血为要，占文献报道中各类治法的60%以上。关于中医药治疗放射性肠炎的 Meta 分析表明：对于放射性肠炎，清热解毒和凉血止血是最为常见的两类治法。临床根据不同患者及临床症状施以不同的治疗。纵览目前中药治疗放射性肠炎的报道，白头翁汤、葛根芩连汤、芍药汤、参苓白术散加减治疗较为常见，其余偶可见补中益气汤、真人养脏汤、香连丸等。

根据患者体质、病程长短、症状表现及近些年的相关研究，本病大致可分为以下五种证型。

（1）气滞血瘀型　　多见于初期接受放疗的患者，火热毒邪侵入人体，灼伤气血，劫掠阴液而致气滞血瘀。

主症：放疗后，腹部刺痛，泻后不爽，痛有定处，按之痛甚。

兼症：面色晦滞，胸胁胀满，急躁易怒，口干不欲饮，时有发热，夜间尤甚，舌边有瘀斑或舌质暗红，脉弦而涩。

治则：行气活血，清热化瘀。

代表方：柴胡疏肝散合清营汤加减。对于该证型的患者，多见于放射性肠炎的急性期，临床治疗有相关报道。

（2）湿热下注型　　放射线为火热毒邪，放疗时可直中肠胃，致脾胃功能失常，脾失健运，湿浊内生，与外入火毒结于肠道，湿热下注，肠道转导失司发为泄泻，灼伤脉络发为便血，是临床最常见的证型。

主症：腹痛明显，泄下赤白相杂，肛门灼热感。

兼症：小便短赤，身重疲乏，舌苔黄腻，脉滑数或濡数。

治则：清热利湿，兼以养血止血。

代表方：葛根芩连汤、黄连解毒汤。

（3）肝脾不和型　　肿瘤患者长期受病痛折磨，肝气不舒，日久横逆乘克脾土，脾失健运发为泄泻。

主症：腹痛肠鸣，大便泄泻，泻必腹痛，泻后痛减。

兼症：胃脘胀满疼痛，呃逆嗳气，吞酸嘈杂，呕吐，舌苔薄白或腻，脉弦。

治则：疏肝健脾，祛湿止泻。

代表方：痛泻要方或逍遥散加减。

（4）脾虚湿困型　　该证型患者多为慢性放射性肠炎，病程较长。肿瘤患者平素体虚，热毒侵袭后，损耗气血，正气愈加亏虚，脾胃运化失常，清浊不分，气机阻滞不畅，湿邪留恋不去，是为脾虚湿困。

主症：大便时溏时泻，黏液便或血便，次数增多，肛门下坠。

兼症：纳差，胃脘胀闷隐痛，肢体倦怠，神疲懒言，舌淡胖或边有齿痕，舌苔白腻，脉细弱。

治则：健脾利湿。

代表方：参苓白术散、香砂六君子汤。

（5）脾肾阳虚型　　肿瘤患者正气亏虚，脾气不升，脾阳不振，不能温化中土寒湿积聚；加之泄泻日久，阴液耗竭，阴损及阳，导致脾肾阳虚。

主症：慢性久泻不止，大便带黏冻样物和少量血液，或里急后重。

兼症：饮食乏味，头身困重疲乏，形寒肢冷，腰膝酸软，舌淡苔白，脉沉细。

治则：温肾补脾，固肠止泻。

代表方：真武汤、附子理中汤。

2. 中医外治

中药灌肠是一种高效快速、安全低毒的给药途径。研究表明，肠道给药比口服吸收更快捷，其吸收速度和吸收总量与静脉给药无区别，其生物利用度较口服给药增加100%。中药灌肠多用于治疗急性放射性直肠炎，操作简单，亦能取得较好疗效。

3. 针灸、推拿按摩外治

除中药口服、灌肠治疗外，还有针灸、推拿按摩等非药物疗法，针灸具有补虚泻实，调理脏腑气机的作用，用于治疗泄泻、痢疾，自古有之。中医学上放射性肠炎病位主要在脾胃及大、小肠。故常取脾俞、中脘、足三里以健脾益胃，加之大肠下合穴、上巨虚以运化湿滞，取合治内腑之意。便溏，完谷不化者，配阴陵泉；大便黄臭，肛门灼热配下巨虚、次髎；小腹坠胀，里急后重配行间、膈俞；恶心、呕吐者配内关；腹痛甚者配合谷、梁丘。

4. 西医内科治疗

（1）营养支持　　该治疗在放射性肠炎中具有重要的作用，肠内、肠外营养支持的治疗价值已得到广泛认可。由于早期有较严重的腹泻，甚至伴有消化管出血，需要肠道休息，因此禁食并给予肠外营养是合理的选择。肠外营养治疗患者的5年生存率为64%。但是，长期禁食给予肠外营养可引起肠黏膜萎缩，肠壁通透性增高，故当患者腹胀及频繁稀便等症状得到控制后应及时由肠外营养向肠内营养过渡，最终以肠内营养形式供给患者能量。因为肠内营养符合肠道生理功能，有利于受损的肠黏膜及上皮细胞的修复，保持肠道黏膜的屏障作用，维持正常肠道菌群，减少肠道感染的发生率。

（2）谷氨酰胺　　这是胃肠道黏膜细胞的特殊营养物质，在维持胃肠道黏膜正常结构功能、提高肠道免疫力等方面发挥重要作用。

（3）生长激素　　通过影响细胞分裂周期及增加细胞数量，依此来促进细胞的增殖，从而促进肠绒毛的生长和修复。由于生长激素有促进肿瘤细胞再生的作用，在治疗上需慎重选择，只有当放射性肠炎对患者生存威胁超过肿瘤复发影响时，才给予生长激素治疗。

（4）生长抑素　　早期给予生长抑素的患者，如给予奥曲肽等可减少消化液的分泌及丢失，减轻消化液对创面的侵蚀作用，控制腹泻及消化管出血，保持内环境稳态，减轻肠道负担，可以为患者完成连续放疗提供较好的保障。

（5）黏膜保护剂　　八面蒙脱石散制剂能够覆盖消化管黏膜，与黏膜蛋白结合，增强黏膜屏障功能，防止胃蛋白酶、胆盐、各种病毒、细菌及其毒素对消化管黏膜的侵害，维护黏膜生理功能，促进肠上皮组织恢复。蒙脱石散保留灌肠治疗，有利于受损黏膜的修复，对局部有止血作用，且直肠内用药作用快，效果更可靠。复方角菜酸酯栓能在黏膜表面形成一层胶性的膜状结构,将肠内容物与肠黏膜隔开,为受损的肠黏膜提供保护;它还能促进局部水肿的吸收,减轻炎性浸润,对放射性肠炎患者的腹泻、黏液血便等症状有一定治疗作用。在放疗期间用硫糖铝不能减少疾病的发生率,甚至可能加重腹泻和出血,故在放疗期间不推荐使用硫糖铝。水杨酸类药物可以明显减轻肠道损伤,显著减轻腹痛、腹胀及腹泻等症状。

(6)益生菌制剂 放射性肠炎者因长期存在腹痛、腹泻、便秘、黏液脓血便等临床表现,绝大多数患者存在菌群失调,因此调节肠道菌群的治疗至关重要。

(7)高压氧 高压氧对软组织放射性损伤具有较好的疗效,它可以刺激放射损伤区域的血管生成,增加损伤肠道的供氧,从而起到保护正常组织及促进损伤组织恢复的作用。

5. 内镜及手术治疗

(1)内镜 内镜多用于治疗以出血为主要症状的放射性直肠炎。内镜下可直接向出血处喷洒药物,常用药物有4%甲醛、云南白药。近年来通过内镜下氩激光电灼止血也常用于出血性放射性肠炎。与常规电刀相比,氩气刀可以均匀、非接触性、大面积地止血和凝固。由于氩气刀的组织损伤深度限制在3 mm内,不易导致肠壁穿孔。

(2)手术 大约1/3的慢性放射性肠炎患者在病程中需要手术治疗,手术主要用于解除放射性肠炎的并发症,如严重溃疡、穿孔、出血、狭窄、梗阻及肠瘘。常用的手术方式包括肠切除及Ⅰ期肠肠吻合、短路吻合术和结肠造口术等。

第二节 心 脏 毒 性

一、临床表现

美国癌症研究学会2012年会发布的研究结果显示,肿瘤患者中51%死于肿瘤本身,而49%死于非肿瘤疾病;而在诸多导致肿瘤患者死亡的非肿瘤疾病中,首要的是心血管疾病。常用的蒽环类化疗药物可以导致左室射血分数(left ventricular ejection fraction,LVEF)显著下降。对于60岁以上接受蒽环类药物化疗的早期乳腺癌患者,LVEF下降幅度≥10%的人数高达33%。近年来逐渐形成的肿瘤心脏病学,其致力于优化抗肿瘤治疗与心血管保护研究,逐渐成为肿瘤临床关注的热点。

不同的抗肿瘤治疗药物造成的心脏毒性反应表现形式也不同,具体可以分为心脏功能损伤(如蒽环类药物和曲妥珠单抗)、血管功能损伤(如氟尿嘧啶和卡培他滨)及对心脏功能和血管均有损伤(如贝伐珠单抗和舒尼替尼)。心脏损害表现:充血性心力衰竭、化疗相关心肌病、高血压、低血压、心律失常、Q-T间期延长、血栓形成、心包炎等。造成的这些心脏毒副反应有些是短暂的功能障碍,有些是不可逆的,可进展为心脏器质性损害。早期发现因化疗引发的心脏损伤,宜早期治疗,甚至是预防治疗对于改善患者预后都具有重要的积极意义。

二、中西医治疗

（一）西医内科治疗

1. 优化化疗方案

（1）降低药物剂量　　降低心脏毒性最简单的措施是限制化疗药物的累积剂量。如果蒽环类药物累积剂量低于 300 mg/m² ，心脏毒性导致的心血管损伤可以控制在 5% 的范围内。但这对于肿瘤治疗来说，治疗药物剂量的降低不可避免地会导致肿瘤治疗效果的降低，实际是一种妥协性的策略。

（2）调整给药管理　　通过修正和调整给药管理可以在不降低抗肿瘤效应的前提下最大限度地保护心脏，减少化疗药物的心脏毒性。多柔比星脂质体每周给药方案和 3 周给药方案相比，抗肿瘤有效率和患者生存期无明显差异，每周给药方案心脏毒性却大大降低，骨髓抑制、脱发、腹泻及恶心、呕吐等不良反应发生率也明显减少。另外，在临床用药管理方面，如果使用静脉泵采用>96 h 的连续给药方式，多柔比星脂质体的肿瘤治疗效果虽没有明显变化，但心脏毒性反应却显著降低，只是患者口腔炎发生率会略有增加。紫杉醇和多柔比星脂质体的用药间隔时间长短对心脏毒性也有影响，在紫杉醇与多柔比星脂质体用药间隔仅为 15~30 min 时，20% 的患者具有发生慢性心力衰竭的风险，如果将两药的间隔时间调整为 4~16 h，慢性心力衰竭风险的发生率就会显著降低。

（3）使用低毒剂型　　蒽环类脂质体是保护心脏最新方法之一。临床前和临床数据表明，在不降低疗效情况下，多柔比星脂质体能明显降低心肌损伤的发生率和严重程度。不少证据已表明，蒽环类脂质体可取代传统的蒽环类抗肿瘤药物以降低心脏毒性。

2. 化疗心脏保护剂

（1）右丙亚胺　　蒽环类诱导心脏毒性的发生率随着用药剂量的加大而增加，并且随访时间越长，发生率和发现率越高。多柔比星脂质体在累积剂量超过 300 mg/m² 的情况下，慢性心力衰竭的风险增加 11 倍，因此，2008 年美国国立综合癌症网络（National Comprehensive Cancer Network，NCCN）指南最终推荐在给予 300 mg/m² 多柔比星后给予右丙亚胺，以预防心血管意外事件的发生。右丙亚胺是目前唯一获批的蒽环类药物心脏毒性保护剂，被 NCCN 及国内外多种指南广泛推荐应用于蒽环类药物心脏毒性的预防和治疗。

从第一次给药开始，多柔比星脂质体就会对患者产生心脏毒性，而后续的每次用药都会加重以前的心脏损伤，直至最后出现明显的心血管疾病症状。有关右丙亚胺用药时机的选择，争议的焦点主要集中于蒽环类药物达到一定累积剂量（如多柔比星脂质体累积剂量达到 300 mg/m²）后才开始使用右丙亚胺，还是在起始使用蒽环类药物时就开始使用右丙亚胺。近年来，大多数临床试验均采取在使用蒽环类药物起始时就开始使用右丙亚胺的方案，并且取得了显著的心脏保护效果。

目前，右丙亚胺是针对化疗导致心脏损伤的最佳预防药物。根据一项涉及 1 500 多例患者和 8 项临床试验的 Meta 分析，右丙亚胺能够将肿瘤化疗引起的心力衰竭发生率降低 80% 以上。然而，右丙亚胺的使用会降低抗肿瘤效果。有研究显示，即使肿瘤 PFS 和 OS 数据相近，使用右丙亚胺后仍可能会降低化疗的抗肿瘤有效率，所以美国 FDA 和欧洲 EMA 目前只批准右丙亚胺用于转移性乳腺癌患者。

（2）心血管药物　　在临床处理肿瘤患者的心血管并发症过程中，心血管药物是不可或缺的选项。具体到化疗所致的心脏毒性反应，其中 β 受体阻断药可以起到一定的保护作用，但不是所有的 β 受体阻断药都有效。非选择性 β 受体阻断药，如普萘洛尔（心得安）表现出对心脏毒性的增强效应，可能与其抑制 β₂ 受体活性有关。另外，卡维地洛和美托洛尔则显示具有心脏毒性保护效应，而奈必洛尔则既不会增加也不会减少心脏毒性。

采用血管紧张素转换酶抑制剂（angiotensin converting enzyme inhibitors，ACEI），如依那普利、美托洛尔等对化疗所致心脏毒性进行干预的随机临床试验的报道非常少。在一项针对采用蒽环类药物治疗的儿童肿瘤患者长期生存临床观察研究中，依那普利并没有能够发挥理想的心脏保护功能使患者获益。在另一项前瞻性随机对照研究中，接受 ABVD 或 R-CHOP 方案治疗霍奇金淋巴瘤和非霍奇金淋巴瘤的患者采用依那普利或美托洛尔与安慰剂进行对照，也没有发现这两种药物在预防临床或亚临床心脏毒性方面使患者获益。

尽管如此，仍然检索到两项临床试验报道，提示 ACEI 在预防化疗心脏毒性方面的有效性。其中一项针对接受大剂量化疗开始 3 天就出现心肌肌钙蛋白 I 升高的肿瘤患者，使用依那普利后，确实可以起到保护患者心脏功能的效果；另一项针对恶性血液病患者的临床试验，纳入的是需要接受大剂量化疗和干细胞移植的患者，为了预防左心室功能不全，联合使用依那普利和卡维地洛，结果表明，这两个药物的联合使用可以在 6 个月的时间内保持患者的 LVEF 稳定，甚至在试验结束后死亡的患者随访中发现，在患者发生心力衰竭至死亡的时间段内，依那普利和卡维地洛联合用药还可以持续发挥心脏保护功能。

（二）中医内科治疗

蟾蜍是我国传统中药材，其全体、皮、耳后腺及皮肤腺分泌物均可入药。《中药大辞典》记载，"蟾蜍辛、凉，有毒，能破癥结，行水湿，化毒，杀虫，定痛。治疗疔疮、发背、阴疽瘰疬、恶疮、癥瘕癖积、臌胀、水肿、小儿疳积；蟾酥甘、辛，温，有毒，能解毒，消肿，强心，止痛。"华蟾素注射液是从中华蟾蜍皮中提取的水溶性制剂，为我国二级保护中药品种。其药性辛、甘、咸、凉、有微毒，入心、肝、肺、脾四经，具有清热解毒、活血化瘀、软坚散结之功效，具有抗肿瘤、抗病毒及免疫促进作用。华蟾素对裸小鼠胰腺癌移植瘤模型有明显的抑瘤作用，与下调细胞因子白细胞介素 6（interleukin-6，IL-6）、白细胞介素 8（interleukin-8，IL-8）和人可溶性血管细胞黏附分子 1 的表达有关。华蟾素与 AS203 联合协同抑制裸鼠人肝癌移植瘤的血管新生，能有效抑制移植瘤生长。华蟾素可使人胰腺癌细胞 PANC-1 中的 pRb 高表达，将细胞周期阻滞于 S 期，对人胰腺癌细胞 PANC-1 增殖有明显抑制作用。华蟾素可能通过诱导 miRNA 表达谱的改变参与抑制人胃癌细胞增殖作用。

临床研究从心电图、心肌酶及心脏超声 LVEF，三个方面评价心脏的毒性损害，表柔比星对心肌细胞的损害影响了心脏的电活动与复极的改变，损伤严重会导致心肌细胞特异性功能酶的释放，同时使左心室收缩、舒张功能下降。心电学、酶学与影像学检测三项检查基本上具备同步性，可反映心脏的损害程度。在表柔比星化疗的同时合用华蟾素，明显减少了心律失常和心肌损伤的发生率，具体表现为胸闷、心悸等症状的减少，心功能评价的改善、心脏超声 LVEF 的差异证实了华蟾素对心脏收缩、舒张功能的保护作用。华蟾素注射液抗肿瘤的同时能够减轻表柔比星的心脏毒性，达到增效减毒的作用。

第三节 骨 髓 抑 制

一、临床表现

传统医学中无骨髓抑制的具体定义,但根据化疗后所出现的头晕、心慌、气短、腰膝酸软、恶心、呕吐、纳差、畏寒肢冷、易发热及出血等症状表现,大多可归为中医学的"虚劳""内伤发热"等范畴。化疗药物属有毒之品,进入人体后损耗气血,损伤人体的脏腑功能,化疗后正虚邪实,在正气不足、脾肾虚损的基础上加之化疗药物的"药毒",加重了毒瘀互结的病理过程;使脾肾受损,所以表现为气血两虚,绝大多数兼有肾气不足,病机是脾肾两虚,重者表现为脾肾阳虚。虚、毒、瘀贯穿整个病程,三者相互依存,互为因果,"正气内虚,毒瘀并存"是癌症发病的关键。归纳来说病机主要是化疗药物作为邪毒(药毒)损伤机体,导致气血虚损,阴阳脏腑功能损伤,主要表现为脾肾不足、气血两虚。

骨髓抑制主要表现为白细胞、血小板、血红蛋白减少,其中白细胞下降最为明显,其次是血小板减少,红细胞减少相对不明显。重度骨髓抑制常导致较为严重感染,与化疗有关死亡原因常由重度骨髓抑制引起的严重感染导致。相关研究发现影响骨髓抑制的主要因素有高毒性化疗、高剂量化疗、化疗前白细胞水平、恶性肿瘤骨转移、身体机能差等。国内外文献中有从剂量或血液毒性单方面分析化疗方案与骨髓抑制的关系,认为大部分化疗药物引起骨髓抑制的作用与剂量有关,需要从剂量的大小来评价化疗方案的毒性。据有关数据显示,放化疗后出现骨髓抑制情况高达80%,骨髓抑制导致白细胞、红细胞、血小板的减少,从而引起贫血、出血、免疫力低下等症状,其中白细胞减少最为显著,由于免疫力低下,易出现严重感染,甚至导致死亡,被迫造成停药或被动减量,导致化疗疗程不能完成,同时影响患者的生活质量,因此对骨髓抑制的治疗是癌症患者化疗成功的关键。

二、中西医治疗

(一) 中医治疗

1. 中药治疗

基于骨髓抑制的发病机制,表现为脾肾亏虚、气血不足。中药常用于补益脾肾、养血的药物,如黄芪、人参、当归、熟地黄、阿胶、红景天、鸡血藤等。常用方剂有当归补血汤、八珍汤、圣愈汤、补中益气汤、六味地黄丸、四逆汤、右归丸、龟鹿二仙丹等。刘粉叶等研究发现圣愈汤配方颗粒可预防化疗所致的骨髓抑制。结果显示,化疗组白细胞、血红蛋白、血小板的减少率明显低于对照组。王玉等研究四逆汤加味对结直肠癌化疗后血小板的影响,发现治疗组血小板的降低明显小于对照组,白细胞、血红蛋白降低也有减少。

2. 中成药治疗

常用中药注射液类有艾迪注射液、参芪扶正注射液、参附注射液等;常用口服药有地榆升白片、复方阿胶浆、复方皂矾丸、芪芝振元胶囊等。

3. 其他中医疗法

有医家运用针刺、艾灸等方法治疗骨髓抑制也有良好的效果。

(二)西医治疗

1. 造血细胞集落刺激因子

重组人粒细胞集落刺激因子(granulocyte colony stimulating factor, G-CSF)和重组人粒细胞巨噬细胞集落刺激因子(granulocyte-macrophage colony stimulating factor, GM-CSF)主要用于白细胞减少,G-CSF 作用在粒祖细胞,促进粒祖细胞向成熟的嗜中性粒细胞增殖、分化。但稳定性差,皮下注射后,白细胞快速增长,又快速下降,不得不反复用药,GM-CSF 疗效也与G-CSF 相似,作用于各系造血祖细胞,但作用时间短。

2. 造血干细胞移植

过强放化疗引起的严重骨髓抑制还可以通过造血干细胞移植治疗,造血干细胞移植分三种:同基因、异基因及自体造血干细胞移植。目前常用的是异基因造血干细胞移植,但在同基因造血干细胞移植系统、针对老年人进行的"微移植"等方面也取得了巨大发展。

3. 升白细胞药物

常用鲨肝醇、维生素 B_4、碳酸锂等药物能促进造血,刺激白细胞生成,从而增加白细胞数量。但作用均较缓慢,疗效欠满意。

4. 成分输血

化疗中最常见的是白细胞和血小板减少,重度骨髓抑制可能导致严重感染、出血。浓缩白细胞和血小板输注预防严重感染和出血。但长期反复输血会增加感染血源性传染性疾病的危险,同时会引起受者体内产生抗体,因排异反应存活时间较短,且有促进肿瘤复发可能。研究表明,输血次数过多会导致肿瘤患者的复发、存活率降低,预后不良。

5. 其他措施

血清红细胞生成素(erythropoietin, EPO)、血小板生成素(thrombopoietih, TPO)、脐带血输注、丙种球蛋白静脉注射等,虽然可以使部分患者骨髓抑制得到暂时缓解,但易反复,远期疗效尚不确定。

第四节 肿瘤化疗相关性肝损伤

肝损伤是抗肿瘤化疗药物常见的毒副反应之一,化疗药物作用于人体需经过肝,由肝代谢解毒后,才能发挥抗肿瘤作用,其杀灭肿瘤细胞的同时,也严重损伤肝细胞,破坏肝功能,表现为肝细胞受损、胆汁淤积、过敏、肝脂肪变性、静脉闭塞、肝纤维化等多种症状,尤以肝细胞受损为主。肝损伤会影响药物的代谢,并增加非肝脏毒性反应的发生率。这不仅限制了抗肿瘤药物的使用剂量和疗程,而且严重的肝脏毒性可直接导致患者死亡。

一、肿瘤化疗相关性肝损伤的诊断

（1）应用抗肿瘤药物 1~4 周后出现肝损伤症状。

（2）血清氨基转移酶升高，伴或不伴胆红素升高（以直接胆红素升高为主）；碱性磷酸酶（ALP）超常 25%，总胆红素超常 50%，均应立即复查。若呈进行性发展，疑为药物性肝损伤。

（3）发现白细胞数增多和嗜酸性粒细胞数增至 6% 以上，在排除其他病因（如感染）后，也可作为药物性肝损伤的依据。

（4）用药前肝功能正常，用药后出现异常而排除其他原因者。

（5）药物敏感试验阳性。用淋巴细胞培养法在体外行淋巴细胞转化试验，以及白细胞和（或）巨噬细胞移动抑制试验，做药物敏感性体外试验较安全和正确。

（6）肝功能改善后再次化疗，再次出现肝损伤者。

（7）肝活检有炎性病理改变出现。

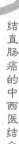

二、药物性肝损害国际分型标准

（1）细胞损伤型　　ALT≥3 倍正常值上限，或 R≥5。

（2）胆汁淤积型　　ALP≥2 倍正常值上限，R≤2。

（3）混合型　　ALT≥3 倍正常值上限，ALP≥2 倍正常值上限，且 2<R<5。R =（ALT 实测值/ALT 正常值上限）/（ALP 实测值/AKP 正常值上限）。

三、药物性肝损伤严重程度的分级标准

药物性肝损伤严重程度的分级标准见表 2-5-2。

表 2-5-2　药物性肝损伤严重程度的分级标准

不良事件	1级	2级	3级	4级
胆红素	>N~1.5 N	>1.5 N~3.0 N	>3.0 N~10.0 N	>10.0 N
ALT/AST	>N~2.5 N	>2.5 N~5.0 N	>5.0 N~20.0 N	>20.0 N
GGT	>N~2.5 N	>2.5 N~5.0 N	>5.0 N~20.0 N	>20.0 N
ALP	>N~2.5 N	>2.5 N~5.0 N	>5.0 N~20.0 N	>20.0 N

注：不良事件为胆红素、ALT/AST、谷氨酰转移酶（GGT）、ALP，N 为正常值上限；1 级即轻度，无症状或轻微，仅为临床或诊断所见，无须治疗；2 级即中度，需要较小、局部或非侵入性治疗，与年龄相当的工具性日常生活活动受限；3 级即严重或者医学上有重要意义但不会立即危及生命，导致住院或者延长住院时间，致残，个人日常生活活动受限；4 级即危及生命，需要紧急治疗；5 级为与 AE 相关的死亡，无相关指标。

四、化疗相关性肝损伤的预防

化疗前充分了解病史、用药史、肝功能评估、肝炎相关检测、肝基础病变的评估、肝基础病的治疗，肝功能达到以下标准才可考虑化疗：血清胆红素 ≤ 1.5 N，ALP、AST、ALT 均

≤2.5 N(无肝转移);但若有肝转移,ALP、AST 和(或)ALT≤5 N。

化疗期间密切监测肝功能;注意合并用药对肝的影响;合并肝炎者,监测病毒载量,必要时用拉米夫定治疗;对有肝基础病变的患者可以考虑预防性保肝药物;化疗后随访监测出现肝损害应给予积极保肝治疗。

五、西药治疗化疗相关性肝损伤

合理选择抗炎保肝药物,避免过度联用和预防性使用;根据临床类型和轻重程度选用适当的抗炎保肝药物和疗程。药物选择和联合的一般原则是病情较轻的患者通常选用 1 种抗炎保肝药物即可;如需联合用药,应当结合不同药物的特点选用抗炎保肝机制不同的药物进行联合治疗,但通常不应超过 2 种药物联用。

病情严重的患者通常可选用 N-乙酰半胱氨酸和(或)异甘草酸镁。糖皮质激素主要用于超敏或自身免疫征象明显、生化指标改善不明显或继续恶化的患者,并应充分权衡治疗收益和可能的不良反应。对于轻至中度肝细胞损伤型和混合型患者,可使用双环醇、甘草酸制剂、水飞蓟素类制剂、还原型谷胱甘肽、细胞膜保护剂如多烯磷脂酰胆碱等。对于胆汁淤积型患者可选用熊去氧胆酸、腺苷蛋氨酸等。

六、中药治疗化疗相关性肝损伤

中医对化疗相关性肝损伤尚无明确的记载,只能通过化疗后患者的症状来识别,化疗药物引起的肝损伤,以类似急性药物黄疸型肝炎或胆汁淤积型肝病为主。主要急性症状:黄疸、肝区痛、右上腹不适、乏力、恶心、发热、皮肤瘙痒、皮疹等。其中以"黄疸""胁痛不适"为多见并归于相应的篇章中,如早在《素问·平人气象论篇》中就有对黄疸的论述:"溺黄赤安卧者,黄疸。"现临床将头晕、头痛、乏力、纳少、心悸、易外感发热、皮疹、瘙痒、出血的症状归入"虚劳""血虚"的范围,本病病位在肝、脾,而与心、肾关系密切,病机为药物毒邪所伤,导致阴阳失和,气血俱虚,脏腑亏损,终致气血阴阳的亏损。

归纳出肝损伤患者主要分为肝胆湿热型、肝郁脾虚型、热毒血瘀型、阴虚型等。

1. 肝胆湿热型

症见胁痛口苦,胸闷纳呆,恶心、呕吐,目赤或目黄身黄,小便黄赤,舌红苔黄,脉弦滑数。

药用:大黄、虎杖、郁金、龙胆、栀子、车前子、泽泻、茵陈、金钱草等。

2. 肝郁脾虚型

症见两胁胀痛,每因情志而增减,嗳气食少,口苦咽干,胸闷,苔白腻,脉弦滑。

药用:柴胡、白芍、炒白术、当归、郁金、薄荷、茯苓、木香、栀子、牡丹皮等。复方制剂如逍遥丸、护肝片等。

3. 热毒血瘀型

症见胁肋胀痛,口苦尿黄,脘腹不舒,舌质红绛,苔黄少津,脉数。

药用:生石膏、生地黄、知母、牡丹皮、白花蛇舌草、半枝莲、水牛角、三七等。

4. 阴虚型

症见胁肋隐痛,绵绵不休,劳累后加重,卧床休息后缓解,体倦乏力,腰膝酸软,目涩,脉沉细,舌质偏红。

药用:生地黄、枸杞子、北沙参、当归、党参、麦冬、五味子、人参、桂枝等。

第五节 化疗所致的口腔黏膜炎

一、化疗所致的口腔黏膜炎的治疗现状

化疗所致的口腔黏膜炎是指恶性肿瘤患者口腔黏膜组织对化疗的一种炎性反应,我国每年新增肿瘤患者约 170 万,70%患者在病情的不同阶段需要进行化疗,以巩固疗效,控制肿瘤体积及其扩散。口腔黏膜炎是患者化疗中的常见并发症之一,其发病率为 24.8%~67.0%,接受标准化疗剂量的患者,口腔黏膜炎发生率约为 40%,接受大剂量化疗的患者,口腔黏膜炎发生率几乎为 100%。口腔黏膜炎导致患者主观上逃避或拖延化疗,客观上不能保证正常剂量强度的实施,更严重的是溃疡面有可能成为全身感染的原发灶,最终导致治疗过程中断或失败,降低患者的生存质量,缩短生存期。

化疗所致的口腔黏膜炎的临床表现为黏膜炎的红斑或溃疡,疼痛明显,可影响进食。其发生机制:一方面,是由于化疗对口腔黏膜细胞的破坏作用,局部抵抗力降低,细菌繁殖,酸性代谢产物蓄积;另一方面,化疗后骨髓造血功能受抑,白细胞特别是中性粒细胞缺乏,患者免疫力低下,更易造成口腔局部感染。目前西医对口腔黏膜炎的治疗主要以局部外用药物为主,包括维生素、抗生素及激素等,旨在修复口腔黏膜正常功能,改善局部组织营养,消灭致病菌,改善局部炎性症状等。但其治疗多只作用于口腔黏膜病变局部,且激素、抗生素的使用存在诸多副作用。

中医学认为,化疗所致的口腔黏膜炎属于中医学"口疮""口疳""舌疮"范畴,根据传统中医理论,口疮的病变虽然位于口腔内,但其与心、肝、胆、脾、胃、肺、肾等脏腑皆有联系;从经络循行来看,与脾、胃、心的关系最为密切。脾胃为气血生化之源,肾藏精主骨生髓,精血互生,血液的化生与脾、胃、肾相关。化疗药物属"药毒"之邪、热毒之品,肿瘤患者多疗程化疗后,机体免疫功能低下,机体阴阳平衡失调,使脏腑功能紊乱、阴阳气血亏虚,使热毒内伏、热毒更甚,伏火循经上扰,津液不能上承口咽,则口腔薄膜破溃受损,导致口疮溃疡的发生。

中医认为人是一个整体。"有其内,必形于外",反之亦然。因此局部症状是整体阴阳平衡失调的外在表现。患者在局部症状突出表现的同时,常伴有其他全身不适的症状及舌象、脉象的改变。中医治病通过调节人体的脏腑功能,恢复阴阳生理平衡,使疾病自然而愈。在缓解局部症状的同时,又可显著改善全身症状,提高患者生活质量,且随症加减,应用灵活。

二、中西医治疗进展

(一)中医辨证论治

中医认为本病的病因有内因、外因之分:内因为素体积热或阴虚等;外因为感受外邪、

饮食不节等。内外因导致脏腑功能失调,阴虚火旺,虚火上炎熏灼于口舌或风热乘脾、心脾积热上攻而发病。由于心开窍于舌,脾开窍于口,肾经夹舌本,胃经循颊络齿龈,故临床多认为本病病位在心、脾、肾、胃。

中医在口腔溃疡的治疗上尚缺乏统一的辨证分型标准,《中医病证诊断疗效标准》中分为阴虚火旺型、心脾积热型、气血两虚型、脾肾阳虚型。随着人们对本病认识的加深,许多学者有了新的补充,其中较为认可的是脾肾阳虚型,本文将按以上四种证型论述。

1. 阴虚火旺型

该证型临床表现为口舌溃疡稀疏色淡,反复发作或迁延不愈,无疼痛或微痛,五心烦热,潮热骨蒸,口干不渴,舌红苔少,脉细数。其治疗原则一般为滋阴降火。且该证多因病程日久,肾阴亏虚,虚火上炎所致,故临床多以六味地黄丸为基础方进行加减治疗。方中重用熟地黄滋阴补肾;山茱萸补益肝肾;山药、茯苓补益脾阴;牡丹皮、泽泻清泻虚火。贾玉杰等运用六味地黄丸加减治疗复发性口腔溃疡120例,治愈63例,有效53例,无效4例,总有效率为96.7%。尹爱华运用知柏地黄丸加减治疗复发性口腔溃疡60例,治愈34例,显效12例,有效8例,无效6例,总有效率为90.0%。

2. 心脾积热型

该证型临床表现为起病急,溃疡多分布于舌边尖处,红肿灼热,疼痛明显,口干欲饮,面赤,心烦不安,小便短赤,大便秘结,舌质红,苔黄,脉数。然该证多因心火炽盛,邪热循经上炎所致,故该证的治疗原则一般为泻心火兼清脾热。临床多以导赤散为基础方进行加减治疗,方中生地黄凉血滋阴以制心火;木通上清心经之火,下导小肠之热;竹叶清心除烦,淡渗利尿,导心火下行;甘草清热解毒。诸药合用,共奏清热利水、养阴之效。桂熔江运用导赤散合玉女煎加减治疗口腔溃疡36例,治愈34例,有效1例,无效1例,总有效率为97.2%。车红侠等运用导赤散加减治疗复发性口腔溃疡40例,总有效率为95.0%(38/40)。王正科运用导赤散加减治疗口腔溃疡62例,治愈58例,有效4例,总有效率为100%。

3. 气血两虚型

该证型临床表现常见劳累后发作或加重,溃疡周围黏膜色淡白,中央凹陷,疼痛较轻。患者常见神疲乏力,头晕目眩,心悸气短,纳少便溏,舌淡苔白,脉细软。其治疗原则一般为补益气血。且该证气虚以脾胃气虚为主,血虚以心血虚为多见,故临床根据气虚血虚的程度不同,分别选用参苓白术散(方中人参、茯苓、白术、山药、莲子肉、白扁豆、薏苡仁益气健脾、渗湿;砂仁醒脾开胃,行气化滞;桔梗通利肺气,载药上行)和归脾汤(人参、黄芪、白术、甘草补脾益气以生血;当归、龙眼肉补血养心;茯神、酸枣仁、远志宁心安神;木香理气醒脾;生姜、大枣调和脾胃)为基础方进行加减治疗。冯永和、周世民分别运用参苓白术散和归脾汤加减治疗口腔溃疡,均取得较为满意的临床疗效。

4. 脾肾阳虚型

该证型临床表现为口舌生疮,溃疡面较大,轻微疼痛,色淡,周围颜色不红,持续时间长,反复发作。患者常伴面色苍白,精神疲倦,时有形寒肢冷,面浮肢肿,下利清谷,小腹冷痛,小便多,舌质淡苔白,脉沉细无力。治疗时对偏于脾阳虚者应温中健脾,多用理中汤(干姜温脾阳,人参补气健脾,白术健脾燥湿)加减治疗;偏于肾阳虚者应温补肾阳,多用金匮肾气丸(附子、桂枝温阳,生地黄滋补肝肾,山茱萸、山药补肝脾、益精血,泽泻、茯苓利水渗湿)加减治疗。张冰等运用理中汤加减治疗复发性口腔溃疡64例,治愈44例,有效18例,无效2例,总有效率为96.9%。贾宁等运用理中汤加减治疗复发性口腔溃疡45例,总有效率为95.6%(43/45)。杜红明运用金匮肾气丸加减治疗口腔溃疡38例,治愈16例,显效11例,有效9例,无效2例,总有效率为94.7%。

(二)针灸治疗

(1)使用注射专用的胸腺试剂注射足三里、三阴交两穴位,免疫试剂具有刺激人体免疫系统兴奋,做出免疫回应的临床反应,从而达到治疗复发性口腔溃疡的目的,疗效较为明显。

(2)使用三棱针行金津、玉液和少泽的点刺法治疗本病,每个穴位采取放血的方法,通常为2~6滴,治疗频率为每周1次,持续点刺2次,疗效值得关注。根据实际情况显示,在治疗过程中,患者应当调节自身的心情、限制饮食、调养自己的情操,减少食用辛辣刺激和油性过大的食物,才能达到更好的疗效。

(3)使用耳根放血的方法,合并使用针灸的办法,行针穴位主要在少府、合谷、颊车、地仓、三阴交,其也有明显疗效。

(4)使用耳穴施压的方法,主要的作用部位和系统在内分泌系统、肾上腺器官、口唇部和舌头。使用针刺的主要穴位是曲池、内庭、合谷、足三里,并且进行辨证的原则区分类别。此种方法要坚持连续使用多个疗程,才会使疗效更加明显。

(三)中药外敷

王双艳等研究使用细辛膏剂外敷涌泉穴(每天1次,睡前使用,贴敷于双脚涌泉穴,第2天早上揭下),临床痊愈率为53.4%,显效率为13.8%,表明该方法对治疗口腔溃疡(虚火上炎证)成效较好。王科峰等的试验给予治疗组以穴位贴敷三石平溃组方治疗;对照组给予口服维生素及醋酸地塞米松粘贴片外贴,根据辨证选取内庭、巨阙、劳宫、照海等腧穴贴敷。结果:治疗组的总有效率为94%,明显高于对照组的70%,差异有统计学意义($P<0.01$)。结论:穴位敷贴三石平溃组方能够有效地治疗口腔溃疡。

(四)西医治疗进展

1. 消炎止痛类药物

氨来呫诺是一种外用抗炎、抗过敏药物,可以抑制肥大细胞、嗜中性粒细胞和单核细胞形成,释放组胺与白三烯等炎性物质,组胺与白三烯能够增加血管渗透性,引起组织肿胀,因而氨来呫诺具有消炎止痛的作用。Darshan给予研究组外用抗炎剂(氨来呫诺5%)治疗,对照组给予麻醉剂(苯扎氯铵0.01%、水杨酸胆碱8.7%和2%盐酸利多卡因)治疗,结果研究组在促进溃疡愈合,减轻疼痛及延长溃疡复发间隔方面疗效优于对照组。

2. 促进愈合类药物

临床上主要应用表皮生长因子和重组牛碱性成纤维细胞生长因子类促进愈合类药物,其功能主要为促进细胞分化、再生并能抑制再生细胞的分解,从而起到促进溃疡愈合的作用。许伟强等的试验分别给予50例试验组、对照组口腔溃疡患者以表皮生长因子甘草锌复合膜及冰硼散外敷治疗,结果试验组患者在促进愈合及降低不良反应方面效果优于对照组。袁政的研究结果:给予重组牛碱性成纤维细胞生长因子外用凝胶治疗的对照组有效率为61.11%,低于给予复合维生素B及西吡氯胺漱口液漱口治疗的观察组,其有效率为94.44%,差异有统计学意义。这表明以上药物能有效地用于口腔溃疡的治疗。

3. 糖皮质激素类药物

地塞米松具有抗炎、抗内毒素、抑制免疫药理和组胺等有毒物质形成与释放的作用,可以减少溃疡组织的急性损伤,缩短愈合时间。杨文华的治疗组和对照组除常规口服甘草锌胶囊和维生素 B$_2$ 外分别辅以醋酸地塞米松粘贴片和外用黏膜溃疡散治疗,结果治疗组的痊愈率为68.57%,总有效率为88.57%,均明显高于对照组的28.57%和71.43%,差异有统计学意义。这表明醋酸地塞米松粘贴片治疗复发性口腔溃疡疗效确切,可用于治疗复发性口腔溃疡。

4. 免疫调节类药物

研究表明口腔溃疡的发生与免疫失衡有关,而以下药物主要起调节免疫紊乱的作用。Seckin 等的研究表明秋水仙碱可以降低口腔溃疡患者全血白细胞计数、中性粒细胞淋巴细胞比值、红细胞分布宽度的水平,是一种有效治疗口腔溃疡的抗炎药。有试验表明左旋咪唑可以有效地治疗口腔溃疡且结合泼尼松龙效果更佳,为临床提供了一种专业且健康的治疗模式。

5. 生物治疗

Abdel 等的研究使用三种不同方法(自体骨髓干细胞移植、脂肪干细胞移植、0.9%氯化钠溶液)治疗由甲醛甲酚诱导出口腔溃疡的动物,观察溃疡愈合的情况,结果与对照组相比自体骨髓干细胞移植与脂肪干细胞移植更有助于加快口腔溃疡的愈合,同时该试验为脂肪干细胞移植作为自体骨髓干细胞移植的替代品提供了依据。Alamoudi 将实验动物随机分为三组,分别给予脂肪组织间充质干细胞、地塞米松、0.9%氯化钠溶液局部注射治疗,对溃疡的愈合过程进行病理检测,结果与地塞米松、0.9%氯化钠溶液治疗组相比脂肪组织间充质干细胞可以显著加速口腔溃疡的愈合。目前脂肪组织间充质干细胞作为一种新的治疗口腔溃疡的方法,值得提倡。

6. 物理治疗

目前治疗口腔溃疡的方法有激光治疗、超声雾化治疗、微波治疗、毫米波治疗等,相较而言,学者们对于激光治疗的研究较多。Anand 等的试验给予两名轻微的口腔溃疡患者采用940 nm 激光二极管进行低强度激光疗法治疗,结果溃疡病变均在 3~4 天内愈合,表明低强度激光疗法可以有效地治疗轻微口腔溃疡。对于因进行放疗引起口腔溃疡的肿瘤患者来说,采用血浆冷沉淀制剂,具有良好的治疗效果,可显著缩短患者创面的愈合时间,且治疗成本较低,无传染的危险性,值得在临床上推广应用。

第六节　化疗后神经毒性

一、临床表现

化疗是肿瘤治疗过程中的一种重要治疗方法,但其有众多不良反应,末梢神经炎是其中较为常见的一种,被称为化疗后神经毒性(chemo-therapy-induced peripheral neuropathy, CIPN),末梢神经炎的症状在早期会出现感觉障碍,逐渐出现短袜套型感觉障碍,晚期则会累及躯干,出现触觉、压觉等知觉消失等。

在化疗期间,化疗后神经毒性会持续存在,出现刺痛麻木等情况,即使化疗停止治疗数周或者数月,患者的症状仍会继续存在,该种现象被称为"滑行现象",这种现象的出现严重影响了化疗的进程,使患者对化疗出现不良情绪。有研究显示化疗后神经毒性的患者生活状态更差,更容易出现残疾和跌倒,故有必要在早期就对化疗后神经毒性进行评估。对65名儿童和青少年进行3~6个月化疗后,用平衡量表进行测试,发现当化疗后神经毒性症状有所改善时,轻度至中度平衡障碍也会有所改善。化疗后神经毒性的出现会严重影响患者的生活质量,而且会使患者的化疗剂量减少、化疗周期缩短甚至出现停药的情况,导致疾病复发的风险增加,患者的生存率降低。对于化疗后神经毒性,应进行积极治疗,而不能听之任之。

关于化疗后神经毒性的诊断,最主要的依据仍是治疗史及患者的主诉、症状,同时结合临床检查结果。由于化疗后神经毒性是慢性的、剂量累积性神经病变,症状通常出现在化疗3~4个周期后,且主要表现为患者主观感觉异常,故临床医生与患者的沟通交流对于诊断尤为重要。

临床上常用的化疗后神经毒性诊断分级标准是美国国家癌症研究所制订的常见不良事件评价标准(National Cancer Institute-Common Terminology Criteria for Adverse Events, NCI-CTCAE)(表2-5-3)。

表2-5-3 美国国家癌症研究所制订的常见不良事件评价标准

内 容	Ⅰ级	Ⅱ级	Ⅲ级	Ⅳ级
症状体征	腱反射消失或感觉麻木(包括针刺感)	客观感觉缺失或感觉麻木(包括针刺感)	感觉缺失或感觉麻木(包括针刺感)	长期感觉缺失
是否影响功能	不影响	影响	影响	显著影响
是否影响日常生活和活动	不影响	不影响	影响	显著影响

二、中西医治疗

(一)中医治疗

现代中医学家认为化疗后神经毒性相当于中医学"痹证""痿证""不仁"等范畴。化疗后神经毒性引起的主要症状是麻木,麻木多因气虚失运、血虚不荣、痰瘀阻滞所致。气虚则无力推动血的运行,经脉、肌肤得不到气血的温煦与濡养;血虚则经脉空、虚,皮毛肌肉失养;风寒痹阻、痰瘀阻滞致气血运行受阻,以上种种均可致肢体肌肤麻木疼痛,与"痹证"相近似。后期出现肢体感觉减退,运动障碍及肌肉萎缩等症状,则可归属于中医学"痿证"的范围。本病与脾有一定关系,以脾主四肢,脾失运化,则湿浊流入肢体,使经络运行气血的功能失常而发生本病。

1. 中药治疗

黄芪桂枝五物汤,载于《金匮要略》,主要组成有黄芪、桂枝、白芍、生姜、大枣等,可益气活血通络,主要用于治疗血痹重证。田君等通过 Meta 分析认为黄芪桂枝五物汤不但能够有效预防奥沙利铂所致神经毒性的发生,还能缓解化疗后化疗后神经毒性症状,该课题组也得到相似的结论。王泳将黄芪桂枝五物汤浓煎后用温水稀释对接受含奥沙利铂化疗的患者进行手足浴,4 个周期化疗结束后,化疗后神经毒性发生率(46.7%)明显低于空白对照组(83.3%)。可见黄芪桂枝五物汤不论内服还是外用,均能有效减少化疗后神经毒性的发生。

当归四逆汤,载于《伤寒论》,主要组成有当归、桂枝、白芍、细辛、通草、甘草、大枣等,具有温经散寒、养血通脉之功效,主治血虚寒厥证。丁蓉等对 24 例患者在接受含奥沙利铂方案化疗的同时予以当归四逆汤口服,4 个周期后,观察到试验组化疗后神经毒性发生率(33.3%)明显低于单纯化疗组(62.5%)。朱兆承等将 84 例化疗后发生化疗后神经毒性的患者随机分为当归四逆汤内服加手足浴观察组和甲钴胺加维生素 B_1 内服对照组。治疗 3 周后,观察组总有效率(80.95%)明显高于对照组(26.19%)。

补阳还五汤,载于《医林改错》,主要组成有黄芪、当归、赤芍、川芎、桃仁、红花、地龙等,具有补气活血通络的作用。张振等将该方运用于正在接受紫衫醇类化疗的患者中,治疗4 个周期后,化疗后神经毒性发生率(18.2%),明显低于单纯化疗组(34.9%),并且患者胃肠道不良反应明显减轻。魏晓晨等认为该方不但能有效降低奥沙利铂引起的化疗后神经毒性的发生率,还能有效减少外周神经转导速度减弱的发生。

2. 中药注射液治疗

常用中药注射液有消癌平注射液、艾迪注射液、苦参注射液、黄芪注射液、康莱特注射液、参麦注射液等。吴驻林等通过对 286 篇中药注射液相关文献进行网格 Meta 分析显示,与单纯化疗对比,黄芪注射液、参麦注射液、艾迪注射液等可减少奥沙利铂所致周围神经毒性的发生,且黄芪注射液优于其他中药注射液,其他课题组也得到了相似的结论。

3. 针灸治疗

相关研究表明,针灸可以调节神经肌肉中的离子浓度,进而提高受损神经细胞的抗氧化和能量代谢的能力,减少自由基对神经元的细胞凋亡作用,改善周围神经的组织代谢和微循环情况,进而使受损的神经修复。

Schroeder 等将 12 例的下肢化疗后神经毒性患者分为 6 例对照组和 6 例针灸干预组,针灸穴位为梁丘、气端和八风,治疗 10 周后,发现针灸干预组的神经转导速度明显优于对照组。在针灸干预组中,5/6 的患者症状有显著改善。将 104 例化疗后引起周围神经病变的多发性骨髓瘤患者随机分为单纯甲基钴胺素治疗组和甲基钴胺素联合针灸治疗组(即针刺组),针刺组治疗穴位为太冲、陷谷、足临泣、三阴交、足三里、血海、天枢、大椎、身柱、神道、至阳、肺俞、膈俞和飞扬。经过 3 个疗程治疗后,针刺组疼痛明显减轻,神经转导速度显著改善。对 15 名具有美国针灸师执照的针灸师进行调查,80%医生认为"气血瘀滞"是化疗后神经毒性最常见的证型,其他常见证型为气血两虚、肾气虚和肾阴虚。根据辨证施针,这些医生最常用的穴位主要在手上和脚上,如八风、八邪、天府、合谷;而其他的部位的常见穴位为足三里、三阴交、曲池、外关、阳陵泉、太溪、血海、解溪、列缺,53%的患者每周治疗一次,治疗总次数为 12.75±4.17 次。本课题组将 38 例肿瘤化疗患者分为 19 例电针组和 19 例针刺组,穴位采用合谷、太冲，治疗 2 个疗程后，电针组化疗后神经毒性的发生率为 21.1%，而针刺组为 72.2%，结果提示电针的疗效可能优于针刺。

综上所述，"气血瘀滞"是化疗后神经毒性最常见的证型，其余证型为气血两虚、肾气虚和肾阴虚，针灸治疗时常采用补气、活血、化瘀等治疗方式，常采用八风、足三里、三阴交、太冲、合谷等穴位进行治疗，治疗后患者的神经转导速度明显改善，该疗法对疼痛也有一定的治疗作用，适合进行预防性治疗。

（二）西医治疗

化疗后神经毒性产生的是一种病理性疼痛，其发病机制尚未明确，可能与线粒体功能的障碍、氧化应激反应、胶质细胞的活化、离子通道的改变、脱髓鞘改变、炎症因子释放、DNA损伤等相关。化疗后神经毒性会导致脊髓神经的胶质细胞活化；神经细胞中的融合蛋白降低，引起线粒体的功能障碍；激活外周神经中的 ROS 生成酶、NADPH 氧化酶，加剧氧化应激反应；引起 TRP 离子通道的异常表达，使神经元敏化。

1. 度洛西汀

度洛西汀（duloxetine）是一种新型的选择性 5-HT 和去甲肾上腺素再摄取抑制剂，对于治疗各种类型的慢性疼痛具有良好的疗效和耐受性，是国际疼痛学会推荐用于治疗神经病理性疼痛的一线用药。

2. 乙酰左旋肉碱

乙酰左旋肉碱（acetyl L-carnitine，ALC），在中间代谢中起着重要作用，在治疗各种化疗后神经毒性中显示出高度有效性和耐受性。研究表明，ALC 可促进神经转导速度的恢复，上调背根神经节中代谢型谷氨酸受体的表达来诱导镇痛。

3. 氨磷汀

氨磷汀（amifostine）是一种正常细胞保护剂，可作为肿瘤放疗或化疗的辅助治疗。氨磷汀对铂类药物所致的神经毒性具有预防作用，可保护周围神经，同时又不降低铂类化疗药物疗效。

4. 甲钴胺

甲钴胺（methylcobalamin）为内源性维生素 B_{12}，能促进轴突运输功能和轴突再生，对药物引起的神经蜕变有抑制作用。甲钴胺能够通过抑制 NADPH 氧化酶的激活和下游 NF-κB 通路剂量依赖性地抑制长春新碱诱导的机械痛过敏和热痛觉过敏，发挥镇痛作用。

5. 神经妥乐平

神经妥乐平（neurotropin）为牛痘疫苗接种家兔炎症皮肤提取物，主要通过修复受损的神经系统、改善痛觉过敏发挥镇痛作用。该药可能通过扩张外周血管、改善微循环，使神经组织供氧量增加，改善神经生理功能，发挥镇痛作用。

国内外有许多文献报道用抗氧化剂、抗癫痫药和螯合物对化疗后神经毒性进行预防和治疗，仅度洛西汀有一定疗效，但度洛西汀容易造成消化和神经系统的副作用，其发生率分别高达28.76%和32.74%。故 2014 年 4 月 14 日 ASCO 发布的最新版化疗后神经毒性指南中，不推荐使用任何药物进行预防性治疗。

（三）其他治疗

1. 运动疗法

运动疗法对于组织中的血液代谢循环有积极作用,而神经需要的修复和再生不能离开血液的供应,运动疗法通过改善神经的氧气和血液供应,使得组织的代谢加快,进而加速受损伤神经的修复,改善了神经的功能情况。

对 355 例接受紫杉醇、铂类或长春花生物碱化疗的癌症患者进行研究,患者被随机分配到对照组或 EXCAP 运动方案组。EXCAP 运动方案的第一部分为每天逐渐增加步数,第二部分是中等强度的抵抗力运动。每个部分的治疗周期均为 6 周。发现与对照组相比,手脚的冷热症状、麻木和刺痛明显减轻。将 30 例接受门诊姑息治疗的结直肠癌患者,随机分配到干预组($n=17$)或运动方案组($n=13$)。运动方案组每天的锻炼时间为 60 min,内容包括平衡训练、协调训练、耐力训练、阻力训练。治疗 4 周后,运动方案组患者的平衡功能和力量得到增强,患者的生活质量得到改善。对 25 例 30 岁以上的化疗后神经毒性患者进行前后对照试验,该治疗方法为下肢闭合运动,方法为先进行两足脚趾抬高和脚跟抬高,随后进行两足重复内翻和外翻,治疗后发现用平衡量表显示的患者的平衡功能明显改善。对 22 例化疗后神经毒性老年患者开展穿戴式传感器的平衡运动训练,内容包括重复举重、虚拟越过障碍等,结果发现患者身体平衡明显提升,但其对步速没有影响。

运动疗法采用循序渐进的方式,主要集中于腿部的训练,每天的训练适宜时间在 60 min 左右,治疗周期为 4~6 周,其化疗后神经毒性患者的平衡功能具有明显的治疗作用,还能够减轻手脚的冷热症状、麻木和刺痛,增强患者的肌肉力量。

2. 按摩疗法

将化疗诱导的 Ⅱ~Ⅳ 级周围神经病变患者的 60 例患者随机分为对照组和足部按摩组,足部按摩组按摩足底上的对应颈椎和大脑区域,每天 2 次,每次 20 min,治疗 6 周。治疗后发现,足部按摩组的行走等运动功能未发生改变,但能够改善冷热的感觉功能。将 48 例化疗后神经毒性患者随机分为按摩组和对照组,按摩组每隔一天进行足浴,水温为 40℃,浸泡时间为 30 min,随后每只脚上进行足部按摩 10 min,治疗 2 周共 8 次。治疗后发现按摩组生活质量显著提高。按摩疗法采用足底按摩的方式治疗 6~8 周后,对于手脚的冷热症状的改善具有一定作用。

3. 物理疗法

物理疗法内容较为庞杂,相关研究表明物理疗法可能是通过扩张血管,改善周围组织和神经的营养和血液微循环代谢,修复神经功能的损伤,进而达到消炎散肿的目的。

对 9 例患有癌症并发生化疗后神经毒性的患儿进行非侵入性皮肤电刺激疗法,该方法将类似于心电图凝胶垫的电极置于疼痛部位上方,使用电流进行刺激。连续治疗 10 天后,该种疗法能完全缓解或显著降低化疗后神经毒性引起的疼痛,改善患儿生活质量,疗效较为持久,没有明显副作用。另一项相似的研究,收集化疗后神经毒性症状持续时间≥1 个月的患者 37 例,对其使用非侵入性皮肤电刺激疗法,周一至周五每天治疗 30 min,10 天后,发现患者的疼痛评分减少了 53%,刺痛减少了 44%,麻木感减少了 37%。对平均年龄 56.5 岁的 39 例患者进行非侵入性皮肤电刺激疗法,每周一至周五治疗 45 min,刺激缓慢增至患者个体可承受的最大强度,共治疗 10 天,治疗前后使用疼痛数字评分量表进行评分,发现评分从治疗前的平均 6.6 降至 4.5。肢体低温能降低化疗后神经毒性的发生率和严重程度,低温能够限制神经毒性药物向周围神经的释放,对 15 名健康人受试者在肘和膝关节处穿戴温度调节装置,进行 20~25℃的温度探索,持续 3 h,结果显示 22℃患者的耐受性最好,无明显副作用,进一步将对紫杉醇所致化疗后神经毒性的乳腺癌患者进行研究。将 67 例慢性化疗后神经毒性患者随机分配至高功率长波热疗组和低功率长波透热疗组,将电极凝胶贴在患者脚底,使用高频率进行刺激,治疗 6 min,对照组使用低频率进行刺激,每周治疗 1 次,治疗 12 周后,低频率组疼痛明显减轻,平衡能力两组均显著增强。

使用物理疗法对于患者的疼痛情况具有较为明显的改善作用,对平衡能力也有一定治疗,其中非侵入性皮肤电刺激疗法的应用最多,疗效更为可靠。

4. 情志疗法

一项接受新辅助化疗的 60 例乳腺癌妇女的前瞻性研究,在化疗前使用匹兹堡睡眠质量指数评估睡眠质量及焦虑抑郁量表评估心理健康程度,Logistic 回归后发现治疗前焦虑与化疗后神经毒性发生发展相关。所以对化疗前患者要进行心理疏导,避免焦虑和抑郁情况的发生。

5. 饮食疗法

美国国立癌症研究所对 1 225 例乳腺癌患者在治疗前其是否增加使用维生素补充剂进行调查,并在治疗后 6 个月进行第二次调查,结果使用神经毒性功能评估报告进行分析,发现补充维生素的患者发生化疗后神经毒性的风险更低且症状更轻,该结果提示我们在化疗期间的饮食可能应该增加维生素的摄入量,预防化疗后神经毒性的发生。一项对 70 例接受紫杉醇化疗的化疗后神经毒性患者的研究发现,缺乏维生素 B_1、维生素 B_6,维生素 D 和脂肪酸,会促进化疗后神经毒性的发生与发展。进一步还发现,化疗后神经毒性患者的维生素 D 的 25 -羟基衍生物水平明显降低,因此可能其中的维生素 D 是关键因素。对 196 例结直肠癌合并化疗后神经毒性患者化疗期间和之后的饮食进行调查,评估其钙离子和镁离子的摄入量,发现钙离子与化疗后神经毒性的发病率和严重程度无关,但发现摄入较高含量的镁离子会降低化疗后神经毒性的发生率和严重程度,在化疗期间应该同时注意镁离子的摄入。对 1237 例乳腺癌的女性患者进行研究,发现其中肥胖和低蔬菜水果摄入量的患者更容易患化疗后神经毒性,结果显示在化疗期间应增加蔬菜水果的摄入,避免化疗后神经毒性的发生。在化疗前要多食用蔬菜水果,增加维生素 D 和镁离子的摄入,进而减少化疗后神经毒性的发生。

第七节　肿瘤溶解综合征

一、临床表现

肿瘤溶解综合征(tumor lysis syndrome, TLS)是指肿瘤治疗过程中最紧急的并发症,由于肿瘤细胞被大量溶解破坏,细胞内代谢产物如核酸、蛋白质及电解质的快速释放,超过了肝代谢和肾排泄的能力，使代谢产物蓄积而引起高尿酸血症、高钾血症、高磷血症、低钙血症、代谢性酸中毒等一系列代谢紊乱，进而导致严重的心律失常或急性肾衰竭而危及生命，是一组复杂而严重的症候群。如结直肠癌的实体肿瘤发生肿瘤溶解综合征最常见的原因是化疗。据统计，约58%的实体肿瘤的肿瘤溶解综合征由化疗引起，其次是动脉化疗栓塞、免疫治疗、内分泌治疗、放疗及手术。

2004 由 Cairo Bishop 修订的 TLS 诊断标准将肿瘤溶解综合征分为实验室肿瘤溶解综合征（laboratory tumor lysis syndrome，LTLS）和临床肿瘤溶解综合征（clinical tumor lysis syndrome，CTLS）（表 2-5-4）。

表 2-5-4　TLS 诊断标准

分　类	项　　目	指标范围或临床症状
LTLS	血尿酸	≥476 μmol/L 或较基线水平增加 25%
	血清钾	≥6 mmol/L 或较基线水平增加 25%
	血清磷	≥2.1 mmol/L（儿童）、1.45 mmol/L（成人），或较基线水平增加 25%
	血清钙	≤1.75 mmol/L 或较基线水平减少 25%
CTLS	肾功能	血肌酐≥正常上限 1.5 倍
	心律	心律失常/猝死
	癫痫	惊厥或癫痫

另外，血肌酐正常上限的界定：1~11 岁的患者均为 61.6 μmol/L，12~15 岁的患者均为 88 μmol/L，≥16 岁男性为 114.4 μmol/L、女性为 105.6 μmol/L。

治疗开始 3 天前至治疗后 7 天内出现以上≥2 个指标的异常，即可诊断为 LTLS。即使患者得到足够的水化（或碱化）和排尿酸药物治疗也可诊断。CTLS 则定义为 LTLS 合并临床症状一项，应排除药物副反应引起的以上改变。

确诊肿瘤溶解综合征后，还需根据肾功能损伤程度、心律失常及癫痫的严重程度及临床情况来评价，分级判断肿瘤溶解综合征的危重级别（表 2-5-5）。肿瘤溶解综合征分级越高，危急程度越高，死亡率越高。

表 2-5-5　TLS 的分级标准

	LTLS	CTLS		
		肾　功　能	心　律　失　常	癫　痫
0 级	−	血肌酐<正常上限 1.5 倍	无	无
1 级	+	血肌酐=正常上限 1.5 倍	无须干预	无
2 级	+	血肌酐>正常上限 1.5~3.0 倍	无须紧急干预	一次短暂全身发作、抗惊厥药可很好控制或偶有且不影响日常生活活动的局灶性运动型癫痫发作
3 级	+	血肌酐>正常上限 3~6 倍	有症状的和不能完全控制的或可用器械控制（如除颤仪）	有意识改变的癫痫，控制不佳的癫痫发作，尽管药物干预，仍暴发癫痫全身大发作
4 级	+	血肌酐>正常上限 6 倍	危及生命（如心律失常合并充血性心力衰竭、低血压、晕厥、休克）	长期、反复，或者难以控制的癫痫（如癫痫持续状态或顽固性癫痫症）
5 级	+	死亡	死亡	死亡

二、中西医治疗

（一）西医治疗

肿瘤溶解综合征的西医治疗以充分水化、碱化、利尿、纠正电解质紊乱为主，目的是为了纠正代谢紊乱，维持电解质平衡。

1. 高钾血症

高钾血症主要发生在化疗后的 12~24 h，可以发生猝死，一旦发现需立刻处理。10%葡萄糖酸钙 10~20 mL 静脉注射或静脉滴注，或静脉滴注葡萄糖加普通胰岛素（4∶1）。

2. 高磷血症和低钙血症

氢化铝可以降低肠道内磷的吸收，严重的患者需要透析治疗，治疗高磷血症的同时也可以纠正低钙血症，一般无症状的低钙血症不需补钙治疗，防止钙盐沉积，仅在出现临床症状时给予对症治疗。

3. 高尿酸血症

目前降低尿酸多推荐使用重组尿酸氧化酶（拉布立酶），因其可促进尿酸分解为尿囊素，尿囊素在尿中的溶解度高，是尿酸的 5~10 倍，可随尿液排出体外，改善肾功能，降低死亡率。也可使用尿酸合成抑制剂，适用于放化疗后肿瘤细胞破坏过量，加速嘌呤核苷酸降解，导致尿酸生成过多者。如别嘌醇剂量 300 mg/d（每天剂量在 300 mg 以内），每天 3 次口服（紧急时也可 1 次服用），当血尿酸降至 360 μmol/L 后，逐渐减量。

4. 急性肾衰竭

肿瘤溶解综合征引起的急性肾衰竭是可逆的，需要迅速纠正电解质紊乱，若使用利尿剂后无法改善少尿、无尿症状时，应立即采取透析治疗。透析治疗的指征包括以下几点：① 肾功能进行性恶化，持续高尿酸血症；② 血清钾>6.5 mmol/L 或心电图有高钾表现；③ 血清磷迅速升高或严重低钙；④ 明显的水钠潴留。

（二）中医治疗

肿瘤溶解综合征的中医治疗主要以活血化瘀、利湿泄浊为主。

1. 活血化瘀

活血化瘀药可改善微循环，降低白细胞的黏滞性、聚集性，提高组织耐氧能力，保护心肌，减轻组织缺血缺氧。中药复方丹参注射液可改善血液循环，加速代谢产物排出。

2. 利湿泄浊

利湿泄浊药可促进尿液排泄，降低尿酸；还可通过粪便的排泄改善高钾血症。研究表明，虎杖、菝葜、土茯苓等能抑制黄嘌呤氧化酶的活性，降低血尿酸水平；草薢、车前子、栀子等可调控尿酸盐转运蛋白的表达，减少尿酸的重吸收，促进尿酸排泄。方药可选用三妙丸加味。中成药可选用草薢分清饮以清热利湿、分清泌浊，从而达到通过利尿以排出高代谢产物的目的。

第八节 化疗药物疗效及不良反应与基因的关系

药物基因检测指导化疗药物个体化用药主要有两种目的：一是根据个体的遗传信息调整用药剂量，以提高药效，减少药物不良反应的发生；二是根据个体的遗传信息确定用药种类，避免对特定基因型个体无效或可能产生严重药物不良反应的药物被使用。

药物的剂量调整常常需根据随机对照临床研究的结果；对目前缺乏随机对照临床研究的遗传变异，可依据基因型对药物药代动力学曲线下面积影响的大小估算用药剂量；当一个药物的反应性受多个基因或基因与环境因素间相互作用影响时，可根据国际大规模临床试验推导出的、纳入了个体基因型及其他因素的用药剂量计算公式确定用药剂量（表 2-5-6）。

表 2-5-6 化疗药物基因多态性与药物疗效及不良反应的关系

化疗药物	检查项目	基因位点	检测结果	结果解读
氟尿嘧啶类	DYPD	IVS14+1G>A	A/A	毒副反应强
			G/A	毒副反应中
			G/G	毒副反应弱
	TYMS	启动子区域 2R/3R	2R/2R	有效率高
			2R/3R、3R/3R	有效率低
	MTHFR	667C>T	T/T	疗效好
			C/C、C/T	疗效差
		1298A>C	C/C	毒副反应强
			A/C、A/A	无毒性反应
	MMR	dMMR	MSI-H	不建议使用氟尿嘧啶
		pMMR	MSI-L、MSS	可使用氟尿嘧啶
铂类	GSTP1	I105V	I/V、V/V	疗效好
			I/I	疗效差
	ERCC1	C118T	C/C	疗效好
			C/T、T/T	疗效差
	XRCC1	A399G	A/A	疗效好
			A/G、G/G	疗效差
伊立替康	UGT1A1	UGT1A1*28	TA7/7	严重腹泻风险高
			TA6/7	严重腹泻风险中
			TA6/6	严重腹泻风险低
		UGT1A1*6(211G>A)	A/A	血液风险高
			G/A	血液风险中
			G/G	血液风险低

药物代谢酶和药物作用靶点基因检测项目可指导下列结直肠癌常用化疗药物如下。

一、氟尿嘧啶类药物

氟尿嘧啶是临床最为广泛使用的化疗药物之一,可作为消化管肿瘤、头颈部肿瘤和乳腺癌化疗的首选药物,其疗效和不良反应的个体差异很大。氟尿嘧啶、卡培他滨和替加氟都为嘧啶类似物,属抗代谢类抗肿瘤药物。卡培他滨为氟尿嘧啶的前体,在体内可活化代谢为氟尿嘧啶,用于结直肠癌和对紫杉醇及多柔比星等无效的晚期乳腺癌的治疗。替加氟为氟尿嘧啶的衍生物,在体内经肝活化转变为氟尿嘧啶而发挥抗肿瘤作用。研究已证实,在氟尿嘧啶于体内代谢过程中,二氢氟尿嘧啶脱氢酶(dihydrolipoamide dehydrogenase, DPD)、胸腺嘧啶核苷合成酶(thymidylate synthase, TS)和亚甲基四氢叶酸还原酶(methylenetetrahydrofolate reductase, MTHFR)的基因多态性影响氟尿嘧啶的临床疗效和不良反应。

DPD 是氟尿嘧啶代谢的限速酶,85%以上的氟尿嘧啶在体内经其代谢灭活为无活性的产物排出体外,所以 DPD 活性的高低对氟尿嘧啶的抗肿瘤作用有较大影响。DPD 由 *DPYD* 基因编码,*DPYD* 等位基因多态性导致 DPD 表达的个体差异可达 20 倍的酶活性差异。研究表明,*DPYD* 缺陷患者采用氟尿嘧啶为基础化疗方案可引起明显的毒副反应。DPD 酶活性低下的结直肠癌和胃癌患者应用氟尿嘧啶、卡培他滨或替加氟后可产生体内氟尿嘧啶蓄积,引起严重的黏膜炎、腹泻、粒细胞减少症、骨髓抑制、神经系统症状甚至死亡。*DPYD* IVS14+1G>A 基因突变是最常见的引起酶活性下降的遗传变异,携带突变基因的患者使用氟尿嘧啶清除率降低,半衰期延长,发生 4 级毒副反应的风险明显增加。*DPYD* IVS14+1G>A 等位基因携带率为 3%;约 40% 低活性 DPD 酶的个体携带该等位基因,其中有 60% 的患者应用氟尿嘧啶治疗后出现 4 级严重的粒细胞减少;而在 DPD 酶活性正常患者中,氟尿嘧啶所致严重毒副反应的发生率仅为 10%。因此,对 *DPYD* IVS14+1G>A 多态性进行检测可预测使用氟尿嘧啶治疗导致严重毒性反应的发生风险。FDA 已批准在氟尿嘧啶说明书中增加在用药前对 *DPYD* 多态性进行检测的建议。临床药物基因组学实验联盟指南也建议在应用氟尿嘧啶、卡培他滨和替加氟前对 *DPYD* 多态性进行检测,携带 *DPYD* IVS14+1G>A 等位基因的患者慎用氟尿嘧啶、卡培他滨和替加氟,或降低用药剂量,以避免严重不良反应或毒性反应的发生。

TS 是氟尿嘧啶发挥细胞毒性反应的目标酶。编码 TS 的 *Tyms* 基因多态性主要由其 5′端启动子增强区域(TSER)的一段简单串联重复序列的拷贝数目调节。大量体内外研究表明,*TYMS* 的水平与氟尿嘧啶反应性有明显关联。mCRC 患者在接受以氟尿嘧啶为基础的化疗方案时,对 TS mRNA 低表达的患者获益率达到 40%,而对 TS mRNA 高表达的患者获益率仅有 20%。研究表明,在结直肠癌患者中,携带 2R 纯合子基因型的患者 TS mRNA 表达显著降低,对氟尿嘧啶的灵敏度增加;而携带纯合子 3R 或杂合子 2R/3R 的患者,TS mRNA 表达相对较高,对氟尿嘧啶的灵敏度相对较低。另有研究显示,氟尿嘧啶对 TS mRNA 低表达的结肠癌患者疗效较好,延长了中位生存期;反之,*TYMS* 高表达的患者对氟尿嘧啶疗效较差。

MTHFR 是体内叶酸代谢过程中的关键酶,其活性高低直接影响体内 5,10-MTHFR 的浓度,从而影响氟尿嘧啶的抗肿瘤作用。目前研究显示,*MTHFR* 基因多态性主要是其 677 位点发生 C-T 改变,使酶活性显著降低。有研究表明,在晚期消化管肿瘤患者中,携带 *MTHFR* C677T C/C 基因型的患者对氟尿嘧啶的有效性表达显著低于 *MTHFR* C677T T/T 基因型者;而携带 *MTHFR* A1298C A/A 基因型的患者对氟尿嘧啶的敏感性和毒副反应均高于其他基因型患者。但最新研究发现在结肠癌患者中,*MTHFR* 基因多态性与以卡培他滨为基础化疗方案的疗效和毒性反应无明显关联。因此,*MTHFR* 基因多态性与氟尿嘧啶化疗的效果和不良反应的关系还需要进一步研究。

除上述三种药物代谢酶基因与氟尿嘧啶类药物治疗结直肠癌疗效及不良反应相关外,微卫星和 DNA 错配修复基因也与其密切相关。微卫星是指基因上含有重复的 DNA 短小序列或单核苷酸区域。在人类基因组中,有成百上千个微卫星,当 DNA 进行复制时,由于微卫星重复序列错配(微卫星突变)导致其序列缩短或延长,从而引起 MSI。通常情况下,DNA MMR 可修复这些突变。但在肿瘤细胞内,由于 MMR 蛋白缺失,无法修复错配的微卫星,导致肿瘤细胞内出现 MSI。MSI 已成为判断 MMR 蛋白缺失的标志物。根据 MSI 不稳定性的程度,可分为高不稳定性(MSI-H)和低不稳定性(MSI-L)。正常情况下称微卫星稳定(MSS)。

dMMR 是 MMR 表达缺失,pMMR 是 MMR 表达正常。dMMR 表现为 MSI-H,pMMR 表现为 MSI-L 或 MSS。染色体不稳定或 MSI 都可导致结直肠癌的发生,约 15% 的结直肠癌患者是由于 dMMR 错配修复蛋白缺失而导致 MSI。dMMR(MSI-H)是结直肠癌预后的独立预测因子,dMMR(MSI-H)患者较 pMMR(MSS 或 MSI-L)患者具有更好的预后。氟尿嘧啶联合左旋咪唑或 CF 辅助治疗是Ⅲ期结直肠癌或高风险Ⅱ期结直肠癌患者的标准治疗方案。氟尿嘧啶辅助治疗能显著提高 pMMR(MSS 或 MSI-L)患者的无病存活期,而 dMMR(MSI-H)患者不能从氟尿嘧啶治疗中获益。因此,dMMR 既可用来预测Ⅱ期和Ⅲ期结肠癌患者预后,又可用来判断结直肠癌患者能否从氟尿嘧啶化疗中获益。《NCCN 结直肠癌诊治指南》2010 年起推荐检测 MMR,并建议 dMMR(MSI-H)者不接受含氟尿嘧啶的辅助化疗方案。

二、铂类药物

铂类药物(包括顺铂、卡铂和奥沙利铂)是临床上最常用的一线化疗药物,广泛用于多种实体瘤的化疗。铂类进入肿瘤细胞后通过烷基化 DNA 链上的碱基并交联,形成"DNA-铂"复合物,从而抑制 DNA 复制和肿瘤细胞的生长,属细胞周期非特异性药物。铂类药物主要是通过引起 DNA 损伤发挥抗肿瘤作用,因此 DNA 损伤修复系统与铂类药物的敏感性和不良反应密切相关。研究发现,编码 DNA 切除修复交叉互补蛋白 1(excision repair cross-complementing 1, ERCC1)和 X 线修复交叉互补蛋白 1(X-ray repair cross complementary protein 1,XRCC1)基因多态性可影响铂类药物的化疗敏感性。ERCC1 是识别并切除修复"DNA-铂"复合物的限速酶,是一种重要的核苷切除修复基因,已在非小细胞肺癌(non-small cell lung cancer, NSCLC)、结直肠癌和卵巢癌的研究中相继证实 *ERCC1* 基因多态性与铂类药物化疗敏感性存在关联。对接受多西他赛+顺铂治疗方案的 NSCLC 患者,*ERCC1* Asn 118 Asn 基因型患者的中位生存期可延长至 20 个月,而 *ERCC1* 118 突变杂合子的患者中位生存期仅有 10.3 个月。在结肠癌患者中，*ERCC1* 118 突变纯合子、突变杂合子和野生型者对氟尿嘧啶+奥沙利铂治疗的反应率分别为 61.9%、42.3% 和 21.4%，即 *ERCC1* 118 Asn/Asn 基因型患者对化疗疗效最好。

谷胱甘肽硫转移酶（glutathione S-transferase，GST）主要催化谷胱甘肽与多种外源性化学物（如铂类等）结合成水溶性复合物，促其排出体外，是参与铂类药物生物转化的主要药物代谢酶。因此，GST 基因多态性与铂类药物的疗效有明显关联，其中 *GSTP1*（Val105Val）导致酶活性降低，降低了铂类药物的代谢清除率，延长了它在体内的抗肿瘤作用，从而提高了患者化疗后的生存率。Val105Val 纯合子对乳腺癌化疗患者的 5 年生存率较非突变纯合子高出 30%，对结直肠癌患者的 2 年生存率高出 70%。而 *GSTP1*（Ile105val）基因型使 GST 活性中等，顺铂的代谢率中等，患者使用顺铂后的疗效居中；*GSTP1*（Ile105Ile）的代谢率最高，抗肿瘤疗效最差。因此，对于非 Val105Val 突变纯合子个体一定要注意定期复查。铂类药物所造成的 DNA 损伤可通过核苷酸剪切修复酶的作用进行修复。

三、伊立替康

伊立替康在临床上被广泛应用于结直肠癌、肺癌、卵巢癌和宫颈癌等实体瘤的治疗。该药是喜树碱类抗肿瘤药物的前药，在体内经羧酸酯酶 2（carboxylesterases 2，CES2）代谢为活性代谢产物 7 -乙基- 10 -羟基喜树碱（SN-38）。SN-38 的抗癌活性是伊立替康的 100～1 000 倍，作用于 DNA 拓扑异构酶Ⅰ，抑制 DNA 的合成，发挥抗肿瘤作用。伊立替康发挥抗肿瘤作用的同时还可能导致严重的延迟性腹泻和粒细胞减少，3~4 级迟发性腹泻的发生率达 40% 以上，中性粒细胞减少症的发生率约 10%，导致化疗提前终止。

SN-38 可在肝内通过 UDP -葡萄糖醛酸转移酶（UDP-glucuronosyl transferase，UGT）与葡萄糖醛酸结合，生成 β -葡萄糖苷酸 SN-38（SN-38G），从而丧失抗癌活性。因此，代谢酶 UGT 的基因多态性与伊立替康的疗效和毒性密切相关。目前研究主要集中在 *UGT1A1* 上，*UGT1A1* 基因具有多态性，研究最为广泛的是 *UGT1A1* * 28 和 *UGT1A1* * 6。*UGT1A1* * 28 和 *UGT1A1* * 6 存在明显的种族差异：白种人 *UGT1A1* * 28 多态性的频率较高，*UGT1A1* * 28 纯合变异基因型 TA7/7 占 10%～15%，*UGT1A1* * 28 杂合基因型 TA6/7 占 35%～50%，而 TA6/6 野生型只占 40%～50%；而亚洲人 *UGT1A1* * 28 纯合突变基因型 TA7/7 不足 5%。*UGT1A1* * 6 最常见于亚洲人，突变频率与 *UGT1A1* * 28 相当，为 10%～20%。*UGT1A1* * 28 是位于其启动子区 TATA 盒内的 TA 重复次数多态。野生型等位基因含 6 次 TA 重复（TA6），突变型个体含 7 次重复（TA7）。*UGT1A1* * 28 杂合子基因型个体 SN-38 葡萄糖醛苷化活性下降，突变纯合子个体 SN-38 葡萄糖醛苷化活性仅为野生型纯合子的 35%。在接受伊立替康治疗过程中，野生型 *UGT1A1*（TA6/6）基因型患者出现严重毒性反应风险较低，*UGT1A1* * 28 杂合子（TA6/7）和突变型纯合子（TA7/7）患者出现毒性反应的概率分别为 12.5% 和 50%。*UGT1A1* * 6（211G>A）是东方人群中特有的突变等位基因，该等位基因使 UGT1A1 的活性下降 70%，伊立替康毒性反应的发生风险增加，与伊立替康所致的中性粒细胞减少症有关，可使 4 级中性粒细胞减少症的发生率升高 3 倍。FDA 已批准对药物说明书进行修改，明确规定使用伊立替康前需进行 *UGT1A1* 基因型检测，以预测伊立替康的疗效和毒性反应。

第九节 中草药引起的肝损伤

一、原因

中草药相关肝损伤指由中药、天然药物及其相关制剂引发的肝损伤。随着中草药的广泛使用及药品不良反应监测体系的不断完善,中草药引起的肝损伤报道呈升高趋势,也越来越受到关注。中草药引起的肝损伤发生的因素复杂多样,既有药物方面因素,也有药物不合理应用及机体差异等因素。

1. 药物因素

(1) 某些损伤肝的中草药　　如雷公藤、马钱子等。

(2) 品种混用　　某些中草药同名异物、伪品混用,如临床误以土三七作为三七使用而造成肝损伤。

(3) 加工炮制不当　　不合理炮制可能增加中草药肝损伤的风险,如何首乌或不规范炮制何首乌的肝损伤发生风险高于规范炮制的何首乌。

(4) 外源性有害物质污染　　中草药在生长、加工、炮制、储藏、运输等环节上受到污染或发生变质,导致中草药农药残留、重金属和微生物毒素等严重超标而引起肝损伤。

2. 临床不合理应用

中草药应遵循中医理论使用,根据辨证论治选药组方。只要用药对证、剂量疗程恰当、配伍得当,剧毒药也可以安全地治疗疾病。药不对证、超常规剂量或疗程、药物配伍不当等可能增加肝损伤风险。

3. 患者机体因素

患者的体质、基础疾病、遗传差异等因素可能增加肝损伤风险。

4. 中西药联合应用

某些中草药和西药可能存在相互作用而增加肝损伤风险:部分患者不仅服用中药,还同时服用可致肝损伤的西药如他汀类降血脂药物;某些中成药实际为中西药复方制剂,并且含有可致肝损伤的化学药,如个别治疗感冒的中西药复方制剂含有致肝损伤的对乙酰氨基酚。严格意义上说,这部分中西药联合应用导致的肝损伤不属于中草药及其相关制剂导致的肝损伤。

二、中草药相关肝损伤的临床表现和分型

中草药开始应用至发生肝损伤的中位时间为 1~3 个月。临床表现无特异性,可以引起目前已知的所有急性、亚急性和慢性肝损伤类型。

急性和亚急性肝损伤临床表现差异较大,可以仅仅表现为无症状的肝生化指标异常,部分患者出现乏力、食欲不振、恶心、厌油腻、胃脘不适、肝区疼痛、腹胀等症状,胆汁淤积患者

可出现皮肤和巩膜黄染、皮肤瘙痒、大便颜色变浅等。少数患者可出现过敏症状,如发热、皮疹、外周血嗜酸性粒细胞异常升高,严重者可进展为肝衰竭,甚至发生死亡。

慢性肝损伤可表现为多种慢性肝病形式,包括慢性肝炎、肝硬化、慢性肝内胆汁淤积、硬化性胆管炎、脂肪肝、肝素蓄积症、肝窦阻塞综合征、肝小静脉闭塞病、肝肿瘤、特发性门静脉高压症等。肝损伤根据发病机制分型分为固有型、特异质型。固有型肝损伤程度与用药剂量呈正比,潜伏期短,个体差异不显著;特异质型只对少数特异质机体产生肝毒性,与用药剂量无相关性。某些中草药所致的肝损伤可同时存在固有型和特异质型。

三、中草药相关肝损伤的治疗原则

中草药相关肝损伤治疗方案与药物相关肝损伤基本相同,包括停药、药物治疗等,进展至肝衰竭或肝功能失代偿可考虑人工肝支持,必要时行肝移植治疗。

首先对于疑似中草药相关肝损伤患者,当肝生化指标迅速升高时,应立即停用可疑中草药,大部分中草药相关肝损伤患者在停用导致肝损伤中草药后预后较好,肝功能可恢复正常,如因病情需要不能停药者,应予减量。

其次药物治疗,保肝药物可减轻肝损伤、促进肝细胞再生、改善肝功能,常用药物如下。

（1）抗炎保肝药物　　甘草酸制剂、水飞蓟素、双环醇等。

（2）抗氧化药物　　谷胱甘肽、硫普罗宁等。

（3）促进胆汁排泄药物　　熊去氧胆酸、腺苷蛋氨酸等。

（4）糖皮质激素　　尚缺乏随机对照研究,应严格掌握治疗适应证,可用于超敏反应,或自身免疫征象明显,或停用肝损伤药物后生化指标继续恶化的患者,应充分权衡治疗获益和可能的不良反应。

目前中医治疗肝损伤有一些文献报道,但多见于单中心、小样本的病例对照研究,尚缺少高级别的循证医学证据。中医治疗肝损伤以辨证论治为原则,辨证分型治疗可参考本指南。黄疸湿热型治则为清热利湿退黄,寒湿瘀阻型治则为温化寒湿、活血化瘀,气滞血瘀型治则为疏肝理气、活血化瘀,肝肾阴虚型治则为滋补肝肾。治疗宜选用安全性好、疗效确切的中药汤剂或中成药制剂,也可采用辨证与辨病相结合的方法进行诊治。

四、预防中草药相关肝损伤

减少中草药相关肝损伤发生重在预防。首先要重视中草药的肝毒性,加强医务人员的培训及广大群众的宣教,提高对中草药相关肝损伤的认识。提高中医医师的中医辨证论治整体水平,对开中成药的西医医师进行中医辨证论治的相关培训,以避免因辨证论治失误导致的中草药相关肝损伤。对已有肝损伤报道的中草药慎重选用,严格限制剂量(表2-5-7)与疗程,用药过程中定期监测肝功能。对长期服用中草药的既往有慢性肝病基础或老年患者,加强肝功能监测。对既往出现中草药相关肝损伤患者应避免再次使用与导致肝损伤中草药有相同或相似化学成分的其他中草药。

表 2-5-7　部分可引起肝损伤中药材

药 品 名	常用量/g	所　　属
石榴皮	3~9	安石榴科
土茯苓	15~60	百合科
夏枯草	9~15	唇形科
番泻叶	2~6	豆科
苦参	4.5~9.0	
山豆根	3~6	
野百合	15~30	
粉防己	4.5~9.0	防己科
苍耳子	3~9	菊科
款冬花	5~9	
千里光	15~30	
土三七	3~15	
鸦胆子	0.5~2.0	苦木科
苦楝皮	4.5~9.0	楝科
川楝子	4.5~9.0	
虎杖	9~15	蓼科
何首乌	6~12	
贯众	10~15	鳞毛蕨科
马钱子	0.3~0.6	马钱科
五倍子	3~6	漆树科
黄药子	4.5~9.0	薯蓣科
雷公藤	6~10	卫矛科
昆明山海棠	3~9	
蛇胆	适量	动物类
朱砂	0.1~0.5	矿物类
密陀僧	0.2~0.5	
雄黄	0.05~0.10	

第十节　放疗副作用及其处理

　　直肠癌患者的放疗主要副作用是腹痛、腹泻、里急后重。对于低位直肠癌照射野包括会阴部时,部分患者会出现会阴部区域皮肤红肿甚至破溃。有些患者会出现恶心、呕吐等消化管症状,以及乏力、食欲不振等。诱导化疗后同步放化疗患者常见骨髓造血功能抑制。对于有生殖意愿的患者,治疗前建议行卵子或精子冻存,并与患者及家属充分沟通说明。

腹痛、腹泻等消化管症状：对症处理，使用肠黏膜保护剂，调整肠道菌群，严重者暂停放疗并予静脉营养支持纠正水、电解质平衡，中药保留灌肠对缓解症状可能有一定作用。

会阴部皮肤反应：保持局部皮肤干燥，轻度可不予处理，有湿性脱皮、溃疡等症状时需暂停放疗，可使用三乙醇胺乳膏，伴有感染需加用抗生素乳膏。

参 考 文 献

车红侠,王国庆,徐长德,2007.导赤散加减治疗复发性口腔溃疡40例[J].现代中医药,27(2)：13,14.

陈杰,2014.三妙丸加味治疗痛风性关节炎临床观察[J].中国中医急症,23(3)：532,533.

陈星华,丁国华,2012.肿瘤溶解综合征高危患者的诊治进展[J].中国全科医学,15(6)：596-598.

丁蓉,霍介格,汪悦,2014.当归四逆汤防治奥沙利铂周围神经毒性的临床观察[J].南京中医药大学学报,30(5)：432,433.

杜红明,王睦,2015.中西医结合治疗口腔溃疡38例临床观察[J].中国民族民间医药,24(23)：91.

冯永,2003.参苓白术散加减治疗复发性口腔溃疡[J].山东中医杂志,22(5)：315.

付全德,陈云国,胡廷朝,等,2011.中西医结合治疗口腔溃疡疗效观察[J].中国中医药现代远程教育,9(16)：52.

高明珠,轩菡,王进有,2018.沙利度胺对洛哌丁胺治疗失败的化疗相关性腹泻的疗效观察[J].临床医药实践,27(2)：83-85.

桂裕江,2004.导赤散合玉女煎加减治疗口腔溃疡36例[J].中国中西医结合消化杂志,12(4)：237.

韩尽斌,吴宁,花永强,等,2018.肿瘤化疗药物心脏毒性的预防策略[J].中国癌症杂志,28(1)：75-80.

何振,孙倩,张明智,2010.牛痘疫苗接种家兔炎症皮肤提取物治疗FOLFOX4方案化疗致周围神经病的近期疗效观察[J].中国疼痛医学杂志,16(3)：187,188.

纪文翔,褚倩,2012.化疗药物所致神经毒性的机制及治疗进展[J].中国肿瘤,21(5)：354-357.

冀虹霞,杨向东,2018.中西医结合治疗急性肿瘤溶解综合征1例报告[J].湖南中医杂志,34(6)：120,121.

贾宁,荣文巧,2004.理中汤治疗复发性口腔溃疡45例[J].中国民间疗法,12(5)：55.

贾玉杰,罗永新,2006.六味地黄汤加味治疗复发性口腔溃疡120例[J].陕西中医,27(4)：432,433.

李莉,吴光,崔松彪,2008.运动训练对慢性酒精中毒大鼠坐骨神经功能恢复的影响[J].中国康复医学杂志,23(1)：46-48.

李琦,曾炳芳,王金武,等,2007.经皮神经肌电刺激治疗周围神经损伤的疗效观察[J].中国康复医学杂志,33(7)：528-630.

李涛,2018.肝癌治疗应重视——肿瘤溶解综合征[J].外科理论与实践,23(3)：214-216.

刘粉叶,王均宁,2011.圣愈汤配方颗粒防治化疗所致骨髓抑制效果观察[J].山东医药,51(19)：101,102.

刘琳,陈宝安,秦叔逵,等,2011.三氧化二砷联合华蟾素抗裸鼠人肝癌移植瘤血管新生的作用[J].中国中西医结合杂志,31(1)：67-72.

刘孟渊,2018.中药干预尿酸转运蛋白及基因表达的研究进展[J].上海中医药杂志,52(8)：93-97.

刘雪梅,文庆莲,2016.放射性肠炎药物治疗进展[J].西南军医,18(1)：73-75.

茅建春,2009.陈湘君治疗复发性口腔溃疡的经验[J].辽宁中医杂志,36(05)：727,728.

穆艳云,李忠仁,牛文民,等,2007.电针对局灶性脑缺血再灌注大鼠纹状体线粒体ATP酶与总体抗氧化能力的影响[J].上海针灸杂志,26(1)：42-44.

南京中医药大学,2006.中药大辞典[M].上海：上海科学技术出版社.

聂斐,刘静,邵益森,等,2015.针灸治疗复发性口腔溃疡(脾肾阳虚证)40例[J].江西中医药,46(12)：57,58.

欧阳华强,谢广茹,潘战宇,等,2011.华蟾素对人胰腺癌CFPAC-1移植瘤裸鼠血清IL-6、IL-8及sVCAM-1表达的影响[J].中国中药杂志,36(19)：2731-2733.

孙燕,仵钊锋,2015.度洛西汀临床不良反应分析[J].河南大学学报(医学版),34(2)：142-144.

索林晓,2011.辨证治疗顽固性口腔溃疡126例[J].中医药临床杂志,23(3)：245.

田君,姚学权,吴晓宇,等,2013.黄芪桂枝五物汤防治奥沙利铂的周围神经毒性的系统评价及Meta分析[J].中国实验方剂学杂志,19(22)：325-330.

汪曙红,吴怡青,王远飞,等,2014.化疗后骨髓抑制的影响因素分析[J].吉林医学,35(18)：4010,4011.

王芬,王树滨,申东兰,等,2014.氨磷汀对奥沙利铂所致周围神经毒性的改善作用的病例对照研究[J].癌症进展,12(6)：571-575.

王科峰,王进,李颖,等,2013.穴位敷贴三石平溃组方治疗复发性口腔溃疡100例[J].中医临床研究,5(17):81-82.

王双艳,高明超,吴业清,等,2013.细辛外用治疗口腔溃疡(虚火上炎证)的临床研究[J].中华中医药杂志,28(4):1133-1135.

王泳,陈乃杰,黄争荣,等,2017.黄芪桂枝五物汤防治奥沙利铂所致急性神经毒性的临床观察[C]//中国中西医结合学会肿瘤专业委员会.第十五届全国中西医结合肿瘤学术大会论文集:2.

王玉,方明治,2011.四逆汤加味治疗结直肠癌化疗后血小板减少30例临床研究[J].江苏中医药,43(5):28-29.

王玉栋,杜玉娟,刘巍,2011.化疗致周围神经病变的临床治疗[J].中国疼痛医学杂志,17(8):470-474.

王正科,2006.导赤散加减治疗口腔溃疡62例[J].湖南中医杂志,22(2):56.

魏晓晨,王慧,朱立勤,等,2016.补阳还五汤预防奥沙利铂所致周围神经毒性疗效及安全性的系统评价[J].中国实验方剂学志,22(22):186-190.

吴存恩,刘沈林,壮雨雯,等,2016.中医药治疗化疗相关性腹泻之优势探析[J].中华中医药学刊,34(8):1887-1889.

吴婷婷,金燕,钟蕙,等,2015.黄芪桂枝五物汤联合逆针灸对恶性肿瘤患者化疗后周围神经毒性和免疫功能的影响[J].山东医药,55(33):1-4.

吴云腾,任国欣,李朝军,等,2014.上海市区近5年头颈恶性肿瘤流行病谱变迁及分析[J].口腔颌面外科杂志,24(3):192-194.

吴驻林,谭婉君,潘沙沙,等,2017.中药注射液联合含奥沙利铂化疗方案治疗大肠癌的网状Meta分析[J].中国实验方剂学杂志,23(13):203-211.

相娜娜,2013.肿瘤相关性贫血的研究进展[J].肿瘤基础与临床,26(2):159-161.

解丽,王静萱,张清媛,2013.化疗药物所致周围神经病变防治研究的现状[J].中华肿瘤防治杂志,20(14):1123-1126.

谢春娥,薛晓轩,2012.中医治疗复发性口腔溃疡的临床研究概述[J].环球中医药,5(10):793-797.

徐子金,杨章坚,叶锡勇,等,2017.萆薢分清饮临床应用及现代研究进展[J].世界最新医学信息文摘,17(90):88.

许伟强,叶华海,2015.口腔溃疡采用表皮生长因子甘草锌复合膜治疗的临床观察[J].数理医药学杂志,28(12):1749-1751.

闫利利,石钺,2013.中医药防治伊立替康肠毒性的研究进展[J].中华中医药学刊,31(3):501-503.

闫祝辰,2006.一贯煎和易善复合用治疗化疗药物性肝损伤的临床研究[J].实用肝脏病杂志,9(5):306-308.

杨朝辉,陈九斤,刘莉,等,2005.毫米波促进周围神经损伤轴突再生的实验研究[J].中华物理医学与康复杂志,27(7):395-397.

杨文华,2014.醋酸地塞米松粘贴片治疗复发性口腔溃疡疗效观察[J].天津药学,26(3):41,42.

叶知锋,黄挺,2010."治泻九法"治疗大肠癌腹泻的理论探讨[J].中华中医药杂志,25(10):1558-1560.

尹爱华,2012.复发性口腔溃疡的中医中药治疗[J].中国保健营养,22(22):5427,5428.

于乐成,范晔,陈成伟,等,2018.药物性肝损伤的诊断和治疗[J].临床肝胆病杂志,34(6):1160-1165.

袁政,2015.重组牛碱性成纤维细胞生长因子外用凝胶治疗复发性阿弗他口腔溃疡疗效观察[J].中国医疗美容,5(1):73,74.

岳颖,2008.恶性肿瘤患者化疗后诱发口腔溃疡的研究进展[J].护士进修杂志,23(2):144-146.

张冰,柴峰,2002.理中汤加味治疗复发性口腔溃疡64例[J].陕西中医,23(3):218.

张嘉玲,王雪姣,李求实,2014.针灸治疗复发性口腔溃疡的文献计量学分析[J].针灸临床杂志,30(5):46-49.

张金芝,郑月红,2012.化疗药致神经毒性的机制及临床治疗的研究进展[J].中国中西医结合杂志,32(2):286-288.

张新峰,乔翠霞,程旭锋,等,2015.中西医结合治疗不同中医证型化疗相关性腹泻[J].中成药,37(9):1914-1916.

张振,孙亚红,安玉姬,等,2017.补阳还五汤膏剂防治含紫杉醇方案化疗致外周神经毒性临床研究[J].山东中医杂志,36(5):383,384,389.

赵红丹,2017.复方丹参注射液治疗急性髓系白血病伴急性肿瘤溶解综合征的疗效[J].数理医药学杂志,30(11):1673,1674.

周萍,向阳红,周滢,等,2015.针药并用治疗复发性口腔溃疡的临床研究[J].中成药,37(3):501-504.

周荣平,陈刚,沈志力,等,2013.华蟾素诱导人胃癌BGC-823细胞miRNA表达变化的实验研究[J].中成药,35(9):1842-1846.

周世民,2004.归脾汤临床活用2例[J].白求恩军医学院学报,2(2):122.

周张杰,沈伟,付淑娟,等,2018.艾迪联合5-氟尿嘧啶治疗胃肠肿瘤术后的疗效和安全性的meta分析[J].世界科学技术-中医药现代化,20(5):781-788.

朱维铭,李宁,任建安,等,2001.短肠综合征的康复治疗[J].中华医学杂志,81(14):868-870.

朱晓燕,刘鲁明,陈震,等,2013.华蟾素联合健择对人胰腺癌PANC-1细胞增殖及细胞周期的影响[J].上海中医药杂志,

47(4): 85-88.

朱兆承,王生,胡彦辉,2017.中药内服联合外浴治疗 42 例奥沙利铂致蓄积性周围神经毒性的临床分析[J].安徽医药, 21(9): 1696-1698.

邹文爽,安颂歌,熊壮,等,2015.中药保留灌肠治疗放射性直肠炎疗效的 Meta 分析[J]. 现代中西医结合杂志, 24(21): 2309-2313.

Abd Allah S H, Hussein S, Hasan M M, et al., 2017. Functional and structural assessment of the effect of human umbilncal cord blood mesenchymal stem cells in doxorubicin induced cardiotoxicity[J]. Journal of Cell Biochemical, 118(10): 3119-3129.

Abdel Aziz Aly L, El-Menoufy H, Ragae A, et al., 2014. Adipose stem cells as alternatives for bone marrow mesenchymal stem cells in oral ulcer healing[J]. International Journal of Stem Cells, 7(2): 167.

Alamoudi N M, El Ashiry E A, Farsi N M, et al., 2014. Treatment of oral ulcers in dogs using adipose tissue-derived mesenchymal stem cells[J]. The Journal of Clinical Pediatric Dentistry, 38(3): 215-222.

Anand V, Gulati M, Govila V, et al., 2013. Low level laser therapy in the treatment of aphthous ulcer[J]. Indian Journal of Dental Research, 24(2): 267-270.

Argyriou A A, Kyritsis A P, Makatsoris T, et al., 2014. Chemotherapy-induced peripheral neuropathy in adults: a comprehensive update of the literature[J]. Cancer Management and Research, 6: 135-147.

Baillie-Johnson H R, 1996. Octreotide in the management of treatment related diarrhoea[J]. Anti-Cancer Drugs, 7 (Suppl 1): 11-15.

Bandla A, Sundar R, Liao L D, et al., 2016. Hypothermia for preventing chemotherapy-induced neuropathy a pilot study on safety and tolerability in healthy controls[J]. Acta Oncologica, 55(4): 430-436.

Bernstein D, Fajardo G, Zhao M, et al., 2005. Differential cardioprotective/cardiotoxic effects mediated by beta-adrenergic receptor subtypes [J]. Am J Physiol Heart Circ Physiol, 289(6): H2441-H2449.

Blay J Y, Chauvin F, Le Cesne A, et al., 1996. Early lymphopenia after cytotoxic chemotherapy as a risk factor for febrile neutropenia[J]. Journal of Clinical Oncology, 14(2): 636-643.

Bobylev I, Joshi A R, Barham M, et al., 2018. Depletion of mitofusin-2 causes mitochondrial damage in cisplatin-induced neuropathy[J]. Molecular Neurobiology, 55(2): 1227-1235.

Bosch X, Rovira M, Sitges M, et al., 2013. Enalapril and carvedilol for preventing chemotherapy-induced left ventricular systolic dysfunction in patients with malignant hemopathies[J]. Journal of the American College of Cardiology, 61(23): 2355-2362.

Bovelli D, Plataniotis G, Roila F, et al., 2010. Cardiotoxicity of chemotherapeutic agents and radiotherapy-related heart disease: ESMO Clinical Practice Guidelines [J]. Annual of Oncology, 21 (Suppl 5): v277-v282.

Brami C, Bao T, Deng G, 2016. Natural products and complementary therapies for chemotherapy-induced peripheral neuropathy: a systematic review[J]. Critical Reviews in Oncology/Hematology, 98: 325-334.

Bénichou C, 1990. Criteria of drug-induced liver disorders. Report of an international consensus meeting [J]. Journal of Hepatology, 11(2): 272-276.

Cardinale D, Colombo A, Sandri M T, et al., 2006. Prevention of high-dose chemotherapy-induced cardiotoxicity in high-risk patients by angiotensin-converting enzyme inhibition [J]. Circulation, 114(23): 2474-2481.

Coiffier B, Gisselbrecht C, Herbercht R, 1989. Brousse NLNH-84 regimen a multicenter study of intensive chemotherapy in 737 patients with aggressive malignant lymphoma [J]. Journal of Clinical Oncology, 7(8): 1018-1026.

Coltelli L, Fontana A, Lucchesi S, et al., 2017. Cardiac safety of adjuvant non-pegylated liposomal doxorubicin combined with cyclophosphamide and followed by paclitaxel in older breast cancer patients [J]. Breast, 31: 186-191.

Coyne P J, Wan W, Dodson P, et al., 2013. A trial of Scrambler therapy in the treatment of cancer pain syndromes and chronic chemotherapy-induced peripheral neuropathy[J]. Journal of Pain & Palliat Care Pharmacother, 27(4): 359-364.

Darshan D D, Kumar C N, Kumar A D, et al., 2014. Clinical study to know the efficacy of Amlexanox 5% with other topical Antiseptic, Analgesic and Anesthetic agents in treating minor RAS[J]. Journal of International Oral Health, 6(1): 5-11.

Doyle L M, Roberts B L, 2006. Exercise enhances axonal growth and functional recovery in the regenerating spinal cord [J]. Neuroscience, 141(1): 321-327.

Drug-induced Liver Disease Study Group, Chinese Society of Hepatology, Chinese Medical Association, 2015. Guidelines for the management of drug-induced liver injury[J]. Journal of Clinical Hepatology, 31(11): 1752-1769.

EI-Shitany N A, Tolba O A, EI-Shanshory M R, et al., 2012. Protective effect of carvedilol on adriamycin-induced left ventricular dysfunction in children with acute lymphoblastic leukemia [J]. Journal of Cardiac Failure, 18(8): 607-613.

Ersin S, Tuncyurek P, Esassolak M, et al., 2000. The prophylactic and therapeutic effects of glutamine-and arginine-enriched diets on radiation-induced enteritis in rats[J]. The Journal of Surgical Research, 89(2): 121-125.

Fajardo G, Zhao M, Powers J, et al., 2006. Differential cardiotoxic/cardioprotective effects of beta-adrenergic receptor subtypes in myocytes and fibroblasts in doxorubicin cardiomyopathy[J]. Journal of Molecular and Cellular Cardiology, 40(3): 375-383.

Fernandes J, Kumar S, 2016. Effect of lower limb closed kinematic chain exercises on balance in patients with chemotherapy-induced peripheral neuropathy: a pilot study[J]. International Journal of Rehabilitation Research, 39(4): 368-371.

Geis C, Geuss E, Sommer C, et al., 2017. NOX4 is an early initiator of neuropathic pain[J]. Experimental Neurology, 288: 94-103.

Georgakopoulos P, Roussou P, Matsakas E, et al., 2010. Cardioprotective effect of metoprolol and enalapril in doxorubicin-treated lymphoma patients: a prospective, parallel-group, randomized, controlled study with 36-month follow-up[J]. American Journal of Hematology, 85(11): 894-896.

Gibson R J, Stringer A M, 2009. Chemotherapy-induced diarrhoea[J]. Current Opinion Supportive Palliat Care, 3(1): 31-35.

Gilchrist L S, Tanner L R, 2018. Short-term recovery of balance control: association with chemotherapy-induced peripheral neuropathy in pediatric oncology[J]. Pediatric Physical Therapy, 30(2): 119-124.

Greenlee H, Hershman D L, Shi Z, et al., 2017. BMI, Lifestyle Factors and Taxane-Induced Neuropathy in Breast Cancer Patients: The Pathways Study[J]. Journal of the National Cancer Institute, 109(2): djw206.

Grim J, Ticha A, Hyspler R, et al., 2017. Selected risk nutritional factors for chemotherapy-induced polyneuropathy[J]. Nutrients, 9(6): 535.

Grisold W, Cavaletti G, Windebank A J, 2012. Peripheral neuropathies from chemotherapeutics and targeted agents: diagnosis, treatment, and prevention[J]. Neuro-Oncology, 14 (Suppl 4): iv45-iv54.

Hampson N B, Corman J M, 2007. Rate of delivery of hyperbaric oxygen treatments does not affect response in tissue radionecrosis [J]. Undersea & hyperbaric medicine, 34(5): 329-334.

Han X, Wang L, Shi H, et al., 2017. Acupuncture combined with methylcobalamin for the treatment of chemotherapy-induced peripheral neuropathy in patients with multiple myeloma[J]. BMC Cancer, 17(1): 40.

Herrstedt J, Koeller J M, Roila F, et al., 2005. Acute emesis: moderately emetogenic chemotherapy[J]. Supportive Care in Cancer, 13(2): 97-103.

Hirayama Y, Ishitani K, Sato Y, et al., 2015. Effect of duloxetine in Japanese patients with chemotherapy-induced peripheral neuropathy: a pilot randomized trial [J]. International Journal of Clinical Oncology, 20(5): 866-871.

Hohmann S W, Angioni C, Tunaru S, et al., 2017. The G2A receptor (GPR132) contributes to oxaliplatin-induced mechanical pain hypersensitivity[J]. Scientific Reports, 7(1): 446.

Hovdenak N, Sørbye H, Dahl O, 2005. Sucralfate Does Not Ameliorate Acute Radiation Proctitis: Randomised Study and Meta-analysis[J]. Clinical Oncology, 17(6): 485-491.

Jereczek-Fossa B A, Jassem J, Badzio A, et al., 2002. Relationship between acute and late normal tissue injury after postoperative radiotherapy in endometrial cancer[J]. International Journal of Radiation Oncology, Biology, Physics, 52 (2): 476-482.

Kaya M G, Ozkan M, Gunebakmaz O, et al., 2013. Protective effects of nebivolol against anthracycline-induced cardiomyopathy: a randomized control study[J]. International Journal of Cardiology, 167(5): 2306-2310.

Kim I H, Lee J E, Youn H J, et al., 2017. Cardioprotective effect of dexrazoxane in patients with HER2-positive breast cancer who receive anthracycline based adjuvant chemotherapy followed by trastuzumab [J]. Journal of Breast Cancer, 20(1): 82-90.

Kleckner I R, Kamen C, Gewandter J S, et al., 2018. Effects of exercise during chemotherapy on chemotherapy-induced peripheral neuropathy: a multicenter, randomized controlled trial[J]. Support Care in Cancer, 26(4): 1019-1028.

Kramer S, Pothmann R, Schroeder S, et al., 2012. Acupuncture for chemotherapy-induced peripheral neuropathy (CIPN): a pilot study using neurography[J]. Deutsche Zeitschrift für Akupunktur, 55(2): 28.

Kurt S, Can G, 2018. Reflexology in the management of chemotherapy induced peripheral neuropathy: a pilot randomized controlled trial[J]. European Journal of Oncology Nursing, 32: 12-19.

Lee K M, Jung D, Hwang H, Hahm B J, et al., 2018. Pre-treatment anxiety is associated with persistent chemotherapy-induced peripheral neuropathy in women treated with neoadjuvant chemotherapy for breast cancer[J]. Journal of Psychosomatic Research. 108: 14-19.

Lee W L, Guo W M, Ho V H B, et al., 2015. Delivery of doxorubicin and paclitaxel from double-layered microparticles: the effects of layer thickness and dual-drug vs. single-drug loading[J]. Acta Biomaterialia, 27: 53-65.

Lindblad K, Bergkvist L, Johansson A C, et al., 2016. Evaluation of the treatment of chronic chemotherapy-induced peripheral neuropathy using long-wave diathermy and interferential currents: a randomized controlled trial[J]. Supportive Care in Cancer,

24(6): 2523 - 2531.

Lu Z, Moody J, Marx B L, et al., 2017. Treatment of chemotherapy-induced peripheral neuropathy in integrative oncology: a survey of acupuncture and oriental medicine practitioners[J]. Journal of Alternative and Complement Medicine, 23(12): 964 - 970.

Lv M, Huang X J, 2012. Allogeneic hematopoietic stem cell transplantation in China: where we are and where to go[J]. Journal of Hematology & Oncology, 5: 10.

Makker P G, Duffy S S, Lees J G, et al., 2017. Characterisation of immune and neuroinflammatory changes associated with chemotherapy-induced peripheral neuropathy[J]. PLoS One, 12(1): e170814.

Mascarenhas L, Malogolowkin M, Armenian S H, et al., 2013. A phase I study of oxaliplatin and doxorubicin in pediatric patients with relapsed or refractory extracranial non-hematopoietic solid tumors[J]. Pediatric Blood & Cancer, 60(7): 1103 - 1107.

Mcwhinney S R, Goldbergr M, Mcleod H L, 2009. Platinum neurotoxicity pharmaco-genetics [J]. Molecular Cancer Therapeutics, 8(1): 10 - 16.

Moudgil R, Yeh E T, 2016. Mechanisms of cardiotoxicity of cancer chemotherapeutic agents: cardiomyopathy and beyond[J]. The Cancer Journal of Cardiology, 32(7): 863 - 870.

Mozdzanowska D, Woźniewski M, 2015. Review Radiotherapy and anthracyclines-cardiovascular toxicity [J]. Contemporary Oncology, 19(2): 93 - 97.

Olivieri J, Perna G P, Bocci C, et al., 2017. Modern management of anthracycline-induced cardiotoxicity in lymphoma patients: low occurrence of cardiotoxicity with comprehensive assessment and tailored substitution by nonpegylated liposomal doxorubicin [J]. The Oncologist, 22(4): 422 - 431.

Pachman D R, Weisbrod B L, Seisler D K, et al., 2015. Pilot evaluation of Scrambler therapy for the treatment of chemotherapy-induced peripheral neuropathy[J]. Supportive Care in Cancer, 23(4): 943 - 951.

Park R, Park C, 2015. Comparison of Foot Bathing and Foot Massage in Chemotherapy-Induced Peripheral Neuropathy[J]. Cancer Nursing, 38(3): 239 - 247.

Rabinovich A, Ramanakumar A V, Lau S, et al., 2015. Prolonged pegylated liposomal doxorubicin treatment for recurrent pelvic cancers: a feasibility study[J]. Acta Obstetricia et Gynecologica Scandinavica, 94(7): 776 - 780.

Rygiel K, 2016. Benefits of antihypertensive medications for anthracycline- and trastuzumab-induced cardiotoxicity in patients with breast cancer: insights from recent clinical trials[J]. Indian Journal of Pharmacology, 48(5): 490 - 497.

Savarese D M, Savy G, Vahdat L, et al., 2003. Prevention of chemotherapy and radiation toxicity with glutamine[J]. Cancer Treatment Reviews, 29(6): 501 - 513.

Schwenk M, Grewal G S, Holloway D, et al., 2016. Interactive sensor-based balance training in older cancer patients with chemotherapy-induced peripheral neuropathy: a randomized controlled trial[J]. Gerontology, 62(5): 553 - 563.

Scolapio J S, Ukleja A, Burnes J U, et al., 2002. Outcome of patients with radiation enteritis treated with home parenteral nutrition [J]. The American Journal of Gastroenterology, 97(3): 662 - 666.

Sethi T K, Basdag B, Bhatia N, et al., 2017. Beyond anthracyclines: preemptive management of cardiovascular toxicity in the era of targeted agents for hematologic malignancies[J]. Current Hematologic Malignancy Reports, 12(3): 257 - 267.

Seçkin H Y, Bütün I, Bas Y, et al., 2016. Effects of colchicine treatment on mean platelet volume and the inflammatory markers in recurrent aphthous stomatitis[J]. The Journal of Dermatological Treatment, 27(4): 389 - 391.

Silber J H, Cnaan A, Clark B J, et al., 2004. Enalapril to prevent cardiac function decline in long-term survivors of pediatric cancer exposed to anthracyclines [J]. Journal of Clinical Oncology, 22(5): 820 - 828.

Somosy Z, Horváth G, Telbisz A, et al., 2002. Morphological aspects of ionizing radiation response of small intestine[J]. Micron, 33(2): 167 - 178.

Stein A, Voigt W, Jordan K, 2010. Chemotherapy-induced diarrhea: pathophysiology, frequency and guideline-based management [J]. Therapeutic Advances in Medical Oncology, 2(1): 51 - 63.

Szmit S, Jurczak W, Zaucha J M, et al., 2017. Acute decompensated heart failure as a reason of premature chemotherapy discontinuation may be independent of a lifetime doxorubicin dose in lymphoma patients with cardiovascular disorders [J]. International Journal of Cardiology, 235: 147 - 153.

Tahover E, Segal A, Isacson R, et al., 2017. Dexrazoxane added to doxorubicin-based adjuvant chemotherapy of breast cancer: a retrospective cohort study with a comparative analysis of toxicity and survival[J]. Anti-cancer Drugs, 28(7): 787 - 794.

Tailibert S, Le Rhun E, Chamberlain M C, 2016. Chemotherapy-Related Neurotoxicity[J]. Current Neurology Neuro science Reports, 16(9): 81.

Tarantini L, Gori S, Faggiano P, et al., 2012. Adjuvant trastuzumab cardiotoxicity in patients over 60 years of age with early breast cancer: a multicenter cohort analysis [J]. Annual of Oncology, 23(12): 3058 - 3063.

Tarricone R, Abu Koush D, Nyanzi-Wakholi B, et al,. 2016. A systematic literature review of the economic implications of chemotherapy-induced diarrhea and its impact on quality of life[J]. Critical Reviews in Oncology/hematology, 99(5): 37 - 48.

Tomasello C, Pinto R M, Mennini C, et al., 2018. Scrambler therapy efficacy and safety for neuropathic pain correlated with chemotherapy-induced peripheral neuropathy in adolescents: a preliminary study [J]. Pediatric Blood & Cancer, 65(7): e27064.

Van Dalen E C, Caron H N, Dickinson H O, et al., 2008. Cardioprotective interventions for cancer patients receiving anthracyclines [J]. The Cochrane Database of Systematic Reviews, (2): CD003917.

Van Dalen E C, Caron HN, Dickinson HO, 2008. Cardioprotective interventions for cancer patients receiving anthracyclines[J]. The Cochrane Database of Systematic Reviews, (2): CD003917.

Vidal A, De la Cuerda C, Luis Escat J, et al., 2006. Chronic radiation enteritis after ovarian cancer: From home parenteral nutrition to oral diet[J]. Clinical Nutrition, 25(4): 701 - 704.

Wesselink E, Winkels R M, Van Baar H, et al., 2018. Dietary intake of magnesium or calcium and chemotherapy-induced peripheral neuropathy in colorectal cancer patients[J]. Nutrients, 10(4): 393.

Winters-Stone K M, Horak F, Jacobs P G, et al., 2017. Falls, functioning, and disability among women with persistent symptoms of chemotherapy-induced peripheral neuropathy[J]. Journal of Clinical Oncology, 35(23): 2604 - 2612.

Xu J, Wang W, Zhong X X, et al., 2016. Methylcobalamin ameliorates neuropathic pain induced by vincristine in rats: Effect on loss of peripheral nerve fibers and imbalance of cytokines in the spinal dorsal horn[J]. Molecular Pain, 12: 1 - 14.

Yang Q J, Yang G J, Wang L I, et al., 2017. Protective effects of dexrazoxane against doxorubicin-induced cardiotoxicity: a metabolomic study[J]. PLoS One, 12(1): e0169567.

Yu Y C, Mao Y M, Chen C W, et al., 2017. CSH guideline for the diagnosis and treatment of drug-induced liver injury[J]. Hepatology International, 11(3): 221 - 241.

Zhang S, Wu T, Zhong Y, et al., 2017. Effect of electroacupuncture on chemotherapy-induced peripheral neuropathy in patients with malignant tumor: a single-blinded, randomized controlled trial [J]. Journal of Traditional Chinese Medicine, 37(2): 179 - 184.

Zimmer P, Trebing S, Timmers-Trebing U, et al., 2018. Eight-week, multimodal exercise counteracts a progress of chemotherapy-induced peripheral neuropathy and improves balance and strength in metastasized colorectal cancer patients: a randomized controlled trial[J]. Support Care in Cancer, 26(2): 615 - 624.

Zirpoli G R, McCann S E, Sucheston-Campbell L E, et al., 2017. Supplement Use and Chemotherapy-Induced Peripheral Neuropathy in a Cooperative Group Trial (S0221): The DELCaP Study [J]. Journal of the National Cancer Institute, 109(12): djx098.

第三篇　结直肠癌护理

结直肠癌包括直肠癌和结肠癌,是我国常见的恶性肿瘤之一。随着经济的发展、生活水平的提高和生活方式的改变,近年来结直肠癌的发病率呈上升趋势,尤其是结肠癌。目前,手术切除是治疗结直肠癌的主要方法,同时辅以化疗、放疗等综合治疗,相关护理如下。

第一章 情志护理

由于癌症的高病死率及治疗过程中经受的痛苦体验,会使癌症患者特别是新发生的患者产生强烈的心理反应。在治疗过程中患者的心理状态是复杂多变的,护士必须及时了解和评估患者的心理状况,提供支持与帮助,指导患者及家属通过各种途径了解疾病的治疗、护理进展,以提高战胜疾病的信心和勇气。对需行肠造口手术的患者可通过图片、模型、实物等向患者及家属介绍造口的目的、功能,以及术后可能出现的情况及其应对方法,同时鼓励患者家属积极配合,给予患者更多的心理支持和关怀。

------------------------------ 参 考 文 献 ------------------------------

徐波,2017.肿瘤护理学[M].北京:人民卫生出版社.

第二章　肠造口护理

肠造口是指将近端肠段固定于腹壁外,粪便由此排出体外,又称人工肛门。根据造口存在时间的长短分为临时性肠造口和永久性肠造口。根据造口的形状分为单腔肠造口、双腔肠造口、襻式造口等。

造口手术是治疗疾病的一种手段,但是有了造口并不代表生活的完结,只有掌握了正确的护理知识才能重新回归社会,正常生活。

医务人员应帮助患者正视并参与造口的护理,关心和理解患者,通过沟通、交流、提供支持等方法帮助其排解不良情绪,以良好、积极的态度面对造口。正确引导患者,使其逐步掌握独立护理造口的能力,以逐渐恢复正常生活和社交活动。

第一节　肠造口的一般护理

1. 开放肠造口

一般在术后 2~3 天肠蠕动恢复后开放肠造口,需观察肠段有无出血、缺血坏死等情况。

2. 选择造口用品的标准

造口用品应当具有轻便、透明、防臭、防漏和保护周围皮肤的性能,且患者佩戴合适。

3. 卧位

造口处有粪便排出时应取患侧卧位,并可用薄膜敷料覆盖腹部切口,防止粪便污染切口,影响愈合。

4. 保持肠造口周围皮肤的清洁干燥

长期服用抗生素、免疫抑制剂和激素的患者,应当特别注意肠造口部位有无真菌感染。

5. 及时更换清洗

当造口袋内充满 1/3 的排泄物时,需及时更换清洗。可涂氧化锌软膏保护局部皮肤,防止糜烂。更换时应防止排泄物污染伤口。

第二节　指导患者正确使用人工造口袋

可根据不同患者的不同需求,选用不同类型的造口袋。

1. 造口袋的类型

造口袋可分为一件式、两件式;闭口式、开口式;透明式、不透明式。一件式是指底盘和袋子是一体的,两件式是指底盘和袋子是分开的;闭口式是指袋子上没有排放口,即不需要袋夹,开口式是指可以通过袋子上的排放口将造口袋内的排泄物倒掉,需要用袋夹将开口夹闭。透明和不透明是指可以透过袋子看到袋子内部。

2. 造口袋大致的选择标准

(1)造口袋的材质与患者的肤质相适应,避免产生过敏。

(2)底盘大小要合适,每位患者的造口大小都不一样,所以要选择适合患者造口大小的底盘。

(3)造口袋的黏性要好,不易渗漏。

(4)造口袋应容易佩戴及更换。

3. 更换造口袋的步骤

去除旧袋→清洁造口及周围皮肤→擦干造口周围皮肤→观察造口及周围皮肤有无并发症,如有则给予相应处理→测量造口大小→裁剪造口袋底盘→适当使用造口护肤粉及其他附件用品→粘贴造口袋。

4. 注意要点

造口周围的皮肤一定要清洗干净并且保持干燥,用清水清洗即可,避免使用消毒剂;若造口及周围皮肤存在并发症需处理好之后再使用造口袋;粘贴造口袋时要保持腹部皮肤平整无皱褶,如有体毛应先予以剃除,防止造口袋粘贴不牢而引起渗漏。根据造口及皮肤情况选用合适的造口附件用品。周围皮肤由于经常擦洗会比较干燥,可使用一些水油平衡型的护肤剂或润肤霜。

第三节 肠造口的并发症观察及护理

1. 造口出血

造口出血通常发生在术后的72 h内,一般不会造成严重后果,应密切观察出血的色、质、量,做好交接班,可用1:1 000肾上腺素溶液浸湿的纱布湿敷,出血严重者应积极寻找出血点进行止血治疗。晚期造口出血常见于更换造口袋护理不当引起黏膜出血,故在更换造口时动作应轻柔。

2. 造口坏死

造口坏死是最严重的早期并发症,往往发生在术后24~48 h内。

(1)轻度造口缺血坏死 造口边缘暗红色或微呈黑色,范围不超过造口黏膜外1/3,尚未有分泌物增多和异常臭味,造口皮肤无改变。

(2)中度造口缺血坏死 造口黏膜外中2/3呈紫黑色,有分泌物和异常臭味,但造口中央黏膜仍呈淡红色或红色,用力摩擦可见黏膜出血。

(3)重度造口缺血坏死 造口黏膜全部呈漆黑色,有多量异常臭味的分泌物,摩擦黏膜未见出血点,为严重缺血坏死。

轻度坏死可予以保守治疗,用0.9%氯化钠溶液纱布湿敷,一般创面可自行愈合,重度坏死者需紧急手术治疗。

3. 造口水肿

造口水肿临床表现为造口隆起、肿胀和绷紧,黏膜发亮。通常发生在术后早期。轻微者暂不用处理,严重者用0.9%氯化钠溶液纱布湿敷或硫酸镁纱布湿敷。

4. 造口狭窄

由于手术时皮肤开口或腹壁内肌肉层开口太小,造成造口皮肤开口细小,难以看见黏膜;或造口皮肤开口正常,但指诊时手指难以进入,肠管周围组织紧缩。发生造口狭窄后,肠内容物排空不畅,出现粪便变细及地位性部分肠梗阻的症状。

(1)轻度狭窄者予以指导扩肛,戴手套用小拇指(慢慢好转后用示指)沾润滑剂轻轻进入造口,停留3~5 min,每天1次,须长期进行。

(2)若狭窄严重影响排便,需要外科手术治疗。

5. 造口回缩

造口内陷低于皮肤表面,引起排泄物渗漏,导致造口周围皮肤损伤。由于外科手术肠游离不充分,产生牵拉力;肠系膜过短;环状造口的支架过早除去;患者术后体重急剧增加,造口周围脂肪组织过多,以致造口内陷;造口周边缝线固定不足或缝线过早脱落;造口周边愈合不良,致瘢痕组织形成。

(1)部分回缩　　肠端尚在腹腔外,一般无须手术,但需加强对造口创面的护理,密切观察回缩进展情况。

(2)重度回缩　　造口处看不见结肠黏膜,或已有腹膜刺激征,应立即手术。

6. 造口脱垂

造口脱垂表现为肠管由造口内向外翻出来,可有数厘米至20 cm,可能引起水肿、出血、溃疡或缺血而坏死。对患者心理影响较大。

(1)选择一件式透明造口袋造口,可容纳脱垂的肠管,便于观察。

(2)指导患者准确测量造口大小及掌握正确的粘贴方法,尺寸要恰当(以肠管直径最大为标准,不能单纯测量底部),减少换袋次数。

(3)指导患者了解肠梗阻、肠坏死的症状和体征,如有腹痛,腹胀,呕吐,停止排气、排便时应及时就医。

(4)轻度脱垂可用弹性腹带稍加压迫,防止进一步脱垂。重度脱垂及发生肠坏死时要进行手术。

(5)做好患者心理上的支持。

7. 造口旁并发症

(1)过敏性皮炎　　过敏性皮炎是由于对造口袋及底板的胶纸过敏而引起的,表现为皮肤红斑及水泡、皮疹,患者自觉受累、皮肤瘙痒、烧灼感,仅限于接触部位,造口袋粘贴部位或整个造口袋有模板样的印记。

护理措施:询问过敏史,如过敏严重且原因不明时可做过敏试验;更换另一系列造口袋;先涂类固醇药物,10 min后,用清水洗干净周围皮肤,再贴袋;严重者要由皮肤科医生诊治。

（2）接触性或粪水性皮炎　　排泄物持续刺激皮肤引起皮肤糜烂,可由于造口位置差、皮肤不平整、回肠造口没有形成一个适当的突起、造口回缩、造口护理不当造成排泄物渗漏等而引起。

护理措施：检查刺激源并去除病因;用护肤粉或水胶体敷料治疗破损部位;指导患者选择合适的造口用品及采用正确的贴袋方法。

（3）感染　　有毛囊炎和细菌感染者,多数由于去除毛发方法不当,如用干的剃毛方法,或剃毛太频繁;不小心去除造口袋造成造口周围皮肤损伤。

护理措施：指导患者使用电动剃须刀,毛发长的先剪短;指导正确撕除造口袋方法,防止损伤;造口袋更换的时间应适宜;必要时遵医嘱使用抗生素。

（4）造口旁疝　　造口旁疝可发生于术后数月或数年后;轻者引起造口基部或周围组织鼓起,尤其是坐起或抬头,症状在站立或工作时最为显著,躺下时鼓起部分会消失;排便习惯改变,有些患者在灌肠后会没有粪便和灌洗液排出;严重者小肠会经肠壁疝出,引起肠梗阻。

护理措施：术后6~8周应避免提举重物,体力劳动的工作应佩戴造口腹带;重新选择合适的造口袋,如用较软底板的造口袋;重新指导病者换袋技巧,如利用镜子帮助;观察是否有肠梗阻症状;停止结肠灌洗;减轻腹压,如慢性便秘要用药物治疗、咳嗽时应用手压住造口处以使腹压减轻;减轻体重;情况较轻,可佩戴特制的造口腹带扶托。

第四节　造口患者的饮食护理

除了本身患有须注意饮食的疾病外,肠造口患者原则上不需忌口,只要均衡饮食即可。注意饮食卫生,平时可多喝水,多吃水果、蔬菜,避免生冷、辛辣等刺激性食物。但为了提高患者的生活质量可适当少吃或不吃某些食物。如为了避免造口袋胀气,尽量避免食用产气较多或产臭气的食物,进食时应细嚼慢咽以免吞入过多气体;少吃一些会引起腹泻或便秘的食物等。

1. 易产气与易致稀便的食物与饮料

易产气的食物与饮料有豆类、萝卜、洋葱、番薯、莴笋、鸡蛋、芝士、啤酒等。

2. 易致稀便的食物与饮料

易致稀便的食物与饮料有绿豆、菠菜、花椒、八角、咖喱、蒜头、啤酒等。

3. 易致便秘的食物

易致便秘的食物为含粗纤维的食物,如笋、芹菜、韭菜等。

第五节　造口患者的生活护理

造口手术是治疗疾病的一种手段,有了造口并不等于生活的完结。当然有了造口之后患者在生活习惯上会有所改变,但只要掌握了正确的护理知识就能回归社会,可以一样享受生活。

1. 生活起居

天气变化时要注意防止感冒咳嗽,减少腹内压增加的机会。

2. 衣着

可与术前衣着一样或适当宽松、柔软些,腰带处不宜过紧以免对造口产生压迫。

3. 沐浴

可采用淋浴的方式洗澡,尽量不要在浴缸中浸泡,使用中性的皂液,在需要更换造口袋时,可除下造口袋直接淋浴,淋浴结束后再贴上新的造口袋,洗澡时水是不会进入造口的,还可以彻底清洗造口及其周围皮肤。

4. 运动

平时可参加一些体育锻炼,但避免增加腹内压的剧烈运动及有身体接触的体育项目,防止由于体重的增加而导致一些造口并发症,如造口旁疝、造口回缩、凹陷,造口脱垂等。可以进行太极拳、八段锦等活动;游泳时可选用小型造口袋。

5. 外出活动或旅行

鼓励造口患者外出活动或旅行,享受旅游的快乐,从短途开始到长途旅行,只要准备充分,随身携带足够的造口护理用品,携带造口治疗师的联络名片,以便出现紧急情况时,能够得到及时的帮助,这样就可以尽情享受旅途的愉快了。

6. 社交活动

鼓励造口患者参与各种社交活动,有学者研究发现,加强康复期造口患者的健康教育,鼓励造口患者参加造口联谊会并参与有组织的各种集体活动,可改善造口患者的生活质量。

造口并不是一件可耻的事情,一味地保守秘密反而会造成心理负担,不利于身心健康。做好患者的情志护理,多与他人交流,参与社会接触,保持愉悦心情,可以适当参加些社会活动,病情允许可重返工作岗位,这些对身体的康复都是非常有帮助的。

---------- 参 考 文 献 ----------

胡雁,陆箴琦,2013.实用肿瘤护理[M].上海:上海科学技术出版社.

中华人民共和国国家卫生和计划生育委员会医政医管局,中华医学会肿瘤学分会,2018.中国结直肠癌诊疗规范(2017年版)[J].中华外科杂志,56(4):241-258.

第三章　化疗的相关护理

抗肿瘤药物能抑制恶性肿瘤的生长和发展,并在一定程度上杀灭肿瘤细胞。但大多数抗肿瘤药物的毒性较大,在肿瘤细胞与正常细胞之间无明显选择性,直接影响心、肝、肾及神经系统等功能。由于抗肿瘤药物有各种特殊的不良反应,因此护理工作尤为重要。护士应密切观察患者病情变化、毒副反应出现时间及程度,及时与医生取得联系并给予预防和解决措施,尽量减轻毒性反应的强度。

第一节　选择输液部位

化疗给药前,应先评估患者的血管情况、药物的性质,有条件应首选中心静脉给药,如经外周静脉穿刺的中心静脉导管(peripherally inserted central venous catheter, PICC)、皮下埋藏式导管输注系统静脉输液港(subcutaneous port, PORT)或中心静脉导管(central venous catheter, CVC)。经外周静脉留置针给药时,留置针应当日拔除,不能留置。

第二节　胃肠道毒副反应的护理措施

胃肠道毒副反应是化疗常见反应之一,大多数化疗药物都能引起不同程度的恶心、呕吐。
(1)化疗前做好解释工作,减轻顾虑,提供心理支持。
(2)保持病房环境干净、整洁、无异味,减少不良刺激。
(3)在化疗前及时准确给予止吐药物,如甲氧氯普胺、5-HT 受体阻断药(盐酸格拉司琼、盐酸昂丹司琼等),必要时可以使用镇静药物辅助治疗。
(4)化疗期间饮食宜清淡易消化,少量多餐,保持口腔清洁。
(5)呕吐严重者,给予补液,维持水电解质平衡,并严格记录出入量。

第三节　骨髓抑制的护理措施

(1)严格掌握化疗适应证,化疗前检查血常规、骨髓情况,如果白细胞$<4×10^9$/L,血小

板<80×10^9/L 时,化疗应慎重执行,需要适当调整治疗方案,必要时应暂缓化疗,给予输血治疗。

（2）在治疗过程中给予营养支持,如高蛋白质、高热量、高维生素的饮食,多饮水,避免进食生冷、刺激食物。

（3）化疗后应按时查血常规,以了解血常规情况。

（4）白细胞特别是粒细胞下降时,感染的机会将增加,有条件应让患者住层流病房,或用紫外线消毒病房,减少探视,严密监测患者的体温,必要时预防性给予抗生素。

（5）血小板降低时应注意预防出血,观察皮肤有无淤血、淤斑及其他出血的症状。协助做好生活护理,避免碰撞,拔针后增加按压的时间,保持大便通畅,避免抠鼻、剔牙、用力咳嗽等动作。如患者出现头痛、恶心等症状应考虑颅内出血,及时通知医生协助处理。

（6）女性患者在月经期间应注意出血的量及持续时间,必要时使用药物推迟经期。

第四节　心脏毒性的护理措施

（1）化疗前应先了解有无心脏病病史,常规做心电图了解心功能。

（2）观察病情,倾听主诉,严密监测心率、心律变化,必要时心电监护。

（3）注意休息,减少心肌耗氧量,减轻心脏的负荷;少量多餐,避免加重心脏的负担,反射性引起心律失常。

（4）一旦出现心功能损害,主要的治疗方法同一般的心肌病相同。

第五节　泌尿系统毒性的护理措施

（1）化疗前必须进行有关肾功能的检查。

（2）化疗前和化疗期间嘱患者多饮水,使尿量维持在每天 2 000~3 000 mL。

（3）护士应教会患者观察尿液的性状,准确记录出入量,如出现任何不适反应及时告知。

第六节　肝脏毒性的护理措施

大多数抗肿瘤药物经过肝代谢、活化或灭活,如果药物的负荷超过肝的代谢能力或肝本身存在一定程度的损害,容易引起肝脏毒性发生,它可以是急性而短暂的肝损害,包括坏死、炎症,也可以是长期用药而引起的慢性肝损伤。其主要临床表现有乏力、食欲不振、恶心、呕吐、黄疸、肝大、血清氨基转移酶和胆红素升高等。

（1）化疗前进行肝功能检查，有异常慎用或停用化疗药物，必要时先行保肝治疗。

（2）加强观察病情，及时了解患者的不适主诉，如有肝区疼痛、黄疸等，及时对症处理。

（3）饮食宜清淡，适当增加蛋白质和维生素的摄入。

第七节　免疫抑制的护理措施

免疫抑制常见的是口腔霉菌感染，可用口泰漱口液进行漱口，局部可涂锡类散，同时注意口腔卫生，用软毛牙刷刷牙，进食前后漱口，避免食用刺激性粗糙的食物。

一旦患各种病毒性疾病，如带状疱疹，可遵医嘱给予抗病毒和止痛药物，保持局部皮肤的清洁，勿抓挠皮肤，以免发生破溃。

第八节　脱发和皮肤反应的护理措施

脱发是最为常见的皮肤病变，容易造成患者心理上、情绪上的伤害，甚至可能由此中断治疗。

（1）做好心理护理，在精神上给予支持，告诉脱发只是暂时的，不要过分担心。

（2）建议患者脱发时剪短或剃光头发。

（3）建议戴假发改善形象。

（4）保持皮肤清洁，避免抓挠，用温水清洗。

---------------------------------- 参 考 文 献 ----------------------------------

胡雁,陆箴琦,2013.实用肿瘤护理[M].上海：上海科学技术出版社.

闻曲,刘义兰,喻娇花,2011.新编肿瘤护理学[M].北京：人民卫生出版社.

第四章 PICC 的患者教育

第一节 PICC 置管后的护理措施

1. 保持局部清洁干燥

不要擅自撕下贴膜。贴膜有卷曲、松动、贴膜下有汗液时及时请护士进行更换。

2. 治疗间歇期对 PICC 管进行维护

每 7 天对 PICC 管进行冲管、更换贴膜、更换输液接头等维护。

3. 注意观察导管穿刺点处皮肤周围

有无发红、疼痛、肿胀、渗液等，并观察导管留置在体外的长度，如有异常应及时联络医生或护士。

4. 缩短更换贴膜的时间间隔

如因对透明贴膜过敏等原因而使用通透性更高的贴膜时，应缩短更换贴膜的时间间隔。

第二节 PICC 置管后的日常工作与生活

1. 不影响从事一般性日常工作

置管后不影响从事一般性日常工作，如家务劳动、体育锻炼，但要避免使用置管一侧手臂提过重的物品等，不用这一侧手臂做引起向上、托举哑铃等持重锻炼，并需避免游泳等会浸泡到穿刺区域的活动。

2. 可以淋浴

置管患者可以淋浴，但应避免盆浴、泡浴。淋浴前用塑料保鲜膜在贴膜处环绕 2~3 圈，上下边缘用胶布贴紧，淋浴后检查贴膜下有无浸水，如有浸水应立即请护士进行更换。

第五章　PORT 的患者教育

第一节　PORT 置管后的护理措施

1. 保持局部皮肤清洁干燥

观察输液港周围皮肤有无发红、肿胀、灼热感、疼痛等炎性反应。

2. 防止导管破裂

非耐高压型输液港严禁高压注射造影剂。

3. 治疗间歇期对 PORT 进行冲管、封管等维护

每 4 周对 PORT 进行冲管、封管等维护一次,建议回医院维护。

第二节　PORT 置管后的日常工作与生活

1. 不影响从事一般性日常工作

置管后不影响从事一般性日常工作,如家务劳动、轻松运动,但避免使用置管一侧手臂提过重的物品、过度活动等,不用这一侧手臂做引体向上、托举哑铃、打球、游泳等活动度较大的体育锻炼。

2. 避免重力撞击输液港部位

避免重力撞击输液港部位,以免造成对机体的损害。

第六章　放疗的相关护理

第一节　放疗前后注意事项

（1）放疗前后半小时内避免进食，放疗后静卧半小时。

（2）保持标记清晰，及时请主管医生描绘。

（3）定期查血象，预防感冒。

（4）放疗前嘱患者排空小便，放疗后每天饮水 2 000～3 000 mL，以利于毒素排出。

（5）可给予维生素 B 类食物，可食用鸡汤、鲜鱼汤、牛肉、猪肝、排骨、牛奶、豆浆等增强营养。

（6）放疗结束后照射区域皮肤仍须继续保护，为期至少 1 个月。

第二节　皮肤放射性损伤的护理措施

放疗患者将以紫色标记划出照射部位，治疗时，光束必须通过划定的皮肤表面进入病灶部位。因此，患者在接受治疗期间，必须保持皮肤上紫色标记的清晰。勿将标记洗去，如有褪色，应及时告诉医生。

（1）保持皮肤干燥。

（2）穿宽松、柔软、吸湿性强的内衣裤。

（3）减少局部皮肤的摩擦。

（4）照射野皮肤可用温水软毛巾温和清洗，禁冷热刺激，禁肥皂、酒精、碘酒及其他对皮肤有刺激性的药物。

（5）禁止搔抓照射野局部皮肤，皮肤脱屑切忌用手撕剥，痒时可轻轻拍打。局部皮肤出现红斑、有烧灼感和刺痒感时，可涂冰片滑石粉止痒。当皮肤出现充血、水肿甚至有渗液、糜烂时，可暂停放疗，用庆大霉素、康复新液湿敷后，行暴露疗法。

（6）照射野皮肤局部禁贴胶布，禁作注射点。

第三节　放射性肠炎的护理措施

为减少放射性肠炎的发生，患者放疗过程中应采取如下护理措施。

（1）俯卧位,该体位可挤压部分小肠向上方移动,减少对小肠的照射。

（2）憋尿使膀胱充盈,因为充盈的膀胱可以把部分小肠从盆腔挤到腹腔。

（3）避免在放疗过程中进食多纤维素,或其他对肠壁有刺激性的食物。

（4）如果患者出现黏液血便、腹痛或腹泻等症状,应考虑放射性肠炎的发生,腹泻严重者,注意大便色、量、性质,并按医嘱服用止泻药。

（5）若有水电解质、酸碱平衡失调,应静脉补充液体。

（6）应注意肛周或造口周围的清洁。

第四节　放射性膀胱炎的护理措施

放疗过程中,若患者出现尿频、尿急、尿痛、血尿等症状时,应考虑放射性膀胱炎。注意多喝水,多排尿,以起到尿路自洁作用,并保持外阴清洁干燥,放疗前最好膀胱充盈,减少膀胱照射。

第五节　全身反应的护理措施

放疗过程中患者会感到全身乏力,有时会出现头晕、食欲减退,有些患者会有恶心、呕吐和骨髓抑制的情况。

（1）恶心、呕吐　① 少量多餐;② 通过劝慰,给患者情感的支持;③ 使用止吐药物;④ 听音乐等放松疗法以减轻恶心;④ 经常漱口,口含冰块。

（2）粒细胞减少或缺乏　① 告诉患者遇到下列情况及时报告,体温38℃以上、寒战、排尿困难、呼吸困难、咳嗽、咯血、疼痛。② 避免与下列人或物接触,新鲜水果、蔬菜、花等活的植物;最近接受活的微生物或病毒接种的人;排泄物;患有传染性疾病的人。③ 接触患者前洗手(任何人)。④ 预防皮肤黏膜的创伤。⑤ 多饮水。⑥ 使用升白细胞的药物,保护性隔离。

（3）血小板减少　① 不能服用阿司匹林类药物;② 勿用手指挖鼻孔,勿用力咳嗽,避免碰撞;③ 特别小心地使用刀子、剪刀、针等;④ 遵医嘱使用药物及血小板。

（4）贫血　① 休息,限制不必要的活动;② 更换体位应缓慢;③ 多摄取含铁的食物及绿色类蔬菜,如菠菜、肝脏等。

每周查血常规一次,若白细胞<3×10^9/L、血小板<5×10^9/L 时,应停止放疗,并应用升白细胞和升血小板药物。保持室内空气新鲜,定期进行空气消毒,预防交叉感染。

第六节　会阴部的护理

会阴部皮肤细嫩,且分泌物多,放射反应出现早,而且易出现湿性反应。因此,放疗过程中要注意个人卫生,并每天用温水擦拭一次,保持会阴部清洁干燥。

第七章 健 康 指 导

第一节 饮 食 指 导

1. 饮食适宜

多食蔬菜水果,忌烟酒、肥甘厚味、甜腻和易胀气的食物。对于晚期患者,饮食调养,主食宜以粥、面类等半流质饮食为主。

2. 饮食禁忌

肠造口患者为了避免造口袋胀气,应尽量避免食用产气较多或产臭气的食物,进食时应细嚼慢咽以免吞入过多气体。

急性腹痛患者诊断未明确时应暂禁食;腹泻患者宜食健脾养胃及健脾利湿的食品,如胡萝卜、薏苡仁等。严重腹泻者宜适量饮淡盐水。

第二节 情 志 调 理

(1)多与患者沟通,及时予以心理疏导。

(2)鼓励家属多陪伴患者,亲朋好友给予情感支持。

(3)指导采用暗示疗法、认知疗法、移情调志法,建立积极的情感状态。

(4)人工造口患者自我形象紊乱突出,帮助患者重新认识自我并鼓励其参加社会活动。

第三节 生 活 起 居

(1)生活起居有规律,保持心情舒畅,合理饮食,保持大便通畅。

(2)保证充足的睡眠和休息,防止感冒。

(3)指导患者有序进行锻炼,如八段锦、简化太极拳等,以不感疲劳为宜。

------------------------------ 参 考 文 献 ------------------------------

中华人民共和国卫生和计划生育委员会医政医管局,中华医学会肿瘤学分会,2018.中国结直肠癌诊疗规范(2017 年版)
  [J].中华外科杂志,56(4):241-258.

第四篇 结直肠癌的预防与随访

结直肠癌是人类最常见的恶性肿瘤之一,其发病率和死亡率分别居所有肿瘤的第3位和第4位。在美国,结直肠癌是恶性肿瘤死亡的第三大原因,死亡率居于第2位。按照目前的发展速度,5%~6%的人一生中会罹患结肠癌或直肠癌。在世界范围内,大多数结直肠癌依旧发生在工业化国家,但较不发达国家的发病率也正在迅速上升,因为他们越来越多地选择西化的生活方式。移民研究也表明,与在高发病率工业化国家的移民相比,留在本国低发病率国家的居民结直肠癌发病率较低。综上所述,这些数据强调了环境因素对结直肠癌发生的重要影响。

我国原属于结直肠癌发病率较低的国家,但近年来,结直肠癌的发病率也呈逐年上升趋势,在所有肿瘤的发病率中列第5位,甚至大城市结直肠癌发病率每年递增的速度比全球年均递增的速度还高。结直肠癌属于可预防、部分可治愈、大部分可通过治疗延长生存时间的恶性肿瘤。但由于结直肠癌早期症状不明显,就诊时大部分已属中、晚期,一旦发生转移或复发,其预后极差。因此,结直肠癌的预防和后期随访研究亟须引起我们的重视。

第一章 结直肠癌的预防

第一节 一级预防

结直肠癌的发生与西化生活方式密切相关。在过去的几十年里,人们已经了解了饮食、生活方式和药物风险因素等对该肿瘤的影响。饮食和生活方式的改变应该能从实质上大幅降低结直肠癌的患病风险,并可在降低结直肠癌发病率的同时进行筛查。

一、饮食

(一)水果、蔬菜和膳食纤维

高膳食纤维,尤其是水果和蔬菜的饮食可以降低结直肠癌患病风险的概念已经存在超过40年,并且观察到非洲人群中食用高膳食纤维者结直肠癌的发生相对罕见。其可以稀释或吸附粪便致癌物,调节结肠运输时间,改变胆汁酸代谢,降低结肠pH,或增加短链脂肪酸的产生。大多数病例对照研究表明,膳食纤维摄入量较高则结直肠癌发病风险较低。包含6个病例对照研究的Meta分析发现,大量摄入高膳食纤维则结直肠癌发病风险降低40%~50%。

虽然关于膳食纤维饮食假说的病例对照研究的证据似乎显得很可靠,但来自大型前瞻性队列研究的结果却显示膳食纤维摄入与结直肠癌之间不存在或仅存在弱相关性。来自一项由加入护士健康研究(nursing health study，NHS)的美国女性护士发起的前瞻性研究数据显示，通过半定量食物频率验证问卷调查，高膳食纤维并没有起到预防结直肠癌或结肠腺瘤的作用。此外，没有观察到特定的纤维亚型，包括谷类、水果、植物纤维与肿瘤亚型或肿瘤原发位置及分期有关。在该队列中，水果和蔬菜摄入量与结直肠癌发生风险的分析结果显示未存在相关性。最近，对包括700 000名受试者在内的13个前瞻性队列的汇总分析表明，膳食纤维摄入和结直肠癌之间的确存在中度的负相关性。然而，在考虑其他饮食风险因素后，这种关联变得不再显著，表明高膳食纤维摄入可能仅仅与其他保护性生活方式或饮食因素相关。对水果和蔬菜摄入的汇总分析也未能发现与总体结直肠癌发病风险的相关性。

病例对照研究令人鼓舞的结果与队列研究的大部分阴性结果之间明显不一致的原因尚不完全清楚。然而，病例对照研究可能更容易产生偏差，因为在肿瘤被诊断后收集饮食的信息时，肿瘤患者更容易回忆起不健康的饮食行为。值得注意的是，最近对来自10个欧洲人群(EPIC研究)超过500 000例个体的前瞻性研究表明，在摄入最高量膳食纤维的个体中结直肠癌的发病风险大约降低了40%。同样，在这个群体中大量摄入水果和蔬菜与结直肠癌发病风险中度下降有关。欧洲研究中膳食纤维的摄取与结直肠癌发病之间负相关性不一致的原因及在美国主要进行的其他队列研究缺乏相关性可能与摄取其他营养物如叶酸的差异有关；叶酸可能具有抗肿瘤作用(见本节下文"B族维生素"部分)。在美国，食用含有叶酸等多种维生素、叶酸强化的面粉及谷物早餐比较盛行，可能会削弱高膳食纤维、水果和蔬菜的额外效果，这是欧洲人群叶酸的主要来源。因此，虽然水果、蔬菜和膳食纤维可能会影响结直肠癌发病的风险，但如果叶酸的效应存在的话，则上述影响可能会比先前认为的弱得多，或者仅在明显低于叶酸摄入基线水平的个体中显现出来。

为了明确膳食纤维和蔬菜、水果在肿瘤预防中所发挥的作用，在既往有腺瘤病史的个体中已经进行了几个随机、安慰剂对照的干预研究，比较补充膳食纤维对腺瘤复发风险的影响。但大量的水果和蔬菜、麦麸纤维补充剂等饮食对腺瘤复发的风险均没有影响。虽然由于膳食纤维剂量不足导致这些试验的结果都是阴性的，而且更大的膳食纤维量不太可能获得很好的耐受性，如在小麦麸皮补充研究中，高纤维组只有74%的个体消耗了75%以上的补充剂，而低纤维组却有84%。因此，对常人来说每天、长期摄取更高水平的膳食纤维可能不切实际。在大多数前瞻性流行病学研究的背景下，膳食纤维补充剂不仅没有降低结直肠癌发病风险的作用，而且这种方法的可行性也受到了质疑。

总而言之，增加水果、蔬菜或膳食纤维的摄入不太可能预防大部分结直肠癌，尤其是在美国人群中，其食物供应已经被叶酸和其他可能预防结直肠肿瘤的饮食因素所强化。很少有证据表明，一种膳食纤维的集中来源是有效的，尽管富含膳食纤维的饮食被认为对其他胃肠道疾病如憩室病、便秘，以及其他慢性病有益处。

(二)红肉、脂肪和碳水化合物

在许多流行病学研究中已经被研究了红肉(如牛肉、猪肉或羊肉)的影响，大多数的研究发现罹患结直肠癌或腺瘤风险的增加与摄入更多的红肉相关。在对美国男性保健专业人员的一项前瞻性研究(HPFS研究)中发现，每周吃5次以牛肉、猪肉或羊肉为主食的男性，其发生结直肠癌风险比每个月吃不到一次这些肉类的男性高3倍。其他的研究还发现加工肉类与发生结直肠癌的风险相关。在EPIC研究中,以最高级别红肉和加工肉类摄入量而言,一名50岁受试者在10年内发展成结直肠癌的绝对风险为1.71%,而最低摄入量者则为1.28%。红肉与结直肠癌发生之间的具体机制尚不清楚。红肉可能刺激内源性胰岛素分泌,而胰岛素有促有丝分裂的作用(参见本节下文"体重和体脂分布"部分)。其他相关假设包括红肉是总饱和脂肪、血红素铁或致癌杂环胺的主要来源等,且一般来说,无论是病例对照或前瞻性研究都支持脂肪和结直肠癌发病之间有特定相关性的观点。

有证据表明,红肉与结直肠癌的关系可能与烹饪过程有关。几项研究发现,食用外表为重褐色或在高温下长时间持续烹制的肉食者发生结直肠癌的风险显著提高。当肉在高温下长时间煎炸、烧烤或烘烤时,会导致肌酐变成突变的杂环胺。在HPFS研究中,诱变剂的高摄取与远端结肠腺瘤的发生有关,而与总体肉类摄入量无关。同样地,使用尿液或白细胞测定的杂环胺水平与其他人群中结肠腺瘤的发生相关。最后,肉类摄入量、烹调方法和调节杂环胺代谢的遗传多态性之间相互作用的研究,也为这些致癌物与结直肠肿瘤之间的相关性提供了间接但有力的支持。例如,在NHS研究中,携带肉类相关致癌物快速乙酰化相关基因型的妇女具有与红肉摄入增加相关的结直肠癌特别高的发病风险[HR 3.01,95%CI(1.10,8.18)]。相反,携带慢乙酰化相关基因型的女性并没有显著升高的与红肉摄入增加相关的患结直肠癌的风险[HR 0.87,95%CI(0.35,2.17)]。其他动物脂肪来源,包括低脂乳制品、鱼类和家禽,在大多数研究中与红肉相比降低了患结直肠癌或腺瘤的风险。这些结果不支持蛋白质摄入对肿瘤发病风险的总体不利影响,甚至还能降低患病的风险,但其机制尚不清楚。此外,一些研究提示动物蛋白来源,尤其是富含n-3脂肪酸的鱼类可以降低患结直肠癌的风险。最近来自一个大型的前瞻性美国队列研究的数据提示,海洋n-3脂肪酸摄入与患结直肠癌风险之间可能不存在或存在较弱的相关性,但存在性别差异,男性受试者海洋n-3脂肪酸摄入与降低患结直肠癌风险无关,而女性受试者与降低患结直肠癌风险适度相关。不过在调整了其他危险因素之后,这种获益也减弱了。在研究鱼类摄入与罹患结直肠癌风险的Meta分析中也提出了同样潜在的性别差异。多种动物和体外研究表明,n-3脂肪酸能够减少炎症、干扰NF-κB和环氧化酶-2(cyclooxygenase-2, COX-2)的活性、竞争性地抑制花生四烯酸代谢并诱导一种生理性COX-2拮抗剂-15-前列腺素脱氢酶(15-prostaglandin dehydrogenase, 15-PGDH)的活性。这些机制都可以延缓癌变(参见本节"药物治疗"部分)。总之,限制加工肉类和红肉,特别是高温烹调后的摄入,以禽类或鱼类代替这些食物作为其他蛋白质来源可能是降低结直肠癌发病风险的合理方法。

除了脂肪和蛋白质外,还有一些证据表明摄入高度精制的碳水化合物与结直肠癌的发生有关。摄入高度精制的碳水化合物能刺激胰岛素分泌的短期激增,这可能会刺激结直肠癌变(参见本节下文"体重和体脂分布"部分)。一些研究将饮食与高血糖负荷或血糖指数与结直肠腺瘤或肿瘤发生的风险相关联。不过,许多其他研究未能证实该相关性。

(三)钙和维生素D

钙可通过结合次级胆汁酸和离子化脂肪酸在结肠中形成不溶性脂肪酸盐,或直接通过减少增殖、刺激分化和诱导结肠黏膜细胞凋亡来降低结直肠癌发病的风险。大型前瞻性研究一致显示钙摄入量和罹患结直肠癌风险之间存在适度或显著的负相关性。在 NHS 研究和 HPFS 研究的病例分析中,总钙、膳食钙和补充钙均能降低远端结肠癌的发病风险。值得注意的是,大多数结直肠癌发病风险的降低是通过达到 700～800 mg/d 钙摄入量来实现的,如果在该阈值水平之上再增加钙则并非有益。在最近一项汇集了 10 项大型前瞻性队列研究结果的分析中,与最低的五分位数相比,钙摄入量最高五分之一的人群中结直肠癌的患病风险降低了 22%。

钙的保护作用完全取决于那些具有较高的 25 -羟基[25 -(OH)]维生素 D 水平者。维生素 D 可以通过多种机制降低结直肠癌发病的风险,包括减少细胞增殖、抑制血管生成、促进细胞分化和刺激细胞凋亡。较多的数据表明抗炎机制在降低结直肠癌发病风险中的作用。在结肠炎动物模型中,维生素 D 受体的缺乏可导致严重的炎症,而维生素 D 补充剂则可抑制结肠炎和 COX-2 的表达。人维生素 D 受体的多态性及维生素 D 缺乏与炎症性肠病、牙龈炎和牙周病有关,这是慢性炎症的标志物。在干预研究中,维生素 D 补充剂也与炎症标志物 C -反应蛋白的剂量依赖性减少有关。

目前尚不清楚维生素 D 的作用是否需要钙,认为可能存在钙依赖性和非钙依赖性机制。一些前瞻性研究检测了循环 25-(OH)维生素 D 的水平,发现与直肠癌、结肠癌或腺瘤的发生呈负相关。在这些研究的 Meta 分析中,以 535 例结直肠癌患者为基线,血清 25-(OH)浓度 ≥33 ng/mL(82 nmol/L)者与浓度 <12 ng/mL(30 nmol/L)者相比,结直肠癌的发生率降低了 50%(P<0.01)。Meta 分析中包括两个最大的研究,分别来自 NHS 研究和妇女健康倡议(Women's Health Initiative,WHI)研究,后者是一个随机安慰剂对照研究,36 282 名绝经后妇女接受 400 IU/d 维生素 D 和 1 000 mg/d 钙。NHS 研究显示,以 193 例结直肠癌患者为基线,结直肠癌发病的相对危险性在血浆 25-(OH)维生素 D 浓度的五分位数之间呈线性下降,与最低的五分位数相比,最高五分位数者结直肠癌发病风险降低了 47%。同样,在 WHI 研究中观察到 25-(OH)维生素 D 基线水平和结直肠癌发病风险之间呈负相关。然而,在 7 年的随访期后 WHI 研究的结果不支持补充钙和维生素 D 干预对结直肠癌发病具有保护作用,不过这项试验存在一些重要的不足之处。首先,维生素 D 剂量为 400 IU/d 可能是不够的,不足以使补充维生素 D 组和安慰剂组之间产生相当大的对比性。具体而言,预期增加血清 25-(OH)维生素 D 的水平并增加至 400 IU/d 浓度约为 3 ng/mL,相比之下,在 25-(OH)维生素 D 的流行病学研究中,最高和最低五分位数之间的差异至少为 20 ng/mL。其次,为进行钙干预,绝大多数妇女基线钙摄入量已超过 1 000 mg/d,根据观察性研究已超过获益的阈值水平。最后,7 年的随访可能不足以显示其对肿瘤发病率的影响。长期随访的流行病学数据虽然有限,但表明钙和维生素 D 摄入对结直肠癌发病风险的任何影响都需要至少 10 年的时间才能显现出来。

总之,现有数据支持适度的钙摄入量可以预防结直肠癌,而维生素 D 预防结直肠癌的确切机制尚不清楚,但未来更高剂量维生素 D 的随机对照研究可能会提供更多信息。虽然结直肠癌与维生素 D 之间的关系尚未明确,但至少达到 30 ng/mL 的水平是很重要的,因为该剂量已被证明对其他健康状况而言是最佳的。

(四)B 族维生素

B 族维生素是碳代谢的一种组成部分,它影响肿瘤形成的过程,如 DNA 合成、修复和甲基化。基于这个前提,B 族维生素,特别是叶酸和维生素 B_6 与结直肠癌发病风险的相关性已经被研究。叶酸摄入量与结直肠癌或腺瘤患病风险相关的研究在很大程度上表明高叶酸摄入量通常与肿瘤发病风险的降低有关。具体而言,一个 Meta 分析发现肿瘤发病风险的降低与膳食叶酸有关,而不是叶酸补充剂。这一发现表明,除叶酸外的其他因素,或与叶酸联系在一起的因素才是真正的保护因素,或叶酸给予的形式可能影响其有效性。与叶酸缺乏可能诱发 p53 突变的实验数据相一致,低膳食叶酸也与 p53 突变而不是野生型结直肠癌发病风险的增加相关。叶酸假说也涉及 MTHFR 的作用,这是一个在关键代谢分支点上的酶,以牺牲胸腺嘧啶合成为代价,引导叶酸池中的同型半胱氨酸甲基化成为甲硫氨酸。MTHFR 的一种功能性变异形式一直与结直肠癌的发病风险相关,特别是当考虑叶酸或乙醇的摄入时。MTHFR 的发现有助于进一步认识叶酸在结直肠癌发生过程中的生物学作用。

这一观察数据和支持机制的证据推动了多个叶酸(叶酸的合成形式)与具有腺瘤史的个体新发腺瘤风险的相关性随机对照研究的开展。与观察性研究相比,这些研究均倾向于不支持叶酸每天给予 500 μg 或 1 000 μg 的获益。事实上,一项试验表明过度摄入叶酸可能与复发性进展期腺瘤或多发性腺瘤发生风险的增加有关。这些研究表明,额外补充叶酸对于那些已经患有结肠肿瘤的人来说不太可能获益,甚至是有害的。然而叶酸的影响可能在基线叶酸缺乏的个体之间有所不同。我们最近的随机研究显示,尽管叶酸补充与复发性腺瘤的总体风险降低无关,但基线血浆叶酸浓度低的参与者在腺瘤复发中的风险显著降低,未来的研究也可能表明在使用叶酸补充剂之前测定基线血浆叶酸水平的作用。最后,有证据表明需要十多年的时间来观察叶酸对结直肠癌可能的预防作用,这个时间超过了短期随机研究监测腺瘤发展的时间。总之,大多数人应该接受推荐的每天 400 μg 的叶酸,但尚不清楚高剂量是否有益或有害于结直肠癌的预防。对于叶酸缺乏的人群,尤其是那些先前没有肿瘤发生史的人群,可以从叶酸补充剂中获益以预防结直肠癌。

维生素 B_6 参与多种细胞功能,因此除了碳代谢的角色外还可能具有抗肿瘤作用。值得注意的是,大多数研究都将较高的维生素 B_6 摄入量或更高水平的吡哆醛 5′-磷酸,即维生素 B_6 的主要循环形式,与结直肠癌发病风险降低 30%~40% 相关联。在许多研究中,维生素 B_6 与罹患结直肠癌风险之间的负相关性甚至比在叶酸所观察到的更为明显;在大量摄入乙醇的个体中,该风险降低的可能性是最大的。膳食维生素 B_6 摄入量也可能更多的与 p53 突变结直肠癌发病风险的下降相关。值得注意的是,有一些数据表明维生素 B_6 增加结直肠癌患病的风险。显然,需要进行干预性研究来阐明维生素 B_6 是否确实降低了结直肠癌的发病率。总之,根据目前的证据,不建议增加维生素 B_6 的摄入量来预防结直肠癌。

(五) 抗氧化剂和其他微量营养素

一些其他微量营养素,包括硒、β-胡萝卜素和维生素 A、维生素 C 和维生素 E 在其抗氧化或抗炎特性及观察性研究结果的基础上,都被认为具有抗肿瘤作用。其中相关性最强的为硒,大多数研究已经证实趾甲或血浆样品中硒水平与大肠腺瘤的发生呈负相关。此外,在一项参与者给予啤酒酵母形式硒的研究中也观察到补充硒后结直肠癌发病率减少了 50%,并具有显著统计学差异,而腺瘤的发病率虽有下降但未达到统计学差异。然而,专门设计观察抗氧化剂补充剂与抗肿瘤效应相关性的随机研究却没有得到相同的观察结果。最近,一项男性单独口服硒(每天 200 μg)或联合维生素 E(每天 400 IU)的随机、安慰剂对照研究没有发现包括结直肠癌在内的任何预设肿瘤终点风险的下降。一项芬兰男性吸烟者单独口服维生素 E(每天 50 mg)或联合 β-胡萝卜素(每天 20 mg)的随机、安慰剂对照研究没有发现这些微量营养素降低了结直肠癌的发病率,但引起了人们对与 β-胡萝卜素摄入量相关的肺癌和缺血性心脏病风险增加的担忧。针对先前曾患腺瘤者分别给予 β-胡萝卜素补充剂,维生素 C、维生素 E 和 β-胡萝卜素补充剂组合,或富含抗氧化剂的水果和蔬菜饮食的一项随机、安慰剂对照研究没有显示腺瘤复发的风险有所下降。针对抗氧化剂补充剂包括 β-胡萝卜素、维生素 A、维生素 C 和维生素 E 随机对照研究的 Meta 分析没有发现这些营养物质降低了胃肠道肿瘤的发病率。总之,抗氧化维生素补充物似乎不能预防结直肠癌。

因此,认识了各种膳食成分之间的相互作用和协同效应,研究者试图明确结直肠癌与饮食模式,而不是特定的营养素或微量营养素之间的关系。与"只包括少量的红肉和精制碳水化合物"的"谨慎饮食"相比,NHS 式的包括大量红肉和高度精制的碳水化合物的"饮食"使结直肠癌的发病风险明显增加。这些结果也在对其他人群饮食模式的分析中得到很大程度的支持。这种饮食模式潜在的抗肿瘤获益可能与高胰岛素血症或炎症有关。总之,虽然与特定的营养素组分或微量营养素的相对重要性和相关机制尚不确定,但考虑总体饮食模式对改变结直肠癌的发病风险影响可能更为重要。

二、生活方式

(一) 乙醇饮料的饮用

乙醇和肿瘤之间的关系一直备受争议,但大多数证据表明大量摄入乙醇会增加结直肠癌的发病风险。已经观察到大多数的前瞻性队列和病例对照研究中,乙醇摄入量与结直肠腺瘤和肿瘤发生风险之间存在相关性。HPFS 研究显示,每天饮用超过 2 杯乙醇饮料的男性患结直肠癌的风险比每天饮用少于 0.25 杯乙醇饮料的男性高 2 倍。在 NHS 和 HPFS 研究中也证实了饮用大量乙醇饮料者结直肠腺瘤患病风险的增加。对包括近 500 000 名参与者的 8 个前瞻性队列研究(包括 NHS 和 HPFS 研究)进行汇总分析表明,与少量乙醇摄入相比,摄入超过 30 g/d 乙醇者罹患结直肠癌的多变量风险为 1.24[95%CI(1.07,1.42)]。在包括近 500 000 名参与者的 EPIC 队列研究中也观察到类似的相关性。这种相关性不会与其他结直肠癌的危险因素相混淆,并且分别在直肠和结肠癌及针对特定类型饮料(啤酒 vs 葡萄酒)的分析中通常都能被观察到。值得注意的是,最近的一项研究的确表明与微卫星低度不稳定性(microsatellite instability-low, MSI-L)及 MSI-H 的结肠癌相比,乙醇与直肠癌的发生尤其相关。因为大多数研究都将结直肠癌的发病风险与最高水平的乙醇摄入相关联,所以不清楚摄入少于每天 30 g(每天约 2 杯乙醇饮料)的乙醇是否会影响结肠癌的发病。乙醇促进肿瘤发生的机制尚未明确,但乙醇降低叶酸水平的能力却引起了人们的兴趣(参见本节相关部分)。此外,乙醇可能拮抗甲基代谢,导致 DNA 异常甲基化。最后,乙醇可抑制肿瘤免疫监视,延缓 DNA 修复,改变胆汁酸的成分,或诱导细胞色素 P-450 酶活化肝致癌物。总之,建议将减少乙醇摄入量作为预防结直肠癌的一种手段,尤其对于那些大量摄入乙醇的个体。

（二）吸烟

将吸烟与肿瘤发病率和死亡率联系起来的经典研究并没有将吸烟与结直肠癌的发病风险联系在一起，最有可能是由于烟草暴露和结直肠肿瘤形成之间 30~40 年的长期滞后性所致。烟草释放一系列致癌化合物，包括多核芳香烃、杂环胺、亚硝胺和芳香胺等，它们可以通过循环系统或直接摄取到达结肠黏膜。烟草的使用一般与结直肠腺瘤发病风险的增加有关。该相关性形成所需的时间比结直肠癌要短。

烟草和结直肠癌发病风险相关性的研究结果在最近一项结肠腺瘤研究的 Meta 分析和三项肿瘤研究的 Meta 分析中得出了总结，这些研究大抵都得出了类似的结论。其中一项 Meta 分析研究了 4 个剂量反应变量，其中每一个变量都产生了显著的统计学结果：每天卷烟消耗增加 40 支，则患结直肠癌的风险增加 38%；持续时间每增加 40 年，则患结直肠癌的风险增加 20%；每年增加 60 盒香烟，则患结直肠癌的风险增加 51%；吸烟起始年龄每延迟 10 年，则患结直肠癌的风险降低 4%。有趣的是，过去曾吸烟者中结直肠癌的发病率也比目前吸烟者更高，这与不可逆的早期事件发生相一致，如遗传损伤。不过最近的一项前瞻性研究表明，戒烟至少 31 年的吸烟者不再有结直肠癌发病率增加的风险。与结肠癌相比，直肠癌与吸烟的相关性似乎更强，就如同与 MSI-H 肿瘤和 MSI-L 肿瘤相比一样。根据美国人口归因风险的研究估计，15%~20% 结直肠癌的发生可归因于吸烟；患直肠癌的比例可能高于结肠癌。总之，因为晚年戒烟不一定能消除结直肠癌发病的风险，所以劝阻青少年和年轻人吸烟是至关重要的，并说服吸烟者尽可能早地戒烟。虽然目前不推荐，但对吸烟者进行结直肠肿瘤更为细致的筛查可能是合理的，因为目前吸烟者被诊断为腺瘤的风险较不吸烟者大约增加 2 倍，并且患结直肠癌而死亡的风险更高。

（三）体重和体脂分布

病例对照和前瞻性研究一致认为体重超重[或体重指数（body mass index，BMI）超标；kg/m^2]与结直肠癌发病风险的增加有关。HPFS 研究显示 BMI 与结直肠癌患病风险直接相关，BMI 最高五分位数男性与最低五分位数男性相比，结直肠癌发病风险高出近 2 倍。在 NHS 研究中，BMI>29 kg/m^2 的妇女罹患结肠癌的风险增加了 1.5 倍，结直肠癌（≥1 cm）的发病风险增加了 2 倍。最近完成的包括 93 812 例结直肠癌患者的 56 个病例对照和队列研究的 Meta 分析显示，与 BMI<23 kg/m^2 的个体相比，BMI 为 23.0~24.9 kg/m^2、25.0~27.4 kg/m^2、27.5~29.9 kg/m^2 的个体患结直肠癌的风险分别增加了 14%、19% 和 24%。男性与体重指数的相关性比女性更密切，与结肠癌发生的风险比直肠癌也更为密切。对于直肠癌，仅在男性观察到较弱的相关性。在前瞻性研究的独立 Meta 分析中，结直肠癌发生风险随着腰围的增加而增加（腰围每增加 10 cm，男性结直肠癌发生风险增加 33%，女性增加 16%）。腰臀比（waist-to-hip ratio，WHR）的增加也与男、女性结直肠癌发生风险的增加有关。

肥胖增加结直肠癌风险的机制尚不清楚。然而，胰岛素的促有丝分裂特性、肥胖相关的胰岛素抵抗和相关的高胰岛素血症可能参与结直肠癌的发病机制。胰岛素也可以通过增加生物活性胰岛素样生长因子（insulin like growth factor，IGF）-1 的水平，直接或通过降低 IGF

结合蛋白水平从而导致游离 IGF-1 的增加来促进结直肠癌的发生。在医师健康研究（physicians' health study, PHS）中，当两极的五分位数（最高 *vs* 最低）相比较时，随着血浆C-肽（胰岛素分泌标志物）的增加，结直肠癌的发病风险增加了 2.5 倍，并且大多数其他研究支持这种联系。包括 1 078 例结直肠癌患者的最大前瞻性研究发现，C-肽水平的增加与男、女性结直肠癌发病风险增加相关。脂联素（胰岛素增敏脂肪因子）的水平与结直肠癌发生的风险成反比，而 HPFS 研究中脂联素水平最高五分位数与最低五分位数的男性相比，结直肠癌发病的相对危险度只有 0.40[95%CI(0.22,0.74)]。

糖尿病患者罹患结直肠癌的风险也有增加。这可能不仅与先前所说的肥胖代谢后果、体能活动不足和胰岛素抵抗有关，而且也与疾病相关的高血糖有关。然而，支持高血糖和结直肠癌存在相关性的证据之间并不一致。糖化血红蛋白（glycosylated hemoglobin, HbA1c）是一种比直接测量血糖更稳定的能提前 6~8 周预测血糖水平的指标。嵌套在 EPIC 队列的一个大型前瞻性病例对照研究中，HbA1c 水平的增加与女性而非男性结直肠癌发病风险的适度增加有关。HbA1c 还与其他三个小研究中的结直肠癌发病风险的增加相关。不过，其他一些研究并未显示 HbA1c 与结直肠癌或腺瘤发生的风险相关。

基于这些发现，肥胖，特别是向心性肥胖，似乎会影响结直肠癌的发病风险。增加胰岛素抵抗的因素，如腹部肥胖和久坐的生活方式，结合饮食因素（参见本节前文"红肉、脂肪和碳水化合物"部分）可刺激胰岛素分泌，并可能引起高胰岛素血症，这增加了结直肠癌发病的风险。

（四）体力活动

较高水平的体力活动和结肠癌发病风险降低之间关联的观察结果一直是最一致的。在前瞻性队列和病例对照研究中已经观察到较高水平体力活动与结直肠癌发生之间的负相关性。在 HPFS 研究中，我们也发现体力活动与结直肠癌发生的风险成反比，体力活动最高五分位数与最低五分位数的男性相比，RR 为 0.53[95%CI(0.32,0.88)]。同样地，在 NHS 研究中消耗>21 代谢等效任务时间[Methionine,（MET）-小时]/周的女性与消耗<21（MET-小时)/周的女性相比，罹患结直肠癌的 RR 为 0.54[95%CI(0.33,0.90)]，此外，更高水平的体力活动与结肠腺瘤，特别是进展期病变发病风险的降低有关。该相关性在许多不同设计的研究中、在针对男女性的不同人群中，通过统计控制各种其他生活方式的因素后都得到一致的结果。由于潜在的复杂生活方式特征可能会使上述的负相关性有所不同，所以一个令人信服的发现是不论在休闲时间还是职业活动时都能观察到该负相关性。

总体而言，这些研究的结果表明体力活动频率和强度与结直肠癌发病风险之间存在一个剂量-效应的相关性。在最近的一项对 52 个研究的 Meta 分析中显示，参加体力活动者与较少体力活动者相比结直肠癌的发病风险降低了 20%~30%，甚至更高水平的体力活动可能会进一步降低发病风险，即便是中等水平的体力活动（如快走每周 3~4 h）也与实质性的获益有关。体力活动的增加降低肿瘤发生风险的机制尚不清楚，但可能部分涉及胰岛素水平的降低和全身炎症反应。虽然结肠动力并没有明确地与结肠癌发生的风险有关，但体力活动也可以增加结肠动力。体力活动对肿瘤预防作用也可以部分地通过降低腹部肥胖来调节。尽管如此，有证据支持维持高水平的体力活动，即使在没有体重显著减轻的情况下，也能降低结直肠癌的发病风险。总之,除了维持健康体重外,常规的体力活动与结直肠癌发病风险下降显著相关。

三、药物治疗

(一) 阿司匹林、非甾体抗炎药和 COX-2 选择性抑制剂

从 20 世纪 80 年代开始,一些病例对照研究及前瞻性队列研究,一致地将使用阿司匹林与较低的结直肠癌和腺瘤发病风险相关联。临床观察和病例系列研究随后也证实了随机对照研究的结果,并证明非甾体抗炎药如舒林酸和 COX-2 选择性抑制剂塞来昔布能减少 FAD 患者腺瘤性息肉的负荷。有关阿司匹林的 4 个随机、安慰剂对照研究提供了强有力的证据,证明阿司匹林能直接抑制散发性癌变,每个研究都表明短期使用阿司匹林降低了曾有结直肠肿瘤史患者腺瘤复发的风险。虽然两个大型研究(PHS 研究和妇女健康研究)未能证实阿司匹林能够保护机体免患结直肠癌,出现这样的结果可能是由于使用了低剂量的阿司匹林或治疗和随访时间的不足。为了支持这一解释,NHS 和 HPFS 研究及对其他两项随机研究数据的二次分析发现,长期服用高剂量阿司匹林可以预防结直肠癌。根据 NHS 参与者的独立分析结果,在阿司匹林代谢受影响的 *UGT1A6* 多态性的女性中,高剂量的阿司匹林与腺瘤形成呈负相关,且剂量依赖关系也很明显。

最近的三项随机研究表明,对有腺瘤史者 COX-2 选择性抑制剂塞来昔布和罗非昔布能够预防腺瘤复发。在塞来昔布预防腺瘤的研究(APC 研究)中,接受塞来昔布治疗 3 年的患者腺瘤的复发减少了 33%~45%。遗憾的是,APC 研究发现心血管事件剂量依赖性地增加了 3 倍,这在罗非昔布的研究中也得到了证实。此外,在 APC 研究中,一个按计划 5 年的疗效分析发现既往动脉粥样硬化性心脏病史是与塞来昔布相互作用的唯一相关心血管事件的风险因素。总而言之,这些数据表明塞来昔布对于心血管疾病低风险的个体是相对安全的。不幸的是,许多结直肠癌的危险因素(如体重指数、体力活动)与心血管疾病的危险因素相互重叠。

对于阿司匹林,非甾体抗炎药和 COX-2 选择性抑制剂降低结直肠肿瘤发病风险已经有许多作用机制被提出。不过,最令人信服的假说是与这些药物抑制 COX-2 的能力有关。COX-2 在结直肠肿瘤中的特异性作用得到多方面证据的支持:① 破坏 COX-2 抑制了 APC 突变小鼠息肉的发育;② COX-2 宿主基因的表达对小鼠移植瘤的存活是必需的;③ COX-2 在结直肠腺瘤和肿瘤组织中的表达水平逐渐升高;④ COX-2 表达显著上调,即使在 APC 小鼠和人类结直肠癌患者形态正常的黏膜中也存在显著上调。最近在一个常规服用阿司匹林的大队列研究显示,阿司匹林降低了过表达 COX-2 而非 COX-2 表达弱或不表达的结直肠癌的患病风险。这些数据表明,阿司匹林可能通过抑制 COX-2 影响腺瘤和肿瘤的形成。尽管如此,阿司匹林和非甾体抗炎药还有其他与环氧化酶无关的抗肿瘤机制,如抑制 NK-κB、通过激活 p38 激酶诱导细胞凋亡及如前所述多胺的分解代谢等。

美国预防服务工作组(U.S. preventive services task force, USPSTF)考虑了先前的证据,就阿司匹林和非甾体抗炎药预防结直肠癌达成共识。USPSTF 的结论是,总的来说阿司匹林和非甾体抗炎药用于处于罹患结直肠癌平均风险水平的无症状成人预防结直肠癌是弊大于

利的。就 COX-2 选择性药物和非甾体抗炎药的使用而言,对潜在心血管事件如同胃肠道溃疡和出血的风险一样是特别受到限制的。尽管阿司匹林似乎有一个更有利心血管的特性,但出血性中风和消化管出血仍然是一个问题,特别是对于长期使用者。USPSTF 确实主张进一步研究阿司匹林的风险效益分布以达到预防肿瘤的目的。最近的一个国际共识小组得出了类似的结论,主张在高危人群中使用阿司匹林进行更多的研究,其益处可能大于危害。

与诊断为不可切除疾病的患者相比,虽然根治性手术患者一般预后良好,但他们仍然处于该疾病复发和死亡的高风险状态。最近通过对 1 279 例参与 NHS 和 HPFS 研究的 I 期、II 期和 III 期结直肠癌患者的研究以明确阿司匹林的使用是否会影响预后,结果发现在诊断结直肠癌后使用阿司匹林与提高患者的生存率有关。与未使用者相比,在诊断后定期服用阿司匹林的患者降低了 29% 的结直肠癌特异性死亡率及 21% 的总体死亡率。因此,阿司匹林除了防止肿瘤发生外,还可能会影响结直肠癌的生物学行为。

总之,阿司匹林和 COX-2 选择性抑制剂可以降低结直肠癌的发病风险。目前,由于考虑其相关的毒性,不建议在一般人群中日常用于预防结直肠癌。然而,在特定的人群使用其相关的潜在获益可能超过风险。

(二)绝经后激素

结直肠癌的发生率在 50~54 岁之前(即绝经前妇女)比之后(即绝经后妇女)要低。这一观察结果促进了绝经后激素是否能降低结直肠癌发病风险的研究。雌激素被认为能够改变胆汁酸组成,调节结肠运输,并减少有丝分裂样 IGF-1 的产生。结直肠上皮表达雌激素受体,其可能被与年龄相关启动子的高甲基化所调控。结肠癌还表达雌激素受体-β,这可能调节外源性雌激素对肿瘤生长的效应。大多数前瞻性研究显示绝经后激素的使用与结直肠癌发病风险之间存在负相关性。根据 NHS 研究的数据,绝经后激素的使用与结直肠癌发病风险降低有关[RR0.65,95%CI(0.50,0.83)]。这些结果在有关流行病学研究的两个独立 Meta 分析中得到证实。

随后在近 17 000 名绝经后妇女中进行的 WHI 雌激素加孕激素随机安慰剂对照研究中证实了上述观察结果。在该项研究中,经过 5 年多的随访,雌激素和孕激素联合治疗降低了 37% 的结直肠癌发病风险。然而,该结果被一个发现所稀释,即在接受雌激素联合孕激素的妇女诊断为结直肠癌时的分期比接受安慰剂的患者更晚。相反,WHI 雌激素单独应用的研究没有显示出任何对预防结直肠癌的益处。这与大多数观察性研究一致,即雌激素联合孕激素治疗,而不是雌激素单独治疗与结直肠癌发病风险的降低有关。值得注意的是,最近的一项研究也确实观察到长期单用雌激素治疗,而不是雌激素加孕激素联合治疗与结直肠癌发病风险的降低有关。

总之,尽管绝经后激素治疗似乎与结直肠癌发病风险的降低有关,但目前还不清楚究竟是雌激素单独治疗还是雌激素加孕激素的治疗是最佳的。此外,由于绝经后使用激素增加了乳腺癌和心血管事件的风险,因此风险和益处的相关平衡不支持推荐绝经后使用激素作为预防结直肠癌的一种手段。

基于我们所描述的饮食、生活方式和药物等风险因素,通过调整某些环境影响,结直肠癌的一级预防有很大潜力。对于饮食因素,虽然特定营养元素的作用存在争议,但考虑饮食模式作为一个整体可能有助于制订建议。例如,一些研究表明,高摄入红肉和加工肉类,高脂肪乳制品,高度精制的谷物和淀粉及糖与结直肠癌的发病风险升高有关。因此,将这些饮食替换为家禽、鱼和植物蛋白作为蛋白质的主要来源;单不饱和脂肪酸和多不饱和脂肪作为脂肪的主要来源;未精制的谷物、豆类和水果作为碳水化合物的主要来源可能降低结直肠癌的发病风险。不论每个组分的独立获益或其确切的抗癌机制是否建立,这种获益都可能持续下去。尽管许多补充剂的作用,包括维生素 D、叶酸和维生素 B_6 在很大程度上是不确定的,但补钙可能至少是有益的,尤其是对膳食钙摄入量低的人群。维生素 D 摄入量为每天 1 000~2 000 IU 可能会改善整体健康状况,并有可能降低结直肠癌的风险。

第二节　二级预防

如果没有在进展早期发现,结直肠癌可能是一种致命的疾病。在美国,2009 年有 146 970 例结直肠癌新发病例,49 920 例死于结直肠癌,因此预防这种相对常见的肿瘤是降低其发病率的关键。事实上,一些专家将美国结直肠癌发病率的适度下降归因于筛查 50 岁以上一般健康人群和将原发性前体病变腺瘤性息肉切除所做出的努力,但有证据表明 50 岁以下未筛查人群中结直肠癌发病率亦有所增加。对于能够发现肿瘤和腺瘤性息肉的检测方法而言,其对结肠病变有不同的检出率,其中 CT 结肠成像与结肠镜检查具有最好的检出率,此外结肠镜检查还有对病变部位切除和取样的作用。二级预防(也称监测)意味着患者已经患有结直肠癌,正在采取积极的措施来预防肿瘤,通常是异时性肿瘤的复发。用于一级筛查的研究一般不再适用于二级预防,因为直接观察剩余结肠的任何病变是这些高危患者的唯一选择。当然,有关健康、均衡的饮食(即低脂肪、高纤维、富含 ω-3 油和维生素 D 或钙)和有规律地运动等一级预防策略仍然适用于二级预防,然而仅有这些措施是不够的,因为生物学行为和遗传因素可能对促进肿瘤复发占主导地位,而通过结肠镜检查的监测对防止肿瘤复发和死亡是至关重要的。在炎症性肠病如溃疡性结肠炎患者中,罹患结直肠癌的风险在 8~10 年后开始增加,并以每年约 1% 的速度增加,特别是在全结肠炎患者中。在溃疡性结肠炎患者中,治疗原发性结直肠癌的唯一选择是结肠切除术,因此对于这些患者来说,二级预防是不必要的。

复发性肿瘤发展的主要风险是遗传,不太可能是环境因素所致。在既往有结直肠癌史的患者中,异时性肿瘤的发生风险会升高,可能类似于一个未患肿瘤者有一位 45 岁以下罹患结直肠癌的一级亲属的风险级别(终生风险为 33%)。初始肿瘤的治疗不影响第二肿瘤的发生,也就是说,虽然手术切除和放化疗可以治疗原发性肿瘤,但它们不能阻止继发异时性肿瘤的发生。因此患者需要一个专门和一致的监测计划,以减少他们死于异时性结直肠癌的风险。二级预防的时机对于预防复发性进展期疾病是至关重要的,因为这对患者的生存是不利的。提供的建议通常是经验性的,但在某些情况下是基于肿瘤的生物学行为。一般来说,建议每年行结肠镜检查,对病变进行切除和取样。

一、家族性结直肠癌综合征的二级预防

家族性结直肠癌综合征是由于关键生长途径中种系突变而导致息肉和肿瘤生长加速,罹患异时性肿瘤的风险特别高。该综合征包括腺瘤样综合征(例如,FAP、MYH 相关息肉病、Lynch 综合征和家族型 X 综合征),可以形成发育异常的息肉,发生结直肠癌及错构瘤综合征(例如,幼年性息肉病、考登病、Peutz-Jeghers 综合征和增生性息肉综合征,均有不同风险发展为结直肠癌)的风险极高。有必要指出,这些综合征除了结直肠癌外,还会带来罹患其他肿瘤的风险,因此这成为了除结直肠外对其他肿瘤进行监测的基石(表 4-1-1)。

表 4-1-1 家族性结直肠癌综合征及其表型和肿瘤的相关性

家族性结直肠癌综合征	涉 及 基 因	非肿瘤相关性	肿瘤相关性
FAP 和变异体,包括 MYH 相关息肉病	APC、MYH	先天性视网膜色素上皮肥大、韧带样、牙齿异常、表皮样囊肿	结直肠、十二指肠壶腹、髓母细胞瘤
Lynch 综合征与变异体(HNPCC)	hMSH2、hMLH1、hPMS2、hMSH6	皮脂腺腺瘤和癌,角化棘皮瘤(Muir Torre 综合征)	结直肠、子宫内膜、卵巢、肾、输尿管、膀胱、胃、小肠、胶质母细胞瘤、胰腺癌
家族型 X 综合征	未知	无	结直肠癌
幼年性息肉病(JPS)	SMAD4 + BMPR1A + ENG + PTEN?	罕见的先天性异常出血性毛细血管扩张症	结肠、胰、胃、十二指肠癌
Bannayan-Riley-Ruvalcaba 综合征	PTEN+?	大头颅、内脏及皮肤错构瘤、男性阴茎色素沉着、桥本甲状腺炎	? 类似于考登病 ? 类似于 JPS
考登病	PTEN	面部毛乳头瘤、皮肤丘疹、甲状腺肿、纤维囊性乳腺病、小脑神经节细胞瘤病(lhermitte duclos 病)	甲状腺髓样癌、乳腺癌
Peutz-Jeghers 综合征	LKB1/STK11	皮肤黏膜黑变病	小肠、胃、胰腺、结肠癌
增生性息肉综合征	未知	增生性息肉,锯齿状腺瘤	结直肠癌
遗传性混合性息肉病	CRAC1	无	结直肠癌

注:"?"表示现阶段研究中尚不明确的内容。

结肠镜检查是家族性结直肠癌综合征二级预防的唯一内镜检查方法。通过监测患者并将其归类为息肉病的标准:① 结肠中存在多发息肉;② 结直肠癌发病年龄轻,特别是年龄<50 岁的患者;③ 具有提示家族综合征的明显家族史;④ 基于遗传试验的综合征证据。在某些情况下,如果呈现的表型不明确,则很难确定未来潜在的风险。例如,MYH 相关息肉病是常染色体隐性遗传的,因此与大多数其他家族性结直肠癌综合征不同的是,其结直肠癌的家族史通常是不存在的。目前临床上有多发性结肠腺瘤的患者可能存在 FAP 或其变异体,并且这些患者通常接受全结肠切除术,而不需要进行结直肠癌的二级预防。但减弱的 FAP 或 MYH 相关息肉病的表型可能不被认为与前者相同,最初的原发肿瘤可能仅是区域性切除,如散发性结直肠肿瘤。此外,Lynch 综合征没有癌前病变表型,因此必须使用其他识别方法,包括家族史、种系遗传试验、DNA 错配修复基因的免疫组织化学表达的初始肿瘤检测(表 4-1-2),或检测 MSI。因为没有识别出罹患肿瘤的风险,或者虽然罹患肿瘤的风险被识别,但患者可能拒绝行结肠次全切除术来进行二级预防,因此许多 Lynch 综合征患者因罹患初次结直肠癌仅接受了局部结肠肠段切除术。虽然结肠镜检查被证实在提高 Lynch 综合

征患者的生存方面是有效的,但它并不能 100% 地提高生存率。因此,许多 Lynch 综合征患者会在初次结直肠癌节段性手术时要求保留部分结肠,可能是由于他们对该疾病是否需要切除结肠存在怀疑或缺乏认识。同样,节段性切除通常也是一些错构瘤综合征的手术标准,因为其具有罹患结直肠癌的不同风险,如增生性息肉综合征。增生性息肉综合征可能通过遗传学无蒂锯齿状腺瘤路径形成巨大的、近端增生性息肉。对许多错构瘤综合征来说,由于肿瘤复发的性质不同,通过结肠镜检查进行二级预防通常已经足够。而当息肉负荷很高时,仅通过结肠镜检查就不能充分和彻底地取样确定异时性肿瘤的发生,应强烈建议结肠切除术。

表 4-1-2　结直肠癌二级预防的推荐监测时间间隔

疾　病	监　测　间　隔
散发性结直肠癌	在初始肿瘤切除后的 3~6 个月内行结肠镜检查,如果可能的话,术前最好进行结肠镜检查。初次肿瘤切除术后 1 年行结肠镜检查,如果检查正常,后续检查可延长至 3 年。如果术后 3 年的检查是正常的,结肠镜检查可以延长到每 5 年一次
FAP 和变异体,包括 MYH 相关息肉病	每年结肠镜检查和结肠息肉切除术;如果息肉负荷高,应考虑手术切除结肠其余部分
Lynch 综合征与变异体(HNPCC)	任何残留结肠的结肠镜检查(至少)。种系突变阳性患者需考虑切除剩余的结肠
家族型 X 综合征	剩余结肠的结肠镜检查;如果息肉负荷高,应考虑手术切除结肠剩余部分
幼年性息肉病(JPS)	剩余结肠的结肠镜检查
Bannayan-Riley-Ruvalcaba 综合征	剩余结肠的结肠镜检查
Peutz-Jeghers 综合征	剩余结肠的结肠镜检查;如果息肉负荷高,应考虑手术切除结肠剩余部分
增生性息肉综合征	剩余结肠的结肠镜检查;如果息肉负荷高,应考虑手术切除结肠剩余部分
遗传性混合性息肉病	剩余结肠的结肠镜检查

注:FAP 为家族性腺瘤性息肉病;HNPCC 为遗传性非息肉性结直肠癌。

用于家族性结直肠癌综合征二级预防的结肠镜检查的时机主要是经验性的:对于大多数综合征来说,建议每年进行一次结肠镜检查(表 4-1-2)。然而对某些患者而言,每年检查一次的间隔可能会显示肿瘤进展,这些情况大都发生于 Lynch 综合征患者。Lynch 综合征遗传损伤的性质、DNA 错配修复功能的丧失及敏感生长调节基因的后续靶向性似乎促进了肿瘤的快速发展,但仅发展到息肉阶段的,如同一个 FAP 患者结肠镜检查所见的则很少。此外,由于缺乏 KRAS 活化突变,一些 Lynch 综合征的肿瘤是扁平的,没有外生的形式。因此,在 Lynch 综合征中不仅肿瘤形成较快,而且结肠镜检查不仔细会使形成的肿瘤会被遗漏。在发生 Lynch 综合征的情况下,详细评估每个患者的病史,以及仔细检查结肠,可能比一年一次的结肠镜检查更有必要。

如果有至少一个 Lynch 综合征的特点,专家建议每年检查:相同期别的 Lynch 结直肠癌患者,与非 Lynch 结直肠癌患者相比具有更好的生存率。其含义是,尽管能够发现肿瘤,但在每年的结肠镜检查中发现肿瘤后通过治疗仍然可以获得更好的生存。虽然家族性结直肠癌综合征二级预防的目标是在早期阶段发现病变以防止患者疾病的恶化,但 Lynch 综合征患者的异时性肿瘤通过适当的治疗,包括结肠切除术仍然可以获得良好的预后。此外,越来越多的证据表明,Lynch 综合征患者发展为结直肠癌,以及散发性结直肠癌患者的肿瘤显示 DNA 错配修复对标准的以氟尿嘧啶为基础的化疗无效,并且生存率没有提高。因此,如果发现病变,用结肠镜检查进行二级预防和手术切除是这些高危患者的主要治疗手段,因为化疗可能无法提高生存率。

化疗预防已作为一些 FAP 患者结肠镜检查二级预防的辅助手段。应该指出,化疗预防不是结肠切除术的替代手段,然而有证据表明,在接受 COX 抑制剂的患者中腺瘤前体的数量和大小在变少和变小。若停止 COX 抑制剂,则息肉的数量和大小将恢复到其治疗前的水平,表明药物必须存在才能发挥作用。COX 抑制剂并不能预防年轻 FAP 患者前体息肉的发生,也不清楚它们是否能够预防 FAP 患者异时性肿瘤的发展。

二、散发性结直肠癌的二级预防

不符合家族性结直肠癌综合征诊断标准的结直肠癌患者被称为散发性结直肠癌,但其异时性结直肠癌的发生风险是升高的,很可能是一个未患肿瘤者有一位 45 岁以下罹患结直肠癌的一级亲属的风险级别(终生风险为 33%)。因此,通过结肠镜检查来监测复发性肿瘤的二级预防是非常重要的,就如前所述的家族性结直肠癌综合征患者的一级或二级预防监测一样。

在散发性结直肠癌患者中可能会出现异时性结直肠癌的原因:① 患者有一个未被确认的家族性结直肠癌综合征;② 息肉切除术或手术切除后可能出现残留肿瘤;③ 患者有改变局部结肠环境的强烈危险因素存在,如肢端肥大症中过量的血清生长激素;④ 患者有不符合家族性结直肠癌综合征的遗传风险因素。

为了有助于识别家族性结直肠癌综合征,临床医生应该获取详细的,并考虑患者所在家庭的所有类型肿瘤和息肉的家族史。例如,肢端肥大症等疾病应该被考虑在内,但个人遗传因素难以被量化。

残余肿瘤被描述为是由于边缘切除不充分或外科手术中未被识别的广泛性疾病的存在所致,可以通过结肠镜(圈套息肉切除术和内镜黏膜切除术)及手术进行切除。在结肠镜摘除的情况下,建议在比较短的时间间隔内重新进行结肠镜检查,如每隔几周至每 2 个月一次,对该部位重新评估。也建议该部位可被识别,如用染料标记,用于下一次结肠镜检查以确保对切除部位黏膜的精确观察。必须注意切除的病理标本,包括寻找血管或淋巴侵犯的迹象、无肿瘤边缘及肿瘤的分级。如果不能获得一个独立的和清晰的标本用于明确病理,那么推荐手术切除,然后在 1 年内进行结肠镜检查用于疾病监测。在手术切除后复发的情况下,结肠镜检查应结合影像学检查,如腹部 CT 扫描,因为肿瘤可能在结肠腔外复发。应通过结肠镜检查确认手术肠端相吻合;在某些情况下,随机活检吻合口送病理检查以排除腔面复发。

对于散发性结直肠癌二级预防的建议是基于原发肿瘤发生时间的长度。如果可能的话,患者最好在手术之前,且在初始原发性结直肠癌切除后,都应该进行清晰的结肠镜检查以排除同步的肿瘤和息肉。在原发肿瘤切除术后 1 年内,应进行另外一次结肠镜检查,仔细观察吻合口及剩余的黏膜以发现先前检查中可能遗漏的病变。对散发性结直肠癌患者如果这种检查未发现阳性病灶,则下一次结肠镜检查通常可以在原发性肿瘤手术切除 3 年后进行。如果结肠镜检查再次阴性,则结肠镜检查的二级预防可以延长至每 5 年一次(表 4 − 1 − 2)。

结直肠癌的二级预防主要是通过结肠镜观察家族性或散发性结直肠癌患者剩余的结

肠。用于一级预防的常规筛查模式在二级预防中没有作用。临床医生的一个关键作用是确定患者是否有家族性结直肠癌综合征，如果发现异时性病变，或有散发性疾病，则可通过结肠镜检查和随后的结肠切除术每年进行监测，患者可在逐步延长的间期内进行监视。应积极确定家族性结直肠癌的线索。确定 Lynch 综合征患者是非常重要的，因为他们的结直肠癌可能发展很快，他们的二级预防监测应该比每年一次更加频繁。一个称职的医护人员密切随访是必要的，这有助于防止复发。

参 考 文 献

Bingham S, Day N, Luben R, et al., 2003. Dietary fibre in food and protection against colorectal cancer in the European Prospective Investigation into Cancer and Nutrition (EPIC): an observational study[J]. Lancet, 361(9368): 1496 – 1501.

Bostick R M, Potter J D, Kushi L H, et al., 1994. Sugar, meat, and fat intake, and non-dietary risk factors for colon cancer incidence in iowa women (United States) [J]. Cancer Causes & Control, 5(1): 38 – 52.

Burn J, Bishop D T, Mecklin J P, et al., 2004. Multifractal concentrations of inertial particles in smooth random flows[J]. Journal of Fluid Mechanics, 528(24): 2567.

Butler L M, Millikan R C, Sinha R, et al., 2008. Modification by N-acetyltransferase 1 genotype on the association between dietary heterocyclic amines and colon cancer in a multiethnic study[J]. Mutation Research, 638(1 – 2): 162 – 174.

Cross A J, Leitzmann M F, Gail M H, et al., 2007. A prospective study of red and processed meat intake in relation to cancer risk [J]. PLoS Medicine, 4(12): e325.

Dronamraju S S, Coxhead J M, Kelly S B, et al., 2009. Cell kinetics and gene expression changes in colorectal cancer patients given resistant starch: a randomised controlled trial[J]. Gut, 58(3): 413 – 420.

English D R, Macinnis R J, Hodge A M, et al., 2004. Red meat, chicken, and fish consumption and risk of colorectal cancer[J]. Cancer Epidemiology Biomarkers & Prevention, 13(9): 1509 – 1514.

Ferrucci L M, Sinha R, Graubard B I, et al., 2009. Dietary meat intake in relation to colorectal adenoma in asymptomatic women [J]. The American Journal of Gastroenterology, 104(5): 1231 – 1240.

Fuchs C S, Giovannucci E L, Colditz G A, et al., 1999. Dietary fiber and the risk of colorectal cancer and adenoma in women[J]. The New England Journal of Medicine, 340(3): 169 – 176.

Gerhardsson De Verdier M, Hagman U, Peters P K, et al., 1991. Meat, cooking methods and colorectal cancer: a case-referent study in Stockholm[J]. International Journal of Cancer, 49(4): 520 – 525.

Giovannucci E, Stampfer M J, Colditz G, et al., 1992. Relationship of diet to risk of colorectal adenoma in men[J]. Journal of the National Cancer Institute, 84(2): 91 – 98.

Giovannucci E, Willett W C, 1994. Dietary factors and risk of colon cancer[J]. Annals of Medicine, 26(6): 443 – 452.

Goldbohm R A, Van Den Brandt P A, Van't Veer P V, et al., 1994. A prosective cohort study on the relation between meat consumption and the risk of colon cancer[J]. Cancer Research, 54(3): 718 – 723.

Gunter M J, Divi R L, Kulldorff M, et al., 2007. Leukocyte polycyclic aromatic hydrocarbon-DNA adduct formation and colorectal adenoma[J]. Carcinogenesis, 28(7): 1426 – 1429.

Gunter M J, Probsthensch N M, Cortessis V K, et al., 2005. Meat intake, cooking-related mutagens and risk of colorectal adenoma in a sigmoidoscopy-based case-control study[J]. Carcinogenesis, 26(3): 637 – 642.

Howe G R, Benito E, Castelleto R, et al., 1992. Dietary intake of fiber and decreased risk of cancers of the colon and rectum: evidence from the combined analysis of 13 case-control studies [J]. Journal of the National Cancer Institute, 84(24): 1887 – 1896.

Ishibe N, Sinha R, Hein D W, et al., 2002. Genetic polymorphisms in heterocyclic amine metabolism and risk of colorectal adenomas[J]. Pharmacogenetics, 12(2): 145 – 150.

Koushik A, Hunter D J, Spiegelman D, et al., 2007. Fruits, vegetables, and colon cancer risk in a pooled analysis of 14 cohort studies[J]. Journal of the National Cancer Institute, 99(19): 1471 – 1483.

Kritchevsky D, 1995. Epidemiology of fibre, resistant starch and colorectal cancer[J]. European Journal of Cancer Prevention, 4(5): 345 – 352.

Larsson S C, Rafter J, Holmberg L, et al., 2005. Red meat consumption and risk of cancers of the proximal colon, distal colon and rectum: the swedish mammography cohort[J]. International Journal of Cancer, 113(5): 829 - 834.

Le Leu R K, Brown I L, Hu Y, et al., 2007. Effect of dietary resistant starch and protein on colonic fermentation and intestinal tumourigenesis in rats[J]. Carcinogenesis, 28(2): 240 - 245.

Le Leu R K, Brown I L, Hu Y, et al., 2007. Suppression of azoxymethane-induced colon cancer development in rats by dietary resistant starch[J]. Cancer Biology & Therapy, 6(10): 1621 - 1626.

Levi F, Pasche C, Lucchini F, et al., 2001. Dietary fibre and the risk of colorectal cancer[J]. European Journal of Cancer, 37(16): 2091 - 2096.

Michels K B, Edward Giovannucci, Joshipura K J, et al., 2000. Prospective study of fruit and vegetable consumption and incidence of colon and rectal cancers[J]. Journal of the National Cancer Institute, 92(21): 1740 - 1752.

Norat T, Lukanova A, Ferrari P, et al., 2002. Meat consumption and colorectal cancer risk: dose-response meta-analysis of epidemiological studies[J]. International Journal of Cancer, 98(2): 241 - 256.

Park Y, Hunter D J, Spieoelman D, et al., 2005. Dietary fiber intake and risk of colorectal cancer: a pooled analysis of prospective cohort studies[J]. JAMA, 294(22): 2849 - 2857.

Parkin D M, Bray F, Ferlay J, et al., 2005. Global cancer statistics, 2002[J]. CA, 55(2): 74 - 108.

Peters U, DeMarini D M, Sinha R, 2003. Urinary mutagenicity and colorectal adenoma risk [J]. Cancer Epidemiology, Biomarkers & Prevention, 12(11Pt1): 1253 - 1256.

Pietinen P, Malila N, Virtanen M, et al., 1999. Diet and risk of colorectal cancer in a cohort of Finnish men[J]. Cancer Causes & Control, 10(5): 387 - 396.

Robertson D J, Sandler R S, Haile R, et al., 2005. Fat, fiber, meat and the risk of colorectal adenomas[J]. The American Journal of Gastroenterology, 100(12): 2789 - 2795.

Sandhu M S, White I R, McPherson K, 2001. Systematic review of the prospective cohort studies on meat consumption and colorectal cancer risk: a meta-analytical approach[J]. Cancer Epidemiology Biomarkers & Prevention, 10(5): 439 - 446.

Shin A, Shrubsole M J, Rice J M, et al., 2008. Meat intake, heterocyclic amine exposure, and metabolizing enzyme polymorphisms in relation to colorectal polyp risk[J]. Cancer Epidemiology, Biomarkers & Prevention, 17(2): 320 - 329.

Shin H R, Masuyer E, Ferlay J, et al., 2010. Cancer in Asia — Incidence rates based on data in cancer incidence in five continents IX (1998 - 2002)[J]. Asian Pacific Journal of Cancer Preview, 11 (Suppl 2): 11 - 16.

Sinha R, Kulldorff M, Gunter M J, et al., 2005. Dietary benzo[a]pyrene intake and risk of colorectal adenoma[J]. Cancer Epidemiology, Biomarkers & Prevention, 14(8): 2030 - 2034.

Sinha R, Peters U, Cross A J, et al., 2005. Meat, meat cooking methods and preservation, and risk for colorectal adenoma[J]. Cancer Research, 65(17): 8034 - 8041.

Trock B, Lanza E, Greenwald P, 1990. Dietary fiber, vegetables, and colon cancer: critical review and meta-analyses of the epidemiologic evidence[J]. Journal of the National Cancer Institute, 82(8): 650 - 661.

Van Duijnhoven F J, Bueno-De-Mesquita H B, Ferrari P, et al., 2009. Fruit, vegetables, and colorectal cancer risk: the European Prospective Investigation into Cancer and Nutrition [J]. The American Journal of Clinical Nutrition, 89 (5): 1441 - 1452.

Willett W C, Stampfer M J, Colditz G A, et al., 1990. Relation of meat, fat, and fiber intake to the risk of colon cancer in a prospective study among women[J]. The New England Journal of Medicine, 323(24): 1664 - 1672.

Wu K, Giovannucci E, Byrne C, et al., 2006. Meat mutagens and risk of distal colon adenoma in a cohort of U.S. men[J]. Cancer Epidemiology, Biomarkers & Prevention, 15(6): 1120 - 1125.

Young G P, Le Leu R K, 2004. Resistant starch and colorectal neoplasia[J]. Journal of AOAC International, 87(3): 775 - 786.

第二章　结直肠癌的随访

随着手术及麻醉技术的进步,结直肠癌的手术根治率逐步得到了提高,总体生存率也不断得到改善,其1年、3年、5年和10年的生存率分别为92.3%、73.9%、65.1%和57.5%,但研究表明,30%~40%的结直肠癌患者会发展为转移性结直肠癌,并死于复发。如果能采取有效措施防止和及时发现复发,然后通过有效的综合治疗来延长患者的生存期,提高5年总生存率。因此有必要建立规范的结直肠癌随访制度,而来自美国、欧洲、加拿大的指南则在不同程度上推荐了随访的内容,包括临床探视、肿瘤标志物CEA水平、结肠镜及胸腹部的影像学检查,尚缺乏一致的、标准的随访制度。

结直肠癌术后随访的主要目的是在术后无症状的患者中早期发现复发并通过再次手术治疗来提高患者的治愈率。但值得注意的是,事实上即便在有症状的复发患者中,再次手术的概率也非常低(1.7%~7.0%)。随访的次要目的包括早期发现并治疗肠道疾病(如息肉、异时性肿瘤等)、解决手术相关并发症问题、对患者进行心理治疗及积累临床科研资料等。但现有的临床证据还不能很好地证实结直肠癌随访的临床意义。ASCO的专家小组通过研究2 500份有关结直肠癌随访的资料进行分析后得出这样的结论:目前急需高质量的临床试验来证实结直肠癌随访的临床意义。

尽管目前对结直肠癌术后的随访时间、随访强度及随访检查方式尚无统一意见,但对于结直肠癌术后复发的临床规律有较为一致的看法,即约80%的复发发生于术后2年内,约90%的复发发生于术后5年内。目前对于复发转移性结直肠癌的干预措施也有了显著的提高,在1989年只有5%的肝转移患者适合手术切除,而如今大约20%继发性肝转移患者通过化疗转化后可以考虑手术治疗,并且通过手术治疗后的肝转移患者5年生存率有望达到30%,而不治疗的肝转移患者中位生存期仅为6个月。一项流行病学研究认为,14.3%的肺转移患者适合根治性手术,其3年生存率可达59.2%。

目前结直肠癌NCCN给出的随访建议如下。

(1)术后2年内每3~6个月进行一次随访,然后每6个月随访一次直至5年。

(2)对于T2及以上的患者,术后2年内每3~6个月随访CEA水平,以后每6个月随访CEA一次直至5年。

(3)对于高复发风险的患者(如有淋巴、脉管浸润或分化差的肿瘤),每年进行一次胸部、腹部、盆腔CT,共3~5年。

(4)1年内复查结肠镜,如术前未进行结肠镜检查则术后3~6个月内予以结肠镜检查;如发现高危腺瘤,则1年后再次复查结肠镜;如未发现高危腺瘤,3年内复查,以后每5年复查一次。

(5)PET-CT不作为常规推荐。当然,不同的研究机构的随访计划也存在一定的差异(表4-2-1)。

表 4-2-1　随访计划的比较

检测项目	Schoemaker 标准组	NCCN	NSABP C-06 随访计划
病史和体检	每 3 个月一次×2 年 每 6 个月一次×3 年	每 3 个月一次×2 年 每 6 个月一次×3 年	每 6 个月一次×5 年,之后每年一次
粪便潜血	每 3 个月一次×2 年 每 6 个月一次×3 年	每 3 个月一次×2 年 每 6 个月一次×3 年	每 6 个月一次×5 年,之后每年一次
全血细胞计数	每 3 个月一次×2 年	每 3 个月一次×2 年,之后每 6 个月一次×3 年	每 6 个月一次×5 年
肝功能试验	每 6 个月一次×3 年	—	—
CEA	每 3 个月一次	如果在疾病诊断时升高,每 6 个月一次×2 年或每 12 个月一次×5 年	每 6 个月一次×5 年
结肠镜检查	每 5 年一次	一年后复查,之后每 3 年一次	术后 12 个月钡餐灌肠和(或)内镜检查,之后至少每 3 年一次
胸部 X 线摄影	同上	每 12 个月一次×5 年	每 12 个月一次×5 年
腹部 CT 扫描	同上	每 6 个月一次×4 年,之后每 12 个月一次×3 年	同上

注:NSABP 的英文全称为 National Surgical Adjuvant Breast and Bowel Project,中文即美国乳腺与肠道外科辅助治疗研究组。

第一节　病史和体检

结直肠癌的复发和转移常伴有临床症状,因此对术后患者进行定期的病史采集和详细的体格检查是有价值的。症状体征是最敏感的指标,若有症状则复发的确诊率最高。对 Dukes B2 和 C 期患者的随访发现,约 85% 的复发患者有症状,其中 21%~48% 患者产生的症状可作为发现复发的线索。体征的敏感性不如症状,因为体检发现阳性体征的患者通常已有症状及实验室检查的异常。一般认为已有症状并能被体检证实的临床复发和转移通常可能是不能治愈的晚期疾病。出现局部复发的患者可表现为腹部或盆骶部的疼痛;出现不完全梗阻可表现为便秘和(或)腹泻交替、大便形状变细,偶有腹胀或便血。由于患者不能认识到一些细微的大便习惯改变,需要医生在随访中详细询问大便习惯及性状,以排除局部复发的可能。在体格检查时应注重锁骨上和腹部区域淋巴结的触诊,若这些区域出现肿大淋巴结且活检为阳性时,则预示疾病的不可治愈。腹部体检主要明确有无包块、肝是否出现肿大等;直肠指检简单易操作,对发现直肠壁内、外复发及盆底的种植有特殊意义;女性患者更应进行附件和盆腔的检查,因为盆腔和附件的转移占结直肠癌转移的 2%~10%。

第二节　粪便隐血

粪便隐血检查虽然方便又经济,但对观察局部复发的价值相对较小,因为多数复发病灶并不破坏肠黏膜。复发患者粪便隐血的阳性率在10%左右，目前免疫法检测粪便潜血的敏感性及特异性均有较大提高。

第三节　肝 功 能 试 验

肝是结直肠癌转移最常见的部位。早在1940年Gutman就报道认为ALP是判断肝转移的最佳且无侵袭性的指标。肝转移的肝功能检查中ALP的敏感性为77%，但假阳性也较高，约为34%，假阴性4%。ALP联合血清CEA（≥10 ng/mL）检测可将敏感性提高至88%，假阳性降至12%。上述两者在随访中可作为筛查指标，若均有升高时提示需进一步行影像学检查。ALP联合谷胱转肽酶并不一定能提高诊断的准确性。而其他指标只能提示肝损害程度，但出现异常时通常预示疾病的不可治愈。

第四节　癌 胚 抗 原

癌胚抗原（carcinoembryonic antigen，CEA）可在多种人体上皮组织、内胚层来源组织中表达，但在结直肠癌中的表达最高，阳性率报道不一（60%～90%）。中山大学肿瘤医院2002年收集的245例结直肠癌血清CEA水平升高（≥5 ng/mL）的比例为42%，而在Dukes A～D期中分别为27.9%、36.0%、39.3%和85%。因此，半数多患者在疾病早期可能不出现血清CEA水平的升高，而早在1977年国际CEA协会就提出血清CEA不能作为肿瘤早期诊断指标。但临床观察发现，术前血清CEA升高的患者如行根治术或切除大部分肿瘤组织术后，血清CEA水平明显下降或正常，一般在2个月内可恢复至正常。若出现肿瘤残留、复发或转移时，则多在出现临床症状、体征或通过影像学发现病灶前2～3个月血清CEA水平会出现升高，甚至有时可早于其他检查手段6个月，若伴有肝转移时血清CEA水平升高更为常见。因此，结直肠癌者术后需要定期随访血清CEA，以便及早发现肿瘤的复发或转移。

与CEA相比，其他的肿瘤标志物包括组织多肽抗原（tissue polypeptide antigen，TPA）、CA19-9、肿瘤相关糖蛋白TAG-72、CA50、CA72-4和CA242并无明显提示复发或转移的优势。Ohuchi等报道，结直肠癌患者单独CEA、CA19-9及TAG-72检测的阳性预测率分别为60%、54%和67%，而三者联合检测的阳性预测率可提高至84%。

第五节　结 肠 镜 检 查

与钡餐灌肠相比较，对于无症状患者的随访，结肠镜检查具有更高的敏感性和治疗功能,其作用在于：① 确认原发肿瘤是否存在局部复发；② 发现异时性的结直肠新生物,包括息肉或肿瘤。但由于多数肿瘤的复发始于肠腔外层,肠镜发现局部复发病灶的敏感性并不高。多数报道通过肠镜发现复发的患者仅占 3%~4%,甚至不足 1%。0.6%~9.0% 的患者术后可发生异时性结直肠癌,而结肠镜检出率只有 0.2%~3.1%。

从腺瘤发展为肿瘤的自然病程至少 5 年(平均 10~15 年),在对超过 4 年的术后患者随访中发现,每年约有超过 14% 的患者发生腺瘤,有报道建议对实施"根治性切除"的患者在术前和术后 6 个月内都应行结肠镜检查,若有腺瘤或息肉存在,则应在 3~6 个月后复查,但并不推荐术后超过 3 年以上的频繁进行结肠镜检查。

第六节　胸部放射线检查

结直肠癌远处转移好发于肺部,因此胸部 X 线检查可发现无症状的肺部转移病灶,进一步行胸部 CT 检查可明确诊断或发现多发病灶。术后出现孤立性肺转移灶的患者,再次切除后的 5 年生存率在 15%~35%。

第七节　腹盆腔超声、CT 和 MRI 检查

超声检查能提供肠壁内、外及肝、盆腔、腹膜后淋巴结的更多信息,约 50% 的患者可以仅通过超声检查发现局部复发和(或)转移,有经验的医生还可以发现直径 1 cm 左右的病灶,应用专门的探头还可以直接引导穿刺获得病理学资料,直肠超声检查对肠壁外未侵犯黏膜的复发病变较为敏感。超声检查和 CT、MRI 对于复发病灶的敏感性和准确性相差不大,但后两者对盆壁的病变更为敏感,病灶的大小和邻近组织的关系则以 MRI 更优。

总之,随访计划中不同检查手段选择的目的是及早发现复发、异时性和远处转移病灶,处理术后并发症、评价治疗效果,最终的目标是提高和改善结直肠癌的生存。

------------------------------------ **参 考 文 献** ------------------------------------

Allen-Mersh T G, Earlam S, Fordy C, et al., 1994. Quality of life and survival with continuous hepatic artery floxuridine infusion for colorectal liver metastases[J]. Lancet, 344(8932): 1255-1260.

Authors N, 1996. Clinical practice guidelines for the use of tumor markers in breast and colorectal cancer. Adopted on May 17, 1996 by the American Society of Clinical Oncology [J]. Journal of Clinical Oncology, 14(10): 2843-2877.

Authors N, 1996. Outcomes of cancer treatment for technology assessment and cancer treatment guidelines. American Society of Clinical Oncology[J]. Journal of Clinical Oncology, 14(2): 671-679.

Bardia A, Ebbert J O, Vierkant R A, et al., 2007. Association of aspirin and nonaspirin nonsteroidal anti-inflammatory drugs with cancer incidence and mortality[J]. Journal of the National Cancer Institute, 99(11): 881-889.

Baron J A, Sandler R S, Bresalier R S, et al., 2008. Cardiovascular events associated with rofecoxib: final analysis of the

APPROVe trial[J]. Lancet, 372(9651): 1756 – 1764.

Barry E L, Sansbury L B, Grau M V, et al., 2009. Cyclooxygenase-2 polymorphisms, aspirin treatment, and risk for colorectal adenoma recurrence — data from a randomized clinical trial[J]. Cancer Epidemiology, Biomarkers & Prevention, 18(10): 2726 – 2733.

Bertagnolli M M, Eagle C J, Zauber A G, et al., 2006. Celecoxib for the prevention of sporadic colorectal adenomas[J]. The New England Journal of Medicine, 355(9): 873 – 884.

Botteri E, Iodice S, Bagnardi V, et al., 2008. Smoking and colorectal cancer: a meta-analysis [J]. JAMA, 300 (23): 2765 – 2778.

Botteri E, Iodice S, Raimondi S, et al., 2008. Cigarette smoking and adenomatous polyps: a meta-analysis[J]. Gastroenterology, 134(2): 388 – 395.

Cai Q, Gao Y T, Chow W H, et al., 2006. Prospective study of urinary prostaglandin E2 metabolite and colorectal cancer risk[J]. Journal of Clinical Oncology, 24(31): 5010 – 5016.

Carethers J M, Hawn M T, Greenson J K, et al., 1998. Prognostic significance of allelic loss at chromosome 18q21 for stage Ⅱ colorectal cancer[J]. Gastroenterology, 114(6): 1188 – 1195.

Carethers J M, 2008. Systemic treatment of advanced colorectal cancer: tailoring therapy to the tumor[J]. Therapeutic Advances in Gastroenterology, 1(1): 33 – 42.

Chan A T, 2006. Nonsteroidal antiinflammatory drugs, acetaminophen, and the risk of cardiovascular events[J]. Circulation, 113(12): 1578 – 1587.

Chan A T, Tranah G J, Giovannucci E L, et al., 2005. Prospective study of N-acetyltransferase-2 genotypes, meat intake, smoking and risk of colorectal cancer[J]. International Journal of Cancer, 115(4): 648 – 652.

Chiu B C, Ji B T, Dai Q, et al., 2003. Dietary factors and risk of colon cancer in Shanghai, China[J]. Cancer Epidemiology, Biomarkers & Prevention, 12(3): 201 – 208.

Chow J Y, Cabral J A, Chang J, et al., 2008. TGF-β modulates PTEN expression independently of SMAD signaling for growth proliferation in colon cancer cells[J]. Cancer Biology & Therapy, 7(10): 1694 – 1699.

Chow J Y, Dong H, Quach K T, et al., 2008. TGF- mediates PTEN suppression and cell motility through calcium-dependent PKC-activation in pancreatic cancer cells[J]. Gastrointestinal and Liver Physiology, 294(4): G899 – G905.

Corrao G, Zambon A, Conti V, et al., 2007. Menopause hormone replacement therapy and cancer risk: an Italian record linkage investigation[J]. Annals of Oncology, 19(1): 150 – 155.

Dove-Edwin I, Sasieni P, Adams J, et al., 2005. Prevention of colorectal cancer by colonoscopic surveillance in individuals with a family history of colorectal cancer: 16 Year, prospective, follow-up study[J]. BMJ, 331(7524): 1047.

Dresner-Pollak R, Ackerman Z, Eliakim R, et al., 2004. The Bsml vitamin D receptor gene polymorphism is associated with ulcerative colitis in jewish ashkenazi patients[J]. Genetic Testing, 8(4): 417 – 420.

Engstrom P F, Benson A R 3rd, Cohen A, et al., 1996. NCCN Colorectal Cancer Practice Guidelines. The National Comprehensive Cancer Network[J]. Oncology, 10(Suppl 11): 140 – 175.

Fichera A, Little N, Dougherty U, et al., 2007. A vitamin D analogue inhibits colonic carcinogenesis in the AOM/DSS model[J]. The Journal of Surgical Research, 142(2): 239 – 245.

Flood A, Peters U, Jenkins D J, et al., 2006. Carbohydrate, glycemic index, and glycemic load and colorectal adenomas in the Prostate, Lung, Colorectal, and Ovarian Screening Study[J]. The American Journal of Clinical Nutrition, 84(5): 1184 – 1192.

Geelen A, Schouten J M, Kamphuis C, et al., 2007. Fish consumption, n-3 fatty acids, and colorectal cancer: a meta-analysis of prospective cohort studies[J]. American Journal of Epidemiology, 166(10): 1116 – 1125.

Ghezzi P, Magnanini S, Rinaldini M, et al.,1994. Impact of follow-up testing on survival and health-related quality of life in breast cancer patients[J]. JAMA, 271(20): 1587 – 1592.

Giardiello F M, Yang V W, Hylind L M, et al., 2002. Primary chemoprevention of familial adenomatous polyposis with sulindac [J]. The New England Journal of Medicine, 346(14): 1054 – 1059.

Gnagnarella P, Gandini S, La Vecchia C, et al., 2008. Glycemic index, glycemic load, and cancer risk: a meta-analysis[J]. The American Journal of Clinical Nutrition, 87(6): 1793 – 1801.

Grau M V, Baron J A, Sandler R S, et al., 2003. Vitamin D, calcium supplementation, and colorectal adenomas: results of a randomized trial[J]. Journal of the National Cancer Institute, 95(23): 1765 – 1771.

Grau M V, Baron J A, Sandler R S, et al., 2007. Prolonged effect of calcium supplementation on risk of colorectal adenomas in a randomized trial[J]. Journal of the National Cancer Institute, 99(2): 129 – 136.

结直肠癌的中西医结合治疗

Grau M V, Sandler R E, Mckeown-Eyssen G, et al., 2009. Nonsteroidal anti-inflammatory drug use after 3 years of aspirin use and colorectal adenoma risk: observational follow-up of a randomized study[J]. Journal of the National Cancer Institute, 101(4): 267−276.

Group N G T A T, 1992. Expectancy or primary chemotherapy in patients with advanced asymptomatic colorectal cancer: a randomized trial[J]. Journal of Clinical Oncology, 10(6): 904−911.

Hall M N, Campos H, Li H, et al., 2007. Blood levels of long-chain polyunsaturated fatty acids, aspirin, and the risk of colorectal cancer[J]. Cancer Epidemiology, Biomarkers & Prevention, 16(2): 314−321.

Hall M N, Chavarro J E, Lee I M, et al., 2008. A 22-year prospective study of fish, n-3 fatty acid intake, and colorectal cancer risk in men[J]. Cancer Epidemiology, Biomarkers & Prevention, 17(5): 1136−1143.

Higginbotham S, Zhang Z F, Lee I M, et al., 2004. Dietary glycemic load and risk of colorectal cancer in the Women's Health Study[J]. Journal of the National Cancer Institute, 96(3): 229−233.

Huang S C, Lavine J E, Boland P S, et al., 2001. Germline characterization of early-aged onset of hereditary non-polyposis colorectal cancer[J]. The Journal of Pediatrics, 138(5): 629−635.

Ishihara J, Otani T, Inoue M, et al., 2007. Low intake of vitamin B-6 is associated with increased risk of colorectal cancer in Japanese men[J]. The Journal of Nutrition, 137(7): 1808−1814.

Jemal A, Siegel R, Ward E, et al., 2009. Cancer statistics, 2009[J]. CA, 59(4): 225−249.

Jo W S, Carethers J M, 2006. Chemotherapeutic implications in microsatellite unstable colorectal cancer[J]. Cancer Biomarkers, 2(1−2): 51−60.

Jung B H, Beck S E, Cabral J, et al., 2007. Activin type 2 receptor restoration in MSI-H colon cancer suppresses growth and enhances migration with activin[J]. Gastroenterology, 132(2): 633−644.

Jung B, Smith E J, Doctolero R T, et al., 2006. Influence of target gene mutations on survival, stage and histology in sporadic microsatellite unstable colon cancers[J]. International Journal of Cancer, 118(10): 2509−2513.

Koornstra J J, Rijcken F E, Oldenhuis C N, et al., 2005. Sulindac inhibits beta-catenin expression in normal-appearing colon of hereditary nonpolyposis colorectal cancer and familial adenomatous polyposis patients[J]. Cancer epidemiology, biomarkers & prevention, 14(7): 1608−1612.

Larsson S C, Giovannucci E, Wolk A, 2005. Vitamin B6 intake, alcohol consumption, and colorectal cancer: a longitudinal population-based cohort of women[J]. Gastroenterology, 128(7): 1830−1837.

Larsson S C, Kumlin M, Ingelman-Sundberg M, et al., 2004. Dietary long-chain n-3 fatty acids for the prevention of cancer: a review of potential mechanisms1−3[J]. The American Journal of Clinical Nutrition, 79(6): 935−945.

Le Marchand L, White K K, Nomura A M, et al., 2009. Plasma levels of B vitamins and colorectal cancer risk: the multiethnic cohort study[J]. Cancer Epidemiology, Biomarkers & Prevention, 18(8): 2195−2201.

Levin B, Lieberman D A, McFarland B, et al., 2008. Screening and surveillance for the early detection of colorectal cancer and adenomatous polyps, 2008: a joint guideline from the American Cancer Society, the US Multi-Society Task Force on Colorectal Cancer, and the American College of Radiology[J]. CA, 58(3): 130−160.

Liang P S, Chen T Y, Giovannucci E, 2009. Cigarette smoking and colorectal cancer incidence and mortality: Systematic review and meta-analysis[J]. International Journal of Cancer. 124(10): 2406−2415.

Limburg P J, Cerhan J R, 2007. Aspirin chemoprevention for colorectal cancer: Helpful, harmful, or still too soon to tell? [J]. Gastroenterology, 133(2): 717,718.

Lippman S M, Klein E A, Goodman P J, et al., 2009. Effect of selenium and vitamin E on risk of prostate cancer and other cancers: The selenium and vitamin E cancer prevention trial (SELECT)[J]. JAMA, 301(1): 39−51.

Logan R F, Grainge M J, Shepherd V C, et al., 2008. Aspirin and folic acid for the prevention of recurrent colorectal adenomas [J]. Gastroenterology, 134(1): 29−38.

McCarl M, Harnack L, Limburg P J, et al., 2006. Incidence of colorectal cancer in relation to glycemic index and load in a cohort of women[J]. Cancer Epidemiology, Biomarkers & Prevention, 15(5): 892−896.

Michaud D S, Fuchs C S, Liu S, et al., 2005. Dietary glycemic load, carbohydrate, sugar, and colorectal cancer risk in men and women[J]. Cancer Epidemiology, Biomarkers & Prevention, 14(1): 138−147.

Mäkinen M J, 2007. Colorectal serrated adenocarcinoma[J]. Histopathology, 50(1): 131−150.

Newcomb P A, Zheng Y, Chia V M, et al., 2007. Estrogen plus progestin use, microsatellite instability, and the risk of colorectal cancer in women[J]. Cancer Research, 67(15): 7534−7539.

None, 2007. Routine aspirin or nonsteroidal anti-inflammatory drugs for the primary prevention of colorectal cancer: U. S.

Preventive Services Task Force recommendation statement[J]. Annals of Internal Medicine, 146(5): 361 – 364.

Oh K, Willett W C, Fuchs C S, et al., 2005. Dietary marine n-3 fatty acids in relation to risk of distal colorectal adenoma in women[J]. Cancer Epidemiology, Biomarkers & Prevention, 14(4): 835 – 841.

Otani T, Iwasaki M, Sasazuki S, et al., 2007. Plasma C-peptide, insulin-like growth factor-I, insulin-like growth factor binding proteins and risk of colorectal cancer in a nested case-control study: The Japan public health center-based prospective study[J]. International Journal of Cancer, 120(9): 2007 – 2012.

Ritenbaugh C, Stanford J L, Wu L, et al., 2008. Conjugated equine estrogens and colorectal cancer incidence and survival: the Women's Health Initiative randomized clinical trial[J]. Cancer Epidemiology, Biomarkers & Prevention, 17(10): 2609 – 2618.

Rostom A, Dubé C, Lewin G, et al., 2007. Nonsteroidal anti-inflammatory drugs and cyclooxygenase-2 inhibitors for primary prevention of colorectal cancer: a systematic review prepared for the U.S. Preventive Services Task Force[J]. Annals of Internal Medicine, 146(5): 376 – 389.

Sanjoaquin M A, Allen N, Couto E, et al., 2005. Folate intake and colorectal cancer risk: a meta-analytical approach[J]. International Journal of Cancer, 113(5): 825 – 828.

Sansbury L B, Millikan R C, Schroeder J C, et al., 2006. COX-2 polymorphism, use of nonsteroidal anti-inflammatory drugs, and risk of colon cancer in African Americans (United States)[J]. Cancer Causes & Control, 17(3): 257 – 266.

Schernhammer E S, Ogino S, Fuchs C S, 2008. Folate and vitamin B6 intake and risk of colon cancer in relation to p53 expression [J]. Gastroenterology, 135(3): 770 – 780.

Shadman M, Newcomb P A, Hampton J M, et al., 2009. Non-steroidal anti-inflammatory drugs and statins in relation to colorectal cancer risk[J]. World Journal of Gastroenterol, 15(19): 2336 – 2339.

Siegel R L, Jemal A, Ward E M, 2009. Increase in incidence of colorectal cancer among young men and women in the United States[J]. Cancer Epidemiology, Biomarkers & Prevention, 18(6): 1695 – 1698.

Smith T J, Bodurtha J N, 1995. Ethical considerations in oncology: balancing the interests of patients, oncologists, and society [J]. Journal of Clinical Oncology, 13(9): 2464 – 2470.

Smith T J, Hillner B E, Desch C E, 1993. Efficacy and cost-effectiveness of cancer treatment: rational allocation of resources based on decision analysis[J]. Journal of the National Cancer Institute, 85(18): 1460 – 1474.

Strayer L, Jacobs D R, Schairer C, et al., 2007. Dietary carbohydrate, glycemic index, and glycemic load and the risk of colorectal cancer in the BCDDP cohort[J]. Cancer Causes & Control, 18(8): 853 – 863.

Taioli E, Garza M A, Ahn Y O, et al., 2009. Meta- and pooled analyses of the Methylenetetrahydrofolate Reductase (MTHFR) C677T polymorphism and colorectal cancer: a huge-GSEC review [J]. American Journal of Epidemiology, 170 (10): 1207 – 1221.

Tannen R L, Weiner M G, Xie D, et al., 2007. Estrogen affects post-menopausal women differently than estrogen plus progestin replacement therapy[J]. Human Reproduction, 22(6): 1769 – 1777.

Tsoi K K, Pau C Y, Wu W K, et al., 2009. Cigarette smoking and the risk of colorectal cancer: a meta-analysis of prospective cohort studies[J]. Clinical Gastroenterology and Hepatology, 7(6): 682 – 688.

Wallace K, Baron J A, Cole B F, et al., 2004. Effect of calcium supplementation on the risk of large bowel polyps[J]. Journal of the National Cancer Institute, 96(12): 921 – 925.

Wei E K, Giovannucci E, Fuchs C S, et al., 2005. Low plasma adiponectin levels and risk of colorectal cancer in men: a prospective study[J]. Journal of the National Cancer Institute, 97(22): 1688 – 1694.

Wei E K, Ma J, Pollak M N, et al., 2005. A prospective study of C-peptide, insulin-like growth factor – I, insulin-like growth factor binding protein-1, and the risk of colorectal cancer in women [J]. Cancer Epidemiology, Biomarkers & Prevention, 14(4): 850 – 855.

Weijenberg M P, Mullie P F, Brants H A, et al., 2008. Dietary glycemic load, glycemic index and colorectal cancer risk: results from the Netherlands Cohort Study[J]. International Journal of Cancer, 122(3): 620 – 629.

Williams C D, Satia J A, Adair L S, et al., 2009. Dietary patterns, food groups, and rectal cancer risk in whites and African-Americans[J]. Cancer Epidemiology, Biomarkers & Prevention, 18(5): 1552 – 1561.

Yashiro M, Carethers J M, Laghi L, et al., 2001. Genetic pathways in the evolution of morphologically distinct colorectal neoplasmsl[J]. Cancer Research, 61(6): 2676 – 2683.

Zhu Y, Mahon B D, Froicu M, et al., 2005. Calcium and 1 alpha,25-dihydroxyvitamin D3 target the TNF-alpha pathway to suppress experimental inflammatory bowel disease[J]. European Journal of Immunology, 35(1): 217 – 224.

结直肠癌的中西医结合治疗

第五篇 结直肠癌的基础研究

第一章　结直肠癌的动物实验模型

第一节　实验动物种类

一、裸鼠

裸鼠是目前结直肠癌实验研究中最常用的动物种类,其繁殖能力强,易于动态观察肿瘤的生长过程,多选用 BALB/c-nu 裸鼠。裸鼠对肿瘤生长的免疫反应较弱,致癌方法简单,肿瘤成功率高,因此应用最为普遍。但裸鼠皮肤较为松弛,细胞悬液流动性较大,易形成畸形肿瘤,且存在免疫缺陷,饲养要求较高。现阶段结直肠癌实验,裸鼠多建立皮下移植瘤模型、原位种植瘤模型和转移瘤模型。

二、小鼠

小鼠作为模式生物在癌症研究中已有 100 多年的历史,具有个体差异小、生产性能好、繁殖周期短、易于群养等多种优势,大量的遗传变异可作为研究人类癌症的借鉴。结直肠癌研究多选用 BALB/c 小鼠,造模多选用皮下移植瘤模型、转移瘤模型。近 20 多年来遗传工程小鼠相继培养成功,且发现几乎所有人类基因都可以在小鼠找到同源基因,因此通过杂交建立小鼠转基因癌症易感模型也逐渐成为研究热点。

三、大鼠

与小鼠相比,大鼠生长环境要求低,饲养简单。结直肠癌研究以 SD 大鼠和 Wistar 大鼠为主,两种大鼠对传染病的抵抗力高,且自发性肿瘤的发生率较低。大鼠多采用化学致癌的方式,癌症流行病学相关研究证实,化学致癌剂是癌症的主要诱因之一,因此结直肠癌化学造模方法逐渐成为业内的热点。

四、斑马鱼

斑马鱼是一种器官、系统发育完善的实验模式生物,具有饲养条件简单、突变种多、胚胎透明、遗传学工具成熟等优点。作为连接非脊椎动物(小模式生物体)和哺乳动物(大模式生物体)的"纽带",其独特的生物学、基因学、遗传学优势使其成为研究人类疾病相关病理、生理学和活体内筛选药物的最佳模式生物之一,近年来已成为研究人类遗传疾病、肿瘤机制的热点。

第二节　实验动物造模

一、皮下移植瘤模型

皮下移植瘤模型是将手术活检标本、癌性胸腔积液或腹水标本、体外培养的癌细胞系注入鼠类皮下而成，多应用于裸鼠和小鼠。其优点是操作简单，成瘤率高，缺点是在化疗药物个体化反应的研究中存在缺陷。裸鼠相比小鼠，皮肤组织更为松弛，因此一般30天左右才可明显观察到肿瘤的生长，且肿瘤形态较为不规则，不利于瘤体体积测量和计算，影响结果的统计和分析。小鼠皮下移植瘤模型建立的操作简单且易成瘤，可建立结直肠癌单一或者复合模型。单一模型多把结直肠癌细胞悬液接种于小鼠腋下皮肤；复合模型的建立是在其他模型的基础上再建立结直肠癌模型。

二、原位种植瘤模型

原位种植瘤模型是通过外科手术将肿瘤组织移植在裸鼠的相应部位，从而在裸鼠体内产生类似于肿瘤的生物学特性。其优势包括肿瘤成功率高，肿瘤的病理、生理特性类似于人类结直肠癌等。造模方法主要有包埋法和粘贴法：包埋法即把新鲜瘤块包埋缝合在大肠浆膜层下；粘贴法是用医用生物胶将瘤块粘贴在浆膜层上。包埋法建立的结直肠癌模型成功率高，易转移，但对手术和操作人员要求高，耗时长，动物死亡率高。粘贴法操作较包埋法简单易行，对操作人员要求低，但是结直肠癌成功率低，瘤质量相对较差。

三、转移瘤模型

转移瘤模型是结直肠癌细胞在动物体内发生血行、淋巴道转移，转移至肝、肺、腹腔等部位形成肿瘤，移植部位和方法直接影响癌细胞转移表现，裸鼠和小鼠是研究结直肠癌转移的优势模式生物。结直肠癌在发生、发展的过程中极易发生转移，肝是结直肠癌常见的转移部位，肝转移是结直肠癌患者主要的死亡原因，此外还有为肺转移、腹腔转移、肾转移等。

（一）血行转移模型

结直肠癌的血行转移主要是在侵犯小静脉后沿门静脉转移至肝内，也可先经 Baston 椎旁静脉丛而首先出现肺转移，其他脏器如骨、胸、肾、卵巢、皮肤均可发生转移。目前常见的结直肠癌血行转移模型均以肝转移作为血行转移的标志，模型构建方法主要包括以下几种。

1. 脾种植转移模型

1984 年 Albini A. 等提出研究人类结直肠癌血行转移的最佳模式为脾脏内移植癌细胞。在此基础上，Warusavitame J. 等先后建立了人结肠癌、胃癌及胰腺癌等转移模型，并广泛应用于消化管癌血行转移的研究。根据脾脏种植人结直肠癌细胞后是否切除脾分为脾保留法和脾切除法。

2. 门静脉内注射转移模型

门静脉内注射法是采用直接将癌细胞接种到门静脉,使其随血液进入肝脏,建立肝转移模型。Hansen 等用 BALB/c 小鼠行腹部正中切口,用针头吸取 4×10^5 个 CT26 细胞注射到门静脉,细胞随静脉血流到肝形成肝转移癌。Enomoto 等用 coaxial airflow 方法将胰腺癌细胞微胶囊,通过门静脉将癌细胞微胶囊注入裸鼠的肝成功建立了胰腺癌肝转移模型。它为结直肠癌的肝转移模型的建立提供了一种好方法。注射癌细胞到肝门静脉建立肝转移模型是血行转移最典型的模型,这种模型除了肝以外,腹膜、注射部位、肺都没有出现转移。但缺点是转移率较低,仅为 20%~40%,原因可能是经肝门静脉注射,癌细胞很容易被免疫系统杀伤,只有 1% 的细胞被注射进入肝并存活。

3. 结肠癌盲肠造瘘原位移植血行转移模型

在结肠癌原位种植瘤模型基础上,甘伙烨等用 BALB/c 小鼠建立了盲肠造疝原位接种瘤块法。用 10% 的水合氯醛腹腔注射麻醉雄性小鼠,乙醇消毒腹部术野,左下腹纵向切开皮肤约 2 cm,将切口右侧的皮肤及皮下层稍做游离,进腹,将小鼠的盲肠拖出至皮下,关闭其上下缘的腹腔,在拖出的盲肠中央细心将浆膜刮破,放上直径约 2 mm 的瘤块,行荷包缝合包埋,置盲肠于左下腹皮下,缝合皮肤。术后约 70% 可出现肝转移。该法优点在于方法简单且成功率高,同时易于观察肿瘤的生长。结肠癌原位模型,肿瘤既可在原位生长,又可通过血行转移到肝,较之结肠癌皮下移植瘤模型、脾种植转移模型更能代表临床结肠癌的生长特点。该模型不但拥有较高的移植生长率,而且依据患者的情况在宿主体内展示其肿瘤生物学行为及转移,是一种更接近人体肿瘤发生发展过程的模型。同时,该模型也是建立人结肠癌肝转移的理想模型,非常适合结肠癌晚期和肝转移的研究,目前被广泛应用。

(二)腹腔注射转移模型

选择 BALB/c 小鼠在下腹部正中偏右注入 0.3 mL CT26 细胞悬液(1×10⁶ 个/mL)。该方法的优点是操作直观、简单易行,只要实验者熟悉小鼠腹腔的解剖特点即可完成。缺点是肝转移率很低只有 22.2%,主要因为腹腔内出现广泛的移植瘤,癌性腹水严重,大量的肿瘤细胞增殖可能引起体内巨噬细胞及 NK 细胞的增殖,降低了肝转移率,而且它只能较好地反映晚期结直肠癌发生、发展的演变过程,有利于进行结直肠癌晚期和肝转移的相关研究,不适用于结直肠癌早期淋巴道转移的研究,更不便于动态观察结直肠癌淋巴道转移生物学特性的变化。

(三)淋巴道转移模型

近年来对于大肠黏膜的超微结构研究认为大肠黏膜内无淋巴管存在。因此,大肠的黏膜内癌无淋巴结转移的可能,但如病变浸润到黏膜肌层以下,则有淋巴结转移的可能。著名的消化疾病专家郑芝田教授指出:结直肠癌的淋巴结转移多在肠壁浸润后开始出现,手术时已有区域淋巴结转移者可达 30%~68%。其转移途径是一般先转移到沿边缘动脉与结肠黏膜平行的淋巴结,再沿着供应病变肠段的肠系膜血管到血管蒂起始部的淋巴结转移,此种先沿肠管平行方向走行,再沿着肠系膜血管走向中枢的淋巴结转移途径,是结肠癌的特征。目前已经建立的结直肠癌淋巴道转移动物模型包括以下几种。

1. 盲肠接种转移模型

小鼠的盲肠比较宽大,其直径为结肠的 2~3 倍,因此在盲肠壁上生长的肿瘤不易早期就充满盲肠腔。即使肿瘤充满盲肠腔也不致影响小肠到结肠的畅通,因此盲肠壁是建立结直肠癌肝转移模型理想的种植部位。普通常见的方法是取腹部正中切口显露盲肠,用 5 号针头将结直肠癌细胞从浆膜面注入盲肠壁,来建立结直肠癌模型。2000 年,鱼达等对原位接种方式进行改进,在盲肠末端挑破浆膜,用钝器将盲肠末端向内推压使形成凹龛,将人结肠癌(SW-1116)直径 1.5 mm 的转移瘤块塞入凹内,使瘤块粘贴接种于盲肠壁。术后淋巴结转移 100%。该法降低了将癌块缝合于肠壁的操作难度,缩短了操作时间,且肿瘤和肠壁吻合好。盲肠壁种植法虽然肝转移发展过程慢,但其更客观地模拟了结肠癌肝转移患者体内侵袭和转移的特性,完整地反映了结肠癌转移的全过程,且其肿瘤移植成功率、转移率、术后生存期等指标均令人满意,能更好地模拟肿瘤发生、发展过程,优于其他类型的模型。

2. 爪垫淋巴道转移模型

2008 年,傅仲学等在无菌条件下,用 1% 氯胺酮以 0.3 mL 腹腔麻醉裸鼠,5 min 后麻醉起效,消毒裸鼠右后肢爪垫皮肤,将 0.04 mL($4×10^6$ 个/mL)的 HCT116 细胞悬液用 2 号针头缓慢注射于裸鼠右后肢爪垫皮下,见局部出现隆丘后退针,棉签压迫针孔处防止细胞渗漏,成瘤率 100%。爪垫注射成瘤 2 周后可以在腹股沟区触及肿大的淋巴结,约米粒大小,质地偏硬,可以活动,有粘连感。4~6 周后转移的淋巴结增大至绿豆或黄豆大小。8 周时触压部分淋巴结质硬固定。该方法的优势在于肿瘤在局部生长便于观察,利于干预因素的处理;转移成单向性淋巴道转移且减少了影响因素,更适合单纯性淋巴道转移的研究;操作简便可行且转移率高,可以满足大批量实验和推广应用。缺点在于不能完全复制人类结直肠癌的发病特点和转移途径。

四、梗阻性结肠癌模型

调节合适的结肠癌细胞株细胞悬液浓度,用加简易呼吸机将小鼠进行全身麻醉,常规术区剃毛、消毒皮肤,取脐上正中切口,长约 1.0 cm 入腹选定降结肠处为结肠癌种植部位,采用人小肠营养管并用磷酸缓冲盐溶液进行经肛清洁灌肠。用一小动物专用肠钳夹闭锁定种植部位的近端,注入结肠癌细胞的鼻饲器经肛置入至肠钳夹闭处,注入癌细胞后退出鼻饲管,同时立即距近端肠钳 1.0 cm 处夹闭另一肠钳,待 3 min 后撤除肠钳。将降结肠轻柔送回腹腔后,关闭两层腹壁。

五、化学致结直肠癌模型

(一)1,2-二甲基肼和氧化偶氮甲烷化学诱发结直肠癌模型

大鼠多使用 1,2-二甲基肼(1,2-dimethylhydrazine, DMH)和氧化偶氮甲烷(azoxymethane, AOM)化学诱导造模。为缩短实验周期,稳定结直肠癌肿瘤情况,可配合葡聚糖硫酸钠

（dextran sulfate sodium salt，DSS）使用，以肠道炎症加速诱发结直肠癌模型的建立。

（二）DMH/AOM 化学法诱发结直肠癌模型

在化学诱导动物模型中，多用 DMH 或 AOM 作为诱导剂，这两种化学试剂具有便宜、有效、方便的特点。DMH 本身不致癌，必须经过氧化脱烷基才具有致癌作用。AOM 是 DMH 在肝脏的代谢产物，通过 DNA 烷基化产生，相比 DMH 致癌效果增强且更稳定。实验证明，DMH 和 AOM 两种化学致癌物质都可诱发结直肠肿瘤，在组织学表现上类似于人类散发性结直肠癌。

（三）DMH/AOM 联合 DSS 化学法诱发溃疡性结肠炎相关性结直肠癌模型

DMH/DSS 模型或者 AOM/DSS 模型是在 DMH 或 AOM 诱发突变的基础上，使造模大鼠持续暴露在外源性化学致炎剂 DSS 中，通过大鼠炎症性肠病发展成为结直肠癌。DSS 可引起大鼠免疫功能异常，多个循环的用药后可诱发急性肠炎转变为慢性肠炎，有一定癌变的概率。DSS 在促癌过程中，呈剂量依赖性，当 DSS>1%，才能促进肿瘤形成，但浓度过高会引起严重的肠道应激反应。研究发现饮用 2% DSS 配合腹腔注射 AOM 的大鼠肿瘤发生率比单用 AOM 的大鼠高。DMH 或者 AOM 联合 DSS 化学法诱发结直肠癌模型重现了人类结直肠癌隐窝病灶-腺瘤-腺癌的发展顺序，诱发大鼠溃疡性结肠炎相关性结直肠癌的发生，具有较好的模拟性。

六、转基因动物模型

结直肠癌相关的转基因动物模型有 30 多种，在改造物种和动物性质上具有发展潜力。以转基因技术建立的动物模型具有繁殖成性、更接近人体结直肠癌自然发展过程等优势，因此成为研究结直肠癌病理、生理的理想动物模型。但是现阶段转基因技术还不够成熟，实验中存在着很高的致死率和基因沉默。目前转基因小鼠模型的建立多使用显微注射法、体细胞克隆法、胚胎干细胞介入等方法，主要集中在 *Apc* 和 *Cdc*，结直肠癌缺失（deleted in colon cancer，DCC）基因、紧密连接蛋白 7（claudin-7）基因等几个涉及结直肠癌发生、发展的基因。*Bambi*、*Apc* 等多个结直肠癌相关基因位点是建立斑马鱼转基因结直肠癌模型的有效突破口。斑马鱼体积小，受精卵发育迅速，具有强大的再生能力，模型可大批量复制，每组可平行 200 条以上，为理想的模式生物。斑马鱼结直肠癌模型的建立可选用显微注射及荧光显微系统观察和测量，因此相较其他动物原位或者异位移植更简便、更直观。

七、病证结合模型

造模对我们更深层研究中西医结合理论和临床治疗原理提供了可靠依据。就已成功建立起来的病证结合动物模型来看，其有助于我们找到中西医理论的内在联系。制备病证结合动物模型对于用药作用的研究和新药的开发有着重要意义，尤其是在中药药效研究方面应用普遍。中医方面根据疾病的不同表现给予不同疗法，单纯疾病模型无法满足辨证论治的要求。近年来逐渐将病证结合模型推广到中药、方剂的研究上,有效论述药效机制,极大程度推进了中医药走向国际的步伐。制备病证结合的动物模型,不仅吸取了中医学理论的精华,还可用科学的实验方法加以证实,对中医药临床发展有显著的促进作用,将真正意义上实现中医药的现代化。

(一)病证结合动物模型的制备方法

1. 基于"证"的概念

"证"是疾病发展过程中的病理生理变化的综合反映,动物疾病模型与中医临床疾病辨证一样具有证候属性,基于此理论的病证结合动物模型分为两种:诱发疾病病证结合模型和自发遗传性疾病证候模型。

2. 病证结合动物模型

基于西医疾病的模型叠加中医证候因素建立既有西医基本经典表型,又具有典型中医证候特征的动物模型,也称复合病证结合模型,基于此理论的病证结合动物模型根据造模因素也分为两种。

(1)西医病+中医传统病因模型。

(2)西医病+病理生理模型。

(二)结直肠癌病证结合模型

1. 气虚血瘀型结直肠癌模型

将 8 周龄 BALB/c 雌性小鼠于股四头肌每天注射利血平注射液 0.1 mL(0.15 mg/kg),连续 14 天进行血瘀证造模,第 15 天起隔日注射 1 次利血平注射液,连续 28 天进行模型维持。在血瘀证造模第 15 天,于小鼠右前肢腋部皮下进行无菌接种 C26 结直肠癌细胞,可建立气虚血瘀证结肠腺癌自发转移复合小鼠模型。观察模型小鼠可出现一系列血瘀证证候、全血黏度升高等,伴随脾气亏虚症状,符合气虚血瘀证的判断标准。血瘀证使荷瘤小鼠血黏度进一步升高,运用活血化瘀法干预治疗可改善小鼠气虚血瘀程度。

2. 湿热型结直肠癌模型

将小鼠饲以高脂高糖饮食(即在普通饲料中混入 12% 猪油、8% 蜂蜜)喂养 10 天,并给予蜂蜜水(200 g/L)自由饮用;第 10 天移植小鼠结直肠癌细胞,建立小鼠结肠癌原位模型。第 11 天开始置于造模箱,温度(33±2)℃、相对湿度 90%~100%,每天造模时间为上午 8~12 时、下午 1~5 时,同时灌服白酒(0.2 mL/kg,每日 1 次)10 天,之后移出造模箱,常规饲养。

3. 肝郁脾虚型结直肠癌模型

用二甲肼在颈部皮下注射,每周 1 次,连续 15 周诱导大鼠发生结直肠癌。每天用裹有胶布的海绵钳钳住大鼠的尾部尖端,激怒大鼠,使之与其他大鼠保持争斗状态后方可松开海绵钳,每天 45 min。同时每周每只大鼠皮下注射肾上腺素注射液,造模时间为 15 周。

4. 热毒血瘀型结直肠癌模型

首次以 3 mg/kg 的剂量行尾静脉注射脂多糖溶液,20 h 后起以 4 mg/kg 的剂量行腹腔注射,隔天 1 次,连续 2 周,第 15 天将结直肠癌细胞悬液接种于小鼠右前肢腋部皮下。24 h 后以 4 mg/kg 脂多糖溶液腹腔注射,隔日 1 次,连续 4 周。

5. 寒凝血瘀型结直肠癌模型

小鼠每天定点皮下注射 0.1% 肾上腺素 0.08 mL/kg（用 0.9% 氯化钠溶液稀释至 0.2 mL），分 2 次注射，第一次注射后 1 h，进行冰浴（4~6℃）4 min，1 h 后再行第二次注射，连续 4 周，后 2 周隔天进行，第 15 天经尾静脉注射 C26 单细胞悬液（密度=4×10^6 个/mL）0.1 mL。

---------------------------- 参 考 文 献 ----------------------------

甘伙烨,何兴祥,邹湘才,等,2007.盲肠造疝原位接种瘤块法建立小鼠大肠癌肝转移模型[J].广东医学,28(6)：855－857.

黄平,1998.大肠癌肝转移模型研究进展[J].实用肿瘤杂志,13(1)：60－63.

李妍,钱丽燕,唐朋林,等,2017.热毒血瘀证结肠癌荷瘤小鼠模型的建立及清热解毒活血化瘀法对其的影响[J].中华中医药杂志,32(3)：1336－1339.

刘金玲,姚良权,聂陆安,2006.疏肝健脾治疗与肝郁脾虚因素刺激对大肠癌大鼠免疫功能变化的探讨[J].国际医药卫生导报,12(3)：4－6.

刘宣,柴妮,韩植芬,等,2015.健脾解毒方对湿热证结肠癌小鼠肿瘤血管新生的抑制作用[J].上海中医药大学学报,29(6)：50－54.

倪艳艳,范跃祖,2010.结肠癌动物模型的研究进展[J].同济大学学报(医学版),31(2)：110－113.

钱丽燕,郭勇,李妍,等,2016.气虚血瘀证荷瘤小鼠复合模型的建立及活血化瘀法对其干预的影响研究[J].中华中医药学刊,34(1)：177－180.

涂经楷,傅仲学,王春毅,等,2008.裸小鼠人大肠癌淋巴道转移模型的建立[J].肿瘤防治研究,35(7)：467－470.

杨剑锋,张森,高枫,等,2009.结直肠癌肝转移动物模型的建立[J].结直肠肛门外科,15(3)：139－142.

鱼达,余海,陈丽荣,等,2000.改进原位接种技术建立裸小鼠人大肠癌(SWll16)模型[J].上海实验动物科学,20(2)：97－100.

张国锋,王元和,王强,2003.人结肠癌裸鼠原位种植癌及转移模型的建立[J].中国普通外科杂志,12(11)：823－826.

赵雪峰,王艺,许广大,2017.小鼠梗阻性结肠癌模型的建立与稳定性分析[J].大连医科大学学报,39(6)：584－588.

周华妙,郭勇,2012.寒凝血瘀对结肠癌肺转移模型小鼠肺组织 VEGF、MMP－2 表达的影响[J].浙江中西医结合杂志,22(6)：429－432.

邹移海,张永斌,连宝诚,1997.实验性大肠癌动物模型研究述评[J].广州中医药大学学报,14(4)：277－280.

邹瑜,殷佩浩,2016.大肠癌动物模型的研究状况[J].中国临床药理学杂志,32(14)：1337－1340.

左国华,葛海燕,1999.人结肠癌裸小鼠肝转移模型的建立[J].中华实验外科杂志,16(4)：373.

Albini A, Iwamoto Y, Kleinman H K, et al., 1987. Tumor cells a rapid in vitro assay for puantitating the invasive potential of tumor cells[J].Cancer Research, 47(12)：3239－3245.

Enomoto T, Oda T, Aoyagi Y, et al., 2006. Consistent liver metastases in a rat model by portal injection of microencapsulated cancer cells[J]. Cancer Research, 66(23)：11131－11139.

Hansen J E, Fischer L K, Chan G, et al., 2007. Antibody-mediated p53 protein therapy prevents liver metastasis in vivo[J]. Cancer Research, 67(4)：1769－1774.

Warusavitame J, Ramanathan P, Kaufman A, el al., 2006. 5-fluorouracil (5-FU) treatment does not influence invasion and metastasis in microsatellite unstable(MSI-H) colorectal cancer[J]. International Journal of Colorectal Disease, 21(7)：625－631.

结直肠癌的中西医结合治疗

第二章　结直肠癌的生物学机制

第一节　癌　基　因

原癌基因是指正常细胞内存在的、参与细胞生长分化并具有使细胞癌变潜能的基因,原癌基因活性正常时,对调节细胞正常生长、发育、分化及凋亡起着重要的作用,当正常细胞内的原癌基因受体外致癌因子(物理、化学、生物)的影响时会导致细胞恶化,使其原来所受的正常调控可能失调、基因过表达,进而导致细胞的恶化及细胞癌变。与结直肠癌有关的原癌基因有很多种,根据基因产物的功能可将原癌基因分为蛋白质激酶类原癌基因、RAS 家族、核癌基因和生长因子受体(如表皮生长因子受体家族和集落刺激因子受体)类原癌基因等。

抑癌基因是指细胞内具有限制原癌基因变异、抑制细胞恶性转化、维持细胞正常生长作用的基因。当抑癌基因不表达或失活时,癌变细胞便能逃避机体免疫机制的控制,形成肿瘤,进而导致细胞的恶化及转移。目前研究表明与结直肠癌有关的抑癌基因包括 *Rb*、*APC*、*DCC*、*RUNX3*、*NDRG2*、*p16*、*KLF6*、*p53*、*DPC4* 基因等。

第二节　肠　道　菌　群

流行病学调查发现,结直肠癌高发区与低发区人群肠道菌群组成方面有很大差异,不同饮食习惯的人群,肠道菌群构成截然不同,同样地,患结直肠癌的危险性也不同,提示肠道菌群的变化与结直肠癌的发生、发展密切相关。

肠道菌群失调和结直肠癌形成及恶化过程之间的关系已经引起国内外研究者的广泛关注,对于肠道菌群失调介导结肠癌的发生有了一定的认识。目前认为,导致结直肠癌发生、发展的机制主要有以下两个方面。

(1)肠道微生物紊乱使肠道黏膜促炎症反应信号转导机制异常,导致肠道黏膜上皮损伤加剧,最终出现瘤形成和恶变。

(2)某些肠道微生物在参与营养物质代谢过程中的产物对肠道上皮细胞具有毒性反应,受损肠道黏膜上皮的不完全修复可导致其致瘤性化。

恶性肿瘤的发生、发展与肠道菌群失调之间有着非常紧密的联系,研究发现,肿瘤组织中细菌的浓度远远高于正常组织,细菌可以特异性地在肿瘤病灶部位聚集定植。肿瘤缺氧微环境为厌氧菌的生长提供良好的条件,同时肿瘤组织异常的血管和组织间隙高压限制免疫成分(粒细胞、抗体、血清补体等)随血流进入,保护细菌逃避机体的免疫杀伤,成为了细菌的免疫避难所。由此可见,肿瘤组织特殊的微环境组成将导致大量的细菌生长,而过度增殖的细菌可以通过与肿瘤细胞竞争性争夺营养从而抑制肿瘤的生长,同时细菌某些特殊的代谢产物可以直接抑制肿瘤细胞的增殖和诱导肿瘤细胞凋亡,或许可以通过调节肠道菌群达到治疗恶性肿瘤的目的。

第三节　肿瘤干细胞

早在1867年Francesco Durante和Julius Cohnheim就认为肿瘤是由成人中还处于未成熟的类胚胎期的细胞产生而来的,但由于受当时技术条件等的限制,未能分离出肿瘤干细胞。直到1997年Bonnet及其同事在急性粒细胞白血病(acute myeloblastic leukemia,AML)中分离出表型为$CD34^+$、$CD38^-$的白血病干细胞,肿瘤干细胞的假说才从细胞水平得到证实。而结肠癌干细胞是在2007年才报道,Ricci-Vitiani等和O'Brien等同时报道了$CD133^+$表型结肠癌细胞亚群具有肿瘤干细胞的特性,并在体内免疫缺陷小鼠成功鉴定了$CD133^+$细胞亚群的致瘤能力。对于肿瘤干细胞的来源一直存在争议,一部分学者认为肿瘤干细胞来源于未成熟的胚胎干细胞,另一部分认为其来源于正常细胞的突变。

肿瘤干细胞具有较强的致瘤能力,200个$CD133^+$的肿瘤干细胞就能在裸鼠体内成瘤;且肿瘤干细胞大多处于静止期,表达ABC转运蛋白ABCG2,能够有效地排出药物,因此,对多种化疗药物(如氟尿嘧啶、多柔比星、环磷酰胺及顺铂等)都有耐药性,对放疗也有抵抗;并且表达和胚胎相关的一些特异性表面标记分子(如$CD133^+$、$CD44^+$、EpCAM等)和胚胎相关的一些信号通路(如Notch、Hedgehog、Wnt、Bmi等)。肿瘤的复发与转移又与上皮间质转化(上皮-间充质转化,EMT)密切相关,肿瘤干细胞通过上皮-间充质转化,侵入血管,到达远处,然后经过间充质-上皮细胞转化形成远处转移灶。因此,如果能够彻底根除包括结肠癌在内的肿瘤干细胞,将有可能治愈肿瘤。

目前,有许多关于结肠癌干细胞表面标志物的研究,研究显示不同肿瘤之间,肿瘤干细胞表面分子不尽相同,并且在同一个肿瘤里也存在不同的肿瘤干细胞亚群。因此,如何找到一个肿瘤干细胞特异性的标志物,为结肠癌干细胞靶向治疗提供理论依据具有十分重要的意义。CD133是最为普遍地用于筛选结肠癌干细胞的细胞表面分子,并且CD133的阳性表达可以用来判断结肠癌的转移和预后,所以,CD133被认为是一个理想的细胞表面分子。然而,CD133在很多人体正常组织包括结肠中都有表达。除了CD133以外,可以用来筛选结肠癌干细胞的细胞表面分子还有CD166、CD44、CD29、CD24、LGR5和核β连环蛋白等。

第四节　炎　　症

炎症是结直癌患病的高危因素,遗传学、药理学及流行病学数据均已证实炎症同肿瘤的密切关系,例如,溃疡性结肠炎是明确的癌前病变,但是其如何引起肿瘤发生并不清楚,炎症可能通过增加氧化应激和自由基形成而产生突变,黏膜修复涉及增生刺激,这可能扩大突变的结直肠癌细胞群,因为突变造成增殖或生存优势。炎症相关结直肠癌治疗困难,死亡率高,20%的患者在30年内会发展为癌症,死亡率超过50%。

目前,肿瘤坏死因子-α(tumor necrosis factor-α,TNF-α)、IL-6、IL-8、转化生长因子-β(transforming growth factor-β,TGF-β)、前列腺素 E_2(prostaglandin E_2,PGE$_2$)等炎性因子与结直肠癌病理进展的关系最令人关注,它们可作为结直肠癌临床预后判断的指标,同时也是肿瘤免疫与生物治疗的靶点。

第五节 miRNA

miRNA 是一类进化保守、短小的单链非编码 RNA。目前,已经发现在结直肠癌肿瘤组织、细胞系和正常组织中有 100 多种 miRNA 的特异表达。miRNA 在结直肠癌的发生、进展及转移阶段都起着重要的作用。miRNA 可以沉默基因的表达,致癌 miRNA 能通过沉默抑癌基因来促进细胞的增殖和抑制凋亡,从而促进肿瘤的发生与发展。

与肿瘤相关的 miRNA 可以分为致癌 miRNA 和抑癌 miRNA 两大类。致癌 miRNA 可以促进肿瘤的生长,抑癌 miRNA 则能够抑制肿瘤的生长,通过降低抑癌 miRNA 表达或增强致癌 miRNA 表达均可导致肿瘤的发生、发展。结直肠癌中存在很多高表达的致癌 miRNA,多项研究已证实,高表达的 miR-21 可以通过靶向调节 *RECK*、*PDCD4* 和 *PTEN* 基因的表达来促进肿瘤细胞的增殖、转移和抑制其凋亡。在结直肠癌中,miR-31 也是一种公认致癌 miRNA,它可以直接作用于 *Tiam1* 基因,诱导癌细胞的侵袭、转移。研究发现 miR-31 在结直肠癌组织中高表达,并且表达水平和肿瘤的临床分期、分化级别及局部浸润情况有关,抑制结直肠癌细胞中 miR-31 的表达可以有效降低肿瘤细胞的迁移能力。

在结直肠癌中低表达的 miRNA 可能具有抑癌基因的作用,Wang 发现 miR-342 在结直肠癌组织和细胞系中的表达较周围正常组织降低,通过进一步实验研究发现 miR-342 能够作用于 *DNMT1* 基因的 3′端非翻译区,抑制相应 mRNA 和蛋白的表达,结直肠癌中 *DNMT1* 基因的过度表达是引起抑癌基因沉默的重要因素。此外,miR-342 的高表达能显著抑制结直肠癌 SW480 细胞的增殖及转移。抑癌基因 *p53* 突变与结直肠癌的发生密切相关,存在于 50%~75%的结直肠癌中,miR-34a 是一种与 *p53* 基因高度相关的 miRNA,它可以抑制沉默调节子 SIRTI 表达来增强 *p53* 的表达。Tazawa 等研究发现 miR-34a 在结直肠癌组织中的表达水平较周围正常组织降低,而将 miR-34a 转染到结直肠癌细胞系后,其能够通过正性调节 p53 和负性调节 E2F 这两种通路起到抑制癌细胞生长增殖、诱导其衰老凋亡的作用。miR-145、miR-143 同样作为抑癌 miRNA,能够抑制癌细胞的增殖、分化、转移。由于 miRNA 在结直肠癌组织中存在明显的表达差异性,使得 miRNA 有可能作为结直肠癌临床诊断、预后判断的新的生物学标志物及未来药物治疗的新靶点。

第六节　微卫星不稳定

微卫星 DNA 是正常存在原核生物和真核生物中的简单多变碱基重复序列,一般由 10~60 个序列组成,其中重复的碱基一般为 6~10 bp,大部分含有 2~5 个重复序列,研究表明,微卫星 DNA 具有稳定性,可以稳定地遗传给下一代,所以对于遗传学的研究及基因诊断有一定的意义。MSI 是肿瘤细胞与正常的组织细胞相比,由于重复碱基的缺失或插入而导致的正常微卫星长度的改变,产生新的等位基因的一种现象,从而遗传给下一代。

MSI 与结直肠癌的发生密切相关,国内外学者们首次在 Lynch 综合征中发现。后又在多种肿瘤如结直肠癌、小细胞肺癌、胃癌、子宫内膜癌、霍奇金淋巴瘤、胰腺癌中均发现 MSI 现象,可能是由于 MSI 导致致癌基因的活化而引起肿瘤的产生。

通过对细胞水平的研究,发现 MSI 结直肠癌患者与 CD8 T 细胞的直接浸润有关,这类细胞有细胞毒性,会侵犯内环境,细胞毒性 mRNA 转录就会增加,杀死正常的细胞,导致肿瘤细胞的弥漫增长,而且研究通过对 MSI 结直肠癌患者与正常的结直肠癌患者比对,发现前者浸润性白细胞的强度明显高于正常的结直肠患者。

临床上常用的检测方法有免疫组织化学(immunohistochemistry, IHC)和聚合酶链式反应(polymerase chain reaction, PCR)检测 MSI 的状态。PCR 主要是检测 DNA 分子链上的 MSI 状态,通过对 5 个基因位点(NR-27、NR-24、NR-21、BAT-25、BAT-26)检测。通过 DNA 扩增技术,将正常的组织和扩增后的基因长度进行比较,有两个或者两个以上发生长度的改变称 MSI-H,有一个基因位点长度的改变称 MSI-L,没有改变的为 MSS。病理科检测的方法就是免疫组织化学检测,通过生物制剂抗原和抗体的检测来进行显色,在显微镜下将肿瘤细胞与正常组织的细胞核进行对比来看 MLH1、MSH2、MSH6、PMS2 这 4 种蛋白的表达情况,阴性即说明 *NMR* 基因的缺失,即 MSI 的形成,这种方法操作简单,成本较低,所以在医院应用也是比较广泛的,与 PCR 具有高度一致性。

-------------------------------- 参 考 文 献 --------------------------------

毕媛,2010.K-Ras 基因突变检测与大肠癌治疗的研究进展[J].实用癌症杂志,25(4):435-437.

陈宣辰,程军,张意,2012.结直肠癌相关炎性因子的研究进展[J].中国肿瘤生物治疗杂志,19(1):103-106.

吕强,邢沈阳,赵志辉,等,2009.结肠癌的研究现状及展望[J].中国实验诊断学,13(8):1134-1137.

骆瑞闯,王丰梅,2017.微卫星不稳定在结肠癌中的研究进展[J].临床医药文献电子杂志,4(31):6136,6137.

Allgayer H, 2010. Pdcd4, a colon cancer prognostic that is regulated by a microRNA [J]. Critical Reviews in Oncology/Hematology, 73(3): 185-191.

Goel A, Boland C R, 2010. Recent insights into the pathogenesis of colorectal cancer[J]. Current Opinion of Gastroenterol, 26(1): 47-52.

Koch U, Krause M, Baumann M, 2010. Cancer stem cells at the Crossroads of current cancer therapy failures-radiation oncology Perspective[J]. Seminars in Cancer Biology, 20(2): 116-124.

Lakatos P L, Lakatos L, 2008. Risk for colorectal cancer in ulcerative colitis: changes, causes and management strategies[J]. World Journal of Gastroenterol, 14(25): 3937-3947.

Ma X, Hua J, Li Z, 2008. Probiotics improve high fat diet-induced hepatic steatosis and insulin resistance by increasing hepatic NKT cells[J]. Journal of Hepatology, 49(5): 821 −830.

Onozato W, Yamashita K, Yamashita K, et al., 2011. Genetic alterations of K-ras may reflect prognosis in stage Ⅲ colon cancer patients below 60 years of age[J]. Journal of Surgical Oncology, 103(1): 25 −33.

O'Brien C A, Pollett A, Gallinger S, et al., 2007. A human colon cancer cell capable of initiating tumour growth in immunodeficient mice [J]. Nature, 445 (7123): 106 −110.

Ricci-Vitiani L, Lombardi D G, Pilozzi E, et al., 2007. Identification and expansion of human colon-cancer-initiating cells [J]. Nature, 445 (7123): 111 −115.

Stritzker J, Weibel S, Hill P J, et al., 2007. Tumor-specific colonization, tissue distribution, and gene induction by probiotic Escherichia coli Nissle 1917 in live mice[J]. International Journal of Medical Microbiology, 297(3): 151 −162.

Tazawa H, Tsuchiya N, Izumiya M, et al., 2007. Tumor-suppressive miR-34a induces senescence-like growth arrest through modulation of the E2F pathway in human colon cancer cells [J]. Proceedings of the National Academy of sciences of the United States of America, 104 (39): 15472 −15477.

Vermeulen L, Todaro M, De Sousa Mello F, et al., 2008. Single-cell cloning of colon cancer stem cells reveals a multi-lineage differentiation capacity[J]. Proceedings of the National Academy of sciences of the United States of America, 105 (36): 13427 −13432.

Wang H, Wu J, Meng X, et al., 2011. MicroRNA-342inhibits colorectal cancer cell proliferation and invasion by directly targeting DNA methyltransferase1[J]. Carcinogenesis, 32(7): 1033 −1042.

第五篇 结直肠癌的基础研究

第六篇 中西医结合治疗结直肠癌专家共识

第一章　总　　则

本章试图从治疗策略角度探讨中西医结合治疗结直肠癌的基本原则,这些原则需要不断在中医肿瘤领域交流提高,以获得更多的认可。

第一节　关于对疾病的认知

在西医领域,结直肠癌诊疗的规范化程度很高,并有诸多高级别的循证研究证据作为支撑,普适性好。国际上,美国的 ASCO、NCCN,欧洲肿瘤内科学会,英国国家卫生和临床技术优化研究所等都有各自的指南或共识发布,国内也有中华人民共和国国家卫生健康委员会、中华医学会、中国临床肿瘤学会等权威机构发布的《中国结直肠癌诊疗规范》《CSCO 结直肠癌诊疗指南》等,可以作为临床医生的指导性文件。纵览这些规范化文件,可以看到现代医学对结直肠癌已有很深刻的认知,无论宏观面上的临床表现、病理影像层面上的类型分期,还是蛋白基因层面的分子特征,都让我们能够深刻认识结直肠癌这一疾病,了解其发生、发展的规律,从而更好地进行防控,从诊断、评估到预后、预测,再到以目标为导向的治疗决策,都离不开对疾病的认知,而基于疾病认知的循证医学体系,是我们开展规范化诊疗的基石,所有的指南共识、诊疗常规都由此而出,这也正是西医治疗结直肠癌的优势所在,是当今世界的主流共识,随着精准医学、免疫治疗的发展,结直肠癌的治疗将更为有效。

因此,在对结直肠癌这一疾病的认知层面上,现代医学无疑更为全面和深刻。中医对疾病的认知主要体现在方法学层面上,这些认知是传统中医辨证论治体系和理法方药模式的基础。

中西医结合追求中西医优势互补,因此也必然要掌握和遵循现代医学对结直肠癌的认知体系,同时,这一体系也为中西医进行学术交流提供了平台,是现代中医进行药理研究、机制研究和循证研究的基础。

中西医结合自然也离不开中医诊治,中医药在结直肠癌的病症控制、身心调理、胃肠功能康复、免疫调节、主观感受、人文体验等方面具有特色,而且可以协助西医主流治疗起到增效、减毒的作用。

第二节　关于中西医结合模式

中西医如何结合开展肿瘤治疗,这是近年来中医领域重要的思考课题。中西医各自有自己的思维方式和诊疗特点,科学合理的结合才能为患者提供更好的医疗效果。西医治疗肿瘤已经形成完善的体系,从基础研究到人体试验,严格的循证研究保证了主流疗法对适应人群的优效性和可靠性,而且在不断研发创新,推动肿瘤治疗的发展。然而,西医治疗依然并不完美,手术风险高,并发症多,放化疗毒性大,对患者的体力和耐受力要求严格,靶向治疗及免疫治疗成本高,也会出现不良反应,甚至是致死性的不良反应,而且疗效仍然有限,尤其是不能手术切除的晚期肿瘤,西医依然难以通过这些主流药物长期控制,且治疗体验和主观感受不能令人满意,对患者的身心影响明显。中医治疗肿瘤尽管也不能力挽狂澜,但中医治疗能降低不良反应,提高患者对于西医治疗的依从性,改善患者的生活质量,从而在一定程度上延长了生存期,中医的特点恰能为西医治疗提供补充。

中西医结合各有各的模式,是在既往中医与西医各自体系的基础上的叠加,缺乏配合和协同,用药上可能会产生重叠或冲突,这种结合仅仅是形式上的叠加,多多并不一定益善,反而可能过度治疗,增加不良反应。肿瘤治疗要遵循在"评估-决策"流程之上的综合治疗原则,就需要 MDT 贯穿始终,不同阶段、不同分期采用不同的优化组合。中西医各有特点,"西医治瘤,中医治人",优势互补,将中医药作为综合治疗的一部分融合到 MDT 决策下的全程治疗中,是新时代中医治疗肿瘤的新趋势,也是当下中西医结合的最佳模式。因此,在有条件开展中西医结合诊治结直肠癌的医院,推荐建立包括中医科在内的 MDT 诊疗小组,定期对难治患者、复杂患者进行中西医结合的多学科讨论,制订综合方案。对于没有条件进行 MDT 的单位,可以在根据结直肠癌的疾病特征、分期评估和西医规范治疗情况下,进行中医的独立诊治。

在整合中医药进行结直肠癌综合治疗时,西医规范治疗作为基础,中医药则作为具有个性化的补充治疗。下列两种情况可以考虑单独使用中医治疗:第一,作为替代疗法,用于当疾病已缺乏常规抗肿瘤治疗方法或者患者不能耐受及缺乏意愿或条件的情况下;第二,作为辅助性治疗手段,用于单纯改善部分肿瘤患者的体质、症状(尤其是非肿瘤相关症状)或感受。

第三节　关于中医治疗的时机

全程管理是西医规范治疗的重要策略之一,在时间维度上考量综合治疗的优化顺序。中西医结合治疗结直肠癌同样要遵循全程管理策略,何时介入中医治疗,何时停止中医治疗,不同时机介入的中医治疗如何制订方案,都是需要思考和决策的问题。

中医治疗结直肠癌理论上可以在肿瘤任何阶段介入,但考虑到临床实际应用情况,可切除肿瘤在辅助治疗后的随访阶段(康复期)、伴随放化疗、靶向治疗与免疫治疗出现不良反应的阶段(治疗期)及晚期患者在全身姑息治疗的阶段(进展期),是中医治疗介入的最佳时机,既充分发挥中医药治疗特点,又能很恰当地和西医规范治疗进行整合,取长补短。中医治疗可以伴随西医常规诊疗全程进行,也可以阶段性进行,阶段性的治疗方案按照肿瘤每个阶段的分期特点、临床症状和治疗目标制订,而全程治疗方案的决策除了要根据当下阶段的因素外,还要考虑肿瘤的总体目标和远期预后。

关于中医药治疗的时限,中医药治疗若有效,则可根据病证特点、治疗目标和药物峻烈程度,采取"效不更方""中病即止"或"衰其大半而止"的原则来决定治疗时限;不能取得预期效果则更换基本方或者停止中医治疗。在中医持续治疗期间可根据病情变化调整处方,包括剂量、药味的增减等。

可切除结直肠癌辅助化疗后的中医治疗一般需要长期进行,这和中药复方所具有的"多成分""低剂量"特点相关,需要时间以累积效应,建议进行2~5年的时间,而以5年为最佳。一方面充分发挥中医药的潜能,调整机体的免疫状态与肿瘤微环境,达到长期生存的目标;另一方面能和随访工作同步,提高患者随访的依从性。5年随访之后肿瘤若无复发,绝大多数患者已达临床治愈水平,可以依据患者的邪正虚实继续用中药调理,以改善内环境,调节免疫系统功能,预防新肿瘤的发生。

针对带瘤患者,中医药既可以以辅助放化疗、靶向治疗、免疫治疗来增效减毒、改善患者体质为目的进行全程施治,也可以以解决某个问题为目的进行阶段性治疗,根据带瘤患者的病证特点、疗效评价、耐受情况及进食状态决定治疗时限和治疗方案。

第四节　关于中西医治疗的目标

以目标为导向的决策是西医规范治疗的基本原则。临床治疗目标建立在对肿瘤侵袭范围、生物学行为特征及治疗方法局限性等充分认知基础之上,再结合肿瘤生物标志物、患者状态及治疗可及性等进行综合治疗决策。

最基本的目标有三个级别。

一级目标:"无瘤状态/治愈"目标。通过根治性治疗来达到,终点指标是5年DFS,中间指标有ORR、R0手术切除率、pCR、RFS、5年OS等。

二级目标:"延长生存/控制肿瘤"目标。通过各种全身或局部的综合治疗来达到,终点指标是OS和症状控制,中间指标有ORR、DCR、PFS等。

三级目标:"生活质量/控制症状"目标。通过各种姑息治疗手段来达到,终点指标是生活质量、体力状态(KPS或PS)、症状控制等各种量表及基本的生命体征与血液生化指标等。

无远处转移的Ⅰ~Ⅲ期、局限性转移(寡转移)的Ⅳ期结直肠癌常以一级目标进行决策;广泛性转移的Ⅳ期结直肠癌,或无法根除的任何期别的"带瘤患者"为二级目标人群,其中部分患者经治疗可达R0根治水平,应争取转化为一级目标;晚期无任何常规治疗指征或临终关怀的患者以三级目标为导向。

建议MDT讨论时,始终以临床治疗目标为导向制订治疗策略和方案。中医、中西医结合治疗结直肠癌总体上同样具有上述基本分级目标,同时,传统中医又有不同于西医的治疗特点和优势,在肿瘤治疗中有不同的侧重点,可以进一步建立更为具体的个性化的中医治疗目标。

Ⅰ类目标:增效。潜在的抗肿瘤效应,辅助控制肿瘤。预防术后患者复发转移;延长带瘤患者疾病稳定和生存时间;或姑息患者的替代治疗。

Ⅱ类目标:减毒。减少治疗相关性症状和不良反应,包括手术和局部治疗损伤、药物毒性等。

Ⅲ类目标:缓症。控制疾病症状,提高生活质量。肿瘤相关性症状包括局部症状、全身症状和各种并发症(如结肠梗阻、出血、穿孔等);其他合并疾病引起的症状。

Ⅳ类目标:调理。增强体质,改善体力状态,提高机体免疫功能,提高放化疗耐受性;术后功能康复;调理身心状态,缓解心理适应障碍及相关躯体症状,改善患者自我感受等。

第二章　中医治疗原则

第一节　总体治疗原则

病位在大肠,病本在脾,湿热瘀毒为标,胶结聚久形成癌毒结块。其治疗原则根本上为扶正祛邪、扶中消积。以健脾益气为本,以清热解毒、活血化瘀、化痰软坚、以毒攻毒等祛邪毒、散积聚。

中医治疗结直肠癌,应遵循辨病与辨证相结合的原则,既注重病的本质,又注重证的辨析,同时也要关注患者症状的改善情况,随症加减,使处方更加个体化。中医治疗结直肠癌也应在西医疾病诊断和中医整体观念指导下,动态观察疾病发展过程证候的变化,并据此权衡邪正盛衰,调整治疗侧重点。

"中医治人,西医治瘤",中医治疗结直肠癌,不仅要注重对肿瘤的控制,减缓肿瘤生长速度,更应注重人体整体功能的平衡协调,改善身心症状,调节人体内环境和微环境,提高机体抵抗力和耐受力,这也是中医治疗肿瘤不同于西医常规治疗的优势。

肿瘤本质上属全身性疾病的局部表现,早期肿瘤以局部为主,晚期越倾向全身性疾病,且不同的分期阶段有不同的疾病特征,有不同的治疗目标,因此,中医治疗也应全局决策,全程管理。充分应用中医药内服、外用、针刺等多种手段,以及中药组方的配伍原则平衡肿瘤不同阶段治疗的局部与整体、扶正与祛邪、治标与治本。中西医结合则把中医治疗纳入整个多学科综合治疗之中,发挥中医优势所在,提高疾病治疗的有效性。

现代中医在继承传统经验的基础上,通过药理机制等基础研究和临床试验等循证研究方法,验证了中医药在肿瘤治疗中的诸多作用:包括控制病灶,改善症状;降低和预防术后复发转移;延长生存期,提高生存率;增强现代医学治疗的敏感性,提高放化疗、靶向治疗与免疫治疗效果,减轻现代医学治疗的不良反应及改善生活质量等。这些结果可以为中医药全程治疗结直肠癌提供依据,并获得中医专家的共识。

第二节　中医辨证治疗

基本证型应参照中华中医药学会《肿瘤中医诊疗指南》中"大肠癌辨证分型标准"(ZYYXH/T142—2008)进行辨治。

脾虚气滞证:拟健脾理气,香砂六君子汤加减。

湿热蕴结证：拟清热利湿解毒,白头翁汤合槐角丸加减。

瘀毒内阻证：拟行气活血、化瘀解毒,膈下逐瘀汤加减。

脾肾阳虚证：拟温补脾肾,理中丸合四神丸加减。

肝肾阴虚证：拟滋养肝肾、清热解毒,知柏地黄丸加减。

气血两虚证：拟补气养血,补中益气汤合四物汤加减。

基本证型源于肿瘤病症,但也常常会受到其他因素的影响,衍化为更多证型,如有学者报道肝胃不和、痰湿困脾等证,可作借鉴。这些影响因素包括肿瘤干预措施、患者的身心症状及其他各种合并疾病等。在制订中医整体治疗方案时需要考量这些因素的影响。至于治疗用药,可以不局限于上列的代表方,只要符合中医辨证之理法,皆可采纳。

还有学者采纳单证的辨证标准,利用单证组合成复合证型进行辨证治疗,更为灵活。把结直肠癌分为虚证和实证两端,虚证有脾虚、肾虚、血虚、肝肾阴虚;实证有肠道湿热、血瘀、肝胃不和、痰湿困脾等。

第三节　中医辨病治疗

形成"肿瘤病"的癌毒,由痰毒、瘀毒、湿毒、热毒等邪毒胶结而成,邪毒并非普通的痰、瘀、湿、热等实邪,而是这些实邪聚久积甚而成。单纯的辨证治疗,药力不足以聚焦,需要和辨病治疗相结合。结直肠癌的辨病治疗可以采用以下模式。

一、传统中草药

白花蛇舌草、半枝莲、蜀羊泉、藤梨根、石上柏、龙葵、败酱草、马齿苋、苦参、夏枯草、薏苡仁、土茯苓、全蝎、蜈蚣、地龙等,这些药物的使用需要依据热、毒、痰、瘀的不同进行选用。

二、辨病论治

有学者根据结直肠癌不同的分期阶段给予不同的固定组方进行辨病论治,如针对术后随访患者的康复期治疗(黄芪、灵芝、白术、薏苡仁、白花蛇舌草和全蝎);针对晚期带瘤患者的进展期治疗(黄芪、灵芝、白术、薏苡仁、白花蛇舌草、全蝎、夏枯草、莪术)及结直肠癌化疗期间的治疗(黄芪、灵芝、白术、薏苡仁)。

三、检索文献,组方配伍

通过检索文献,根据现代基础研究、转化研究或临床研究选择中草药。具有抗肿瘤药理机制的中药可从辨病论治角度进行组方配伍。

四、经验用药

其他验方、效方、专病专方等经验用药。

第四节　随症加减治疗

伴有较明显症状的结直肠癌患者,可以随症加减以提高对症处理疗效,结直肠癌患者的症状并非全部来自肿瘤,也可来自其他兼病、身心障碍及治疗的不良反应,这种情况需要在辨证与辨病基础上随症加减,举例如下。

乏力:黄精、仙鹤草、西洋参等。

口干:石斛、玉竹、麦冬、沙参等。

纳差:鸡内金、焦三仙①、砂仁、扁豆等。

易感冒:黄芪、防风等。

腹痛:延胡索、生蒲黄、赤芍、白芍、莪术、大腹皮、乌药等。

腹胀:八月扎、大腹皮、九香虫等。

腹水:茯苓、虫笋、陈葫芦、牵牛子等。

泄泻:山药、肉豆蔻、石榴皮、白头翁、赤石脂、车前草、诃子等。

便秘:望江南、火麻仁、郁李仁、瓜蒌子、大黄、枳实、厚朴等。

血便:地榆炭、槐花炭、大黄炭、三七粉、血余炭、白及等。

黏液脓便:马齿苋、红藤、败酱草、槐花、白头翁、秦皮等。

里急后重:木香、枳壳、槟榔、酒大黄、秦皮、赤芍、葛根等。

肛门下坠:升麻、葛根、太子参、黄芪、柴胡等。

贫血:黄芪、当归、生地黄、熟地黄、女贞子、墨旱莲等。

血小板减少:当归、牛角腮、花生衣、仙鹤草等。

白细胞减少:当归、升麻、虎杖、鸡血藤等。

第五节　中成药治疗

结直肠癌患者也可选择中成药进行治疗。中成药相对于中草药配方固定、适应证明确、产品质控严格,疗效一致性好,口服药物方便携带服用。不足之处是组方灵活性不够,难以精确适合患者的复杂证候及动态变化。由于配方固定,多数中成药可以在适应证范围内进

---

① 焦三仙:焦麦芽、焦山楂、焦神曲。

行辨病治疗。中成药可以单独使用,也可以和中草药配合使用,取长补短;目前获批可用于结直肠癌的抗肿瘤中成药主要还是规范治疗的辅助和增效,以及对于姑息治疗的重要补充手段。整理目前市场上常用的中成药制剂,具体使用情况如下。

艾迪注射液:清热解毒,消瘀散结。直肠癌治疗的辅助增效。

康艾注射液:益气扶正,增强机体免疫。直肠癌治疗的辅助增效;化疗致白细胞低下。

复方苦参注射液:清热利湿,凉血解毒,散结止痛。用于癌症疼痛、出血。

华蟾素注射液:解毒消肿止痛。用于中、晚期结直肠癌的辅助增效。

榄香烯乳注射液:放化疗辅助增效,介入、腔内化疗及癌性胸腔积液与腹水的辅助治疗。

鸦胆子油注射液:结直肠癌治疗的辅助增效。

康莱特注射液:放化疗辅助增效;抗肿瘤恶病质和止痛。

消癌平注射液:清热解毒,化痰软坚。结直肠癌放化疗辅助增效。

复方斑蝥胶囊:破血消瘀,攻毒蚀疮。用于直肠癌治疗的辅助增效。

平消胶囊:活血化瘀,散结消肿,解毒止痛。辅助性治疗结直肠癌及提高机体免疫力。

柘木糖浆:用于胃肠肿瘤治疗的辅助增效。

西黄丸:清热解毒,消肿散结。改善结直肠癌临床症状,提高生活质量。

以消癌平注射液为例,该中成药静脉制剂由中草药通关藤制成,被广泛应用于结直肠癌放化疗辅助增效减毒中。通关藤最早记载于明代兰茂所著的《滇南本草》,属萝摩科牛奶菜属植物,秋冬二季采收。通关藤又名通光散、乌骨藤、通关散、奶浆藤、下奶藤、大苦藤等。其主要成分是甾体苷类、生物碱、黄酮、糖类、色素、油脂等;其中甾体苷类是研究较多的物质,也是通关藤抗癌主要活性成分之一。实验研究显示消癌平注射液具有抑制细胞增殖,促进细胞凋亡,抑制肿瘤血管形成的作用;临床研究显示消癌平注射液具有增效减毒的作用,如一篇 Meta 分析共纳入 13 篇 RCT、2 篇 CCT,共包括 888 例患者,结果显示消癌平注射液联合化疗的患者生活质量评分是单用化疗的 2.04 倍[RR 2.04,95%CI(1.69,2.47)],显著提高生活质量;消癌平注射液联合化疗引起的白细胞减少的发生率比单用化疗降低了 21%[RR 0.79,95%CI(0.70,0.90)];消癌平注射液联合化疗引起的血小板降低的发生率比单用化疗降低了 23%[RR 0.77,95%CI(0.60,0.98)]。系统评价结果表明消癌平注射液联合化疗治疗 NSCLC 在有效性、生活质量提高及安全性方面均优于单用化疗。

另外,还有些非抗肿瘤中成药常用于结直肠癌患者的辅助性治疗,如参麦注射液、参芪扶正注射液、复方皂矾丸、生脉胶囊、香菇多糖片、云芝糖肽胶囊等用于改善体质、提高机体免疫功能、预防化疗所导致的骨髓抑制等。

第六节 其他中医药疗法

中药外治法,如保留灌肠方、抗癌栓剂、坐浴方等辅助治疗结直肠癌,中药外洗或浸泡用于化疗导致的手足综合征、靶向治疗导致的皮疹或手足皮肤毒性;针刺或灸法用于改善肿瘤患者的症状,如腹痛、腹胀、腹泻、里急后重、便血、化疗所致恶心、呕吐及血象低下、周围神经毒性等。

第三章　中西医结合治疗策略

结肠癌与直肠癌在中医学中统称为"大肠癌",两者中医治疗策略是一致的。直肠癌的西医治疗方面,除了术前放疗部分(详见第二篇第二章"化疗和放疗"相关部分),其他基本与结肠癌相似。作为首次尝试结直肠癌中西医结合治疗策略专家共识的撰写,笔者亦尚处探索中,作为抛砖引玉,如有不当之处,欢迎广大读者及同道给予宝贵意见。

第一节　可切除的局限性结肠癌[*]

一、西医规范治疗基本原则

(1) 无远处转移的Ⅰ~Ⅲ期可切除结肠癌,外科手术是核心治疗方法,通过根治性切除追求5年DFS乃至治愈是这个阶段需要努力达成的目标。常规的根治性手术方式包含结肠切除术和区域淋巴结清扫术。

(2) 合并有梗阻、穿孔、出血等并发症的患者,视严重程度进行并发症处理和手术方式的选择,既要考虑并发症的及时控制,也要考虑肿瘤切除的根治性。常采用Ⅰ期切除吻合±近端保护性造口,或造瘘术后Ⅱ期切除的方法。肠梗阻患者还可先选择支架植入缓解症状,出血患者还可先选择内镜下或介入栓塞止血,缓解后再进行肿瘤的根治性手术。

(3) 进行根治性手术治疗的患者,术后应仔细评估病理和临床特征,了解病理分期、分子状态、根治程度等肿瘤生物学特征,判断复发风险,进行术后辅助治疗的决策。

(4) 根治术后按术后病理分期决定是否需要辅助化疗,Ⅰ期(pT1~2N0M0)不需要辅助化疗;Ⅲ期(pT1~4N1~2M0)需要辅助化疗;Ⅱ期(pT3~4N0M0)需要根据肿瘤在临床和病理上的危险因素判断是否需要辅助化疗及化疗的强度。目前证据显示,Ⅱ期伴高危和普危因素的患者进行术后辅助化疗对生存有益,而低危患者不能从标准的化疗方案或药物中获益。Ⅱ期患者的高危因素包括T4、组织学分化差(3/4级,不包括MSI-H者)、脉管浸润、神经浸润、术前有肠梗阻或穿孔、切缘阳性或情况不明、切缘安全距离不足、送检淋巴结不足12枚。而低危因素主要指免疫组织化学或分子基因检测为dMMR(错配修复基因缺失)或MSI-H的患者。除此之外,既没有高危因素也没有低危因素的患者归入普危患者(表6-3-1)。

---

　　* TNM分期范围:T1~4N0~2M0。

表 6-3-1 Ⅱ期结肠癌术后辅助化疗原则

术后分期	危险因素分层		术后辅助化疗原则
Ⅱ期 pT3~4N0M0	ⅡA期	pT3 低危因素	辅助化疗不能获益,仅观察
		pT3 普危患者	辅助化疗可以获益
		pT3 高危因素	辅助化疗可以获益
	ⅡB/ⅡC期	pT4 高危因素	辅助化疗可以获益

二、多学科诊疗要点

(1)对于结肠镜检查确诊为结肠癌的患者必须进行胸腹盆三部位增强 CT 扫描以明确术前分期,也可进行术前 CEA 和 CA19-9 等检测作为后续监测对照的基线。若未发现远处转移,则由胃肠外科主持直接进行手术治疗,无须进行术前放化疗;若发现可疑病灶无法明确时,可进一步行 MRI、PET-CT、可疑病灶穿刺病理学检查、手术探查等,或组织 MDT 讨论进行决策,参加科室包括中西医肿瘤内科、胃肠外科、影像科、介入科、病理科,根据可疑病灶情况还可邀请肝胆外科、胸外科、消化内科等一起参加。

(2)常规根治术后应对患者进行全面评估,评估内容包括术后石蜡病理报告、免疫组织化学和分子病理检测结果、手术根治情况及患者体力状态、营养状态等以判断预后、进行术后辅助化疗的决策。非计划性手术如在急诊进行肿瘤切除的患者,往往因急性并发症的出现而被迫就诊,针对这类患者需要医师更加全面评估手术切除的质量及全身转移情况,并仔细询问患者的病史,以免遗漏重要的风险因素,高估患者的预后。术后首次辅助化疗前推荐进行各项常规及生化指标、胸腹盆 CT 扫描、肿瘤标志物等检查以获取术后基线数据、了解有无化疗禁忌。评估通常在术后首次辅助化疗前由主持化疗的科室进行,如中西医肿瘤内科、胃肠外科、消化内科等(各地医院不尽相同),之后每 3 个月进行常规随访评估。

(3)根治术后的辅助化疗原则上应尽快开始,考虑到伤口愈合、体力恢复的因素,一般 3~6 周是最佳时机,最晚不应超过 8 周。辅助化疗进行的总时限标准为 6 个月,最近研究显示,pT1~3N1M0 的Ⅲ期低危患者若采用 CapeOX 方案辅助化疗可缩短为 3 个月。

(4)术后辅助化疗的标准方案推荐为氟尿嘧啶类药物联合奥沙利铂的双药方案,包括 FOLFOX 方案和 CapeOX 方案,或者氟尿嘧啶类单药方案,包括氟尿嘧啶静脉持续输注方案和卡培他滨口服方案。Ⅰ期患者不能从术后辅助化疗中获益;Ⅲ期患者及Ⅱ期伴有高危因素的患者术后进行双药辅助化疗;早期研究显示,无高危因素的Ⅱ期患者增加奥沙利铂的联合方案并不优于单药标准,因此,非高危Ⅱ期患者采用单药氟尿嘧啶类化疗已经足够。最近研究指出,dMMR 或 MSI-H 的Ⅱ期患者预后较好,不会从单药氟尿嘧啶的辅助化疗中获益,因此,针对无高危因素且 dMMR 或 MSI-H 的低危患者,就无须进行辅助化疗。基于这项发现,当Ⅱ期高危患者拟采用氟尿嘧啶单药辅助化疗时,我们也要排除同时存在 dMMR 或 MSI-H 表达的患者,这部分患者如果无法进行双药化疗,就不再进行辅助化疗(表 6-3-2)。

表 6-3-2　Ⅱ期结肠癌术后辅助化疗方案策略

术后病理分期和分层			辅助化疗首选策略	辅助化疗备选策略
Ⅰ期(pT1~2N0M0)			无须化疗,随访观察	—
Ⅱ期 (pT3~4N0M0)	pT3 (ⅡA)	低危	无须化疗,随访观察	—
		普危	单药方案 (氟尿嘧啶,卡培他滨)	随访观察
		高危	双药方案 (mFOLFOX6,CapeOX)	单药方案,限 pMMR 患者,dMMR 或 MSI-H 患者可随访观察;70 岁以上患者双药方案并无优势,可直接单药化疗
	pT(ⅡB/ⅡC)		双药方案 (mFOLFOX6,CapeOX)	
Ⅲ期(pT1~4N1~2M0)			双药方案 (mFOLFOX6,CapeOX)	单药方案

（5）氟尿嘧啶类药物是结肠癌术后辅助化疗的基石,但目前仅限氟尿嘧啶和卡培他滨被批准用于结直肠癌的术后辅助治疗。另外一种常用氟尿嘧啶口服类药物替吉奥尚未批准用于这个领域。

（6）为了减少手术带来的损害,对于部分更早期的结肠癌患者可采用内镜下切除的方法来取得根治或治愈性效果,这部分患者包括局限于黏膜层内的原位癌、黏膜内癌及部分浸润深度<1 mm 的黏膜下层结肠癌患者(T1N0),理论上这些分期不存在区域淋巴结转移,可以通过内镜下黏膜切除术（EMR）、内镜黏膜下剥离术（ESD）、分步内镜下黏膜切除术（PEMR）等技术进行根治性切除。内镜切除后,还须根据术后病理情况再次评估,如果出现标本破碎,或切缘阳性/无法评估,或具有预后不良的组织学特征(3~4 级分化、血管/淋巴管浸润)时,复发风险高,需进一步追加结肠切除术+区域淋巴结清扫术。

三、中西医结合治疗策略

（一）中医治疗时机

当术前明确为局限性可切除结肠癌时,应尽快评估后进行手术治疗,术前不建议进行中医治疗;病理分期为Ⅰ期和Ⅱ期低危患者术后建议长期中医治疗,并随访 5 年;Ⅱ期非低危和Ⅲ期患者在术后辅助化疗期间可选择性地进行中医治疗,辅助化疗结束后建议长期中医治疗并随访 5 年。

（二）中医治疗策略

术后辅助化疗阶段以减毒（Ⅰ、Ⅱ类目标）为目标,增效,减轻化疗引起的毒性症状,提高机体耐受力;化疗结束后的随访阶段治疗则以增效（Ⅱ类目标）和调理（Ⅳ类目标）为目标,发挥中医药抗肿瘤活性,预防肿瘤的复发转移,并调理身心,提高机体免疫功能,恢复肠道功能,使患者尽快恢复正气。

（三）中医辨证特点

术后癌瘤已除，呈无瘤状态，以虚证为主，癌瘤病本为虚，手术亦可致虚，术后癌毒邪实已祛，但虚能致实，脾虚气滞，久则成瘀。手术损伤也常导致脾胃气虚、脾肾阳虚、痰湿瘀阻。化疗、靶向治疗为热毒之邪，常致肝肾阴虚，或气血两虚或为寒邪，常导致肾阳不足，气血不和。

（四）中医治疗方法

术后随访阶段，化疗已结束（或不需化疗），为防止肿瘤复发，中医需要适当强度的抗癌中草药继续治疗，在辨证基础上强调辨病，既调理又抗癌；该阶段对症治疗并非重点，若出现不适，也可以随症加减。另外，长期的中医调理要避免损伤胃气，因此遣方用药不宜过于峻烈。不适应中药煎剂的患者，可以用口服中成药替代。

术后辅助化疗阶段，已处于无瘤状态，无须额外增加中医抗癌治疗，以辨证论治为基础，根据化疗的毒性反应随症加减，有条件者还可结合中成药来强化治疗，提高对化疗的耐受力。另外也可应用中医外治、针刺穴位等方法改善卡培他滨所导致的手足综合征及奥沙利铂引起的末梢神经炎、肢端麻木疼痛等症状。

第二节　初始不可切除的局限性结肠癌[*]

一、西医规范治疗基本原则

部分无远处转移的 T4b 结肠癌患者，由于病灶已侵犯邻近器官组织，直接外科手术无法达到根治目标，此时应该评估两个方面的问题。第一，患者有无急性并发症需要处理，如果存在就要首先进行局部对症治疗；第二，原发灶有无潜在切除的可能。原则上，如果存在潜在切除的机会，就要通过转化治疗积极争取 R0 切除这一目标，努力达到无瘤状态，这样才有可能获取更长的 DFS 乃至治愈。如果无法通过转化治疗降期缩瘤，就要按照原发灶不可切除的情况来重新决策，控制肿瘤、延长生存期将成为主要治疗目标，全身系统化疗、最佳支持治疗及对症治疗是常用的治疗方法。

二、多学科诊疗要点

（1）建议所有无远处转移的 T4b 结肠癌患者首次诊断后进行 MDT 多学科讨论，讨论的目的有二：一是进行疾病评估，判断原发灶初始是否可切或潜在可切、局部并发症的发生风险等；二是基于这些评估确定治疗目标，进行治疗决策。参加讨论的科室应当包括影像科、病理科、消化内科、中西医肿瘤内科、胃肠外科、放疗科、营养科、介入科等，这些科室要能涵盖

第六篇　中西医结合治疗结直肠癌专家共识

到决策后的各种方案实施。针对初始不可手术的患者,在内科治疗开始后应每2个月进行一次疗效评估,评估可以在实施治疗的科室进行,已转化为目标的潜在可手术患者可由胃肠外科进行评估,评估困难或者转化治疗失败需要改变治疗目标和策略时建议再次进行 MDT 多学科讨论。

(2)初始不可切除的局限性结肠癌,可选择含氟尿嘧啶、奥沙利铂或伊立替康化疗方案,根据治疗目标和患者情况选择单药(氟尿嘧啶或伊立替康)、双药甚至三药联合化疗,也可以化疗联合靶向治疗(贝伐珠单抗或西妥昔单抗)。已转化为目标的治疗要选择高反应率的方案,如高强度的三药联合化疗,或者化疗联合靶向治疗,在 *RAS*、*bRAF* 野生型患者中,西妥昔单抗有更高的缓解率,推荐优先使用;在不伴有严重并发症的患者中,局部放疗也可提高治疗的缓解率,增加转化性切除的概率。而以姑息为目标的化疗无须追求高强度高反应率的方案,无论单药维持还是间歇化疗,能稳定肿瘤、维持生存、控制毒性即可,可参照本章第三节中"初始不可切除转移性结肠癌的治疗策略"。以上内科治疗主要由中西医肿瘤内科、放疗科、消化内科等实施,营养科可根据患者实际情况参与会诊;转化成功者可转胃肠外科进行手术治疗。

(3)对于存在肠梗阻、出血、穿孔等急性并发症的患者在针对肿瘤治疗前首先要通过各种手段进行局部对症处理,以缓解这些严重症状,包括外科姑息手术、介入栓塞止血、内镜下治疗、支架植入及药物治疗等。

三、中西医结合治疗策略

本阶段中医治疗和本章第三节中"初始不可切除的转移性结肠癌"部分相同,可参见后续内容。

第三节　转移性结肠癌*

一、西医规范治疗基本原则

(1)出现同时性远处转移的Ⅳ期结肠癌,需要评估转移灶的肿瘤负荷情况,包括转移部位,肿瘤数目、大小和位置,借此判断能否手术切除,初始可切除的局限性转移("寡转移")患者通过根治性切除原发灶和转移灶,可达无瘤状态,进一步追求 5 年无复发生存乃至治愈,其是这部分患者的合理治疗目标;而转移较为广泛或存在生物学与技术原因而初始无法切除的患者,通过全身系统治疗控制肿瘤,延长生存期则是这个阶段的基本治疗目标,其中有部分患者存在潜在可切除的机会,这部分患者可能通过高强度的全身治疗缩瘤降期,创造根治性切除的条件,进而通过手术达到无瘤状态,追求更好的生存结局,虽然经转化治疗后的

　　* TNM 分期范围:T1~4N0~2M1。

手术切除有较高的复发率,但其生存预后仍要远好于仅全身系统治疗的患者,因此对于初始不可切除但存在潜在根治性切除机会的患者,争取转化为可手术切除是一个重要的治疗目标。

(2)局限性转移的常见部位是肝、肺,其中肺转移预后相对较好,但研究数据有限,可参照肝转移患者的治疗原则进行决策。以下论述仅针对肝转移的情况。

(3)初始可切除的转移性结肠癌,其基本治疗模式和Ⅲ期结肠癌相似,先同期或分期手术切除原发灶和转移灶,然后进行术后辅助化疗。Ⅳ期患者即使是局限性转移,仍有很多肉眼不可见微转移灶的可能,因此,手术前开展新辅助化疗对减少复发具有重要意义,尤其针对复发风险高(CRS 评分在 3~5 分)的患者,推荐进行术前新辅助化疗。如果原发部位已有梗阻、出血、穿孔等严重并发症出现时,建议首先考虑结肠切除(同期或分期)以缓解症状,其优先级高于新辅助化疗,除非这些原发灶症状能通过其他手段解除。针对转移性病灶,除手术外,射频消融等局部治疗也可达到接近于手术的疗效,当出现手术有障碍或者判断有较高的术后复发风险时,可应用射频消融等局部治疗方法处理肝转移灶。

(4)初始不可切除的转移性结肠癌,如果存在有潜在可切除的机会,应当积极进行全身转化治疗,选择具有高缓解率的化疗或化疗联合靶向治疗方案,若转化成功就能进行 R0 切除,这部分患者相对来说预后较好。另一部分无潜在可切除机会的患者,则以全身系统治疗为主,包括化疗、抗血管生成治疗、抗 EGFR 治疗、抗 PD-1 治疗等,必要时还可采用肝动脉灌注化疗等局部治疗进行肿瘤控制。这个阶段的治疗需要宏观布局、全程管理,并综合参考方案适应证、权威指南推荐、循证医学证据及单中心经验进行决策,根据患者体力状况、肿瘤生物标志物状态(RAS、bRAF、MMR/MSI 等)、肿瘤部位(左右半)等选择一线及后线方案。制订全局策略时既要考虑单个方案当前阶段的最大获益,也要考虑多线治疗的全程最优顺序。由于长期化疗会导致毒性的累积,影响治疗效果和患者生活质量,针对连续 4~6 个月治疗稳定以上的患者采取维持治疗策略将有利于患者的体力恢复和持久耐受。

(5)在同时性转移中,对于转移灶不可切除的无症状原发灶是否需要切除,目前仍有争议,可先全身系统治疗,当原发灶存在梗阻、出血、穿孔等并发症风险或已出现症状时,则可切除原发灶,继而进行全身系统治疗。不能进行原发灶手术治疗的患者,需要采取适宜的局部治疗手段缓解肠梗阻、出血等并发症。

二、多学科诊疗要点

(1)建议所有存在同时性转移的晚期结肠癌患者进行 MDT 多学科讨论,以做全面的评估和决策,判断是否存在手术治疗的机会。参加讨论的科室应包括影像科、病理科、消化内科、中西医肿瘤内科、胃肠外科、肝外科、介入科、放疗科、营养科等,存在肺转移时也应包括胸外科。针对肝转移患者,通过评估转移病灶数目、残肝容量等判断初始是否可切除,初始可切除时应确定肠肝手术顺序,评估术后复发风险(CRS 评分),并基于此制订治疗策略,决定是否在术前进行新辅助化疗。CRS 评分越高,新辅助化疗就越有意义。新辅助化疗首选奥沙利铂为主的联合方案,以术前 2~3 个月为宜,可以在中西医肿瘤内科进行,也可以在开展化疗工作的胃肠外科、肝外科或消化内科进行,完成后可由手术科室评估手术时机,并择期手术。

(2)初始可切除的转移性结肠癌的术后辅助化疗可参见本章第一节"可切除的局限性

结肠癌"的相关论述。经过术前新辅助化疗的患者,通过术后病理中的"肿瘤消退分级"(TRG 分级)可了解肿瘤对化疗方案的应答情况,为术后辅助化疗决策提供依据。针对存在术后高复发风险的肝转移,或者先前转移灶切除后又在短时间内复发的患者,或者在新辅助化疗期间肝又有新发病灶者,可以采用射频消融等局部毁损的方法来达到无瘤状态,相比手术,虽然肿瘤去除的彻底性稍差,但局部治疗伤害较小,更适合多次施行,对于手术后有高概率复发的情况而言,射频消融是一种很好的手术替代方案。选择手术还是射频消融治疗转移灶,可在 MDT 小组充分讨论决定,由介入科实施。

(3)初始不可切除时最重要的是评估患者有无转化的机会,这是 MDT 重点讨论和决策的内容,需要内、外、影像、病理各科专家从各自专业分析和综合判断。存在转化机会的患者需要定期对转化治疗进行判定,一般每 6~8 周评估一次,直到转化成功或者失败,每次评估建议至少请影像科专家读片,有条件者也可再次进行 MDT 多学科讨论,评估手术的可行性。若手术成功,也建议在术后进行一次 MDT 讨论,以制订后续治疗及随访策略,转化成功的术后化疗方案可以根据病理 TRG 分级继续采用术前有效的方案,或者辅助化疗方案。未转化成功而进入姑息治疗阶段者,可由肿瘤内科制订姑息化疗方案。对于无手术机会的晚期结肠癌患者,无须 MDT 多学科讨论,按照常规或指南进行治疗即可,即使有需要处理的疑难并发症或局部治疗适应证,也只需通过会诊来完成。

(4)转化治疗和姑息化疗的可选方案是相同的,但前者目标缩瘤降期,需要高缓解率(ORR)的方案,后者主要以延长生存期为主,选择高 DCR 和 OS 的方案,因此制订具体方案时会有所差异,转化治疗需要强烈的化疗方案,常用标准两药方案(mFOLFOX6、FOLFIRI)联合靶向治疗,靶向治疗药物包括贝伐珠单抗和西妥昔单抗(*RAS*、*bRAF* 野生型),或三药方案(FOLFOXIRI)联合贝伐珠单抗;姑息化疗可以根据肿瘤负荷、进展速度和患者体力选择不同强度的化疗方案,常用标准两药化疗方案(mFOLFOX6、FOLFIRI、CapeOX)互为一二线,联合的靶向治疗药物根据 RAS、bRAF 状态及肿瘤部位(左、右半)选择贝伐珠单抗或西妥昔单抗,当一线贝伐珠单抗联合方案治疗 3 个月以上出现疾病进展时可以继续贝伐珠单抗跨线治疗(只需换化疗方案);一线治疗 4~6 个月达到稳定以上的患者可以进入维持治疗,常用方案包括单药卡培他滨或氟尿嘧啶,或者联合贝伐珠单抗;体力较弱的患者一线可以选择单药方案(卡培他滨±贝伐珠单抗、伊立替康或西妥昔单抗);而 *bRAF* 突变患者预后较差,一线就应该强烈治疗,建议三药化疗(FOLFOXIRI)联合贝伐珠单抗。当所有化疗药物失败后则进入三线治疗,可以选择瑞格菲尼或呋喹替尼口服,针对错配修复基因缺失(dMMR)或 MSI-H 的患者还可以选择 PD-1 免疫检查点抑制剂(纳武单抗、帕博利珠单抗)治疗。*RAS*、*bRAF* 野生型患者转化治疗优选西妥昔单抗联合化疗,无论原发肿瘤在左在右,而姑息化疗时左半结肠癌优选西妥昔单抗,右半结肠癌则首先考虑贝伐珠单抗,这些不同的选择都是基于各自不同的治疗目标。

三、中西医结合治疗策略

(一)中医治疗时机

当转移灶明确为可切除时,能直接行肠肝同期切除者,术前不建议再进行中医治疗;需先接受新辅助化疗才能手术的患者,术前可选择性进行中医治疗。如果采用分期手术,两次手术间可选择性进行中医治疗。术后辅助化疗期间同样可选择性进行中医治疗,化疗结束后建议长期中医治疗并随访 5 年。另外,转移灶初始不可切除但经治疗转化为可切除的患者,西医治疗模式也有类似情况,中医可参与进行治疗。

对于不可切除的转移性结肠癌,在全身系统治疗阶段可选择性进行中医治疗,目前全身治疗中尚缺乏 PD-1 抑制剂联合中医治疗的证据,所以接受 PD-1 抑制剂治疗的患者应谨慎使用中医治疗。经多线治疗的患者若已无常规治疗手段可选,建议以中医治疗为主,配合营养支持、姑息对症等 BSC 疗法;而进入临终姑息阶段的患者可根据患者状态及病情需要在BSC 基础上酌情给予中医缓症及安慰性治疗。

下列情况不建议进行口服中药治疗:在患者出现不同程度的梗阻、出血、穿孔等并发症时;出现进食障碍或禁忌时;出现昏迷嗜睡等中枢神经系统症状时。肠梗阻患者可以采用中药灌肠或中药肛管滴注治疗。

(二) 中医治疗策略

转移性结直肠癌部分患者经手术治疗可达无瘤状态,这部分患者在术前新辅助化疗后联合靶向治疗(或转化性化疗)和术后辅助化疗阶段可根据情况使用中医减毒(Ⅱ类目标),减轻化疗或联合靶向治疗引起的毒性症状,提高对不良反应的耐受力;这类无瘤患者在随后的随访阶段中,建议继续中医治疗以增效减毒(Ⅰ、Ⅱ类目标)和调理(Ⅳ类目标),发挥中医药抗肿瘤效应,预防肿瘤复发转移,并调理身心,增强机体抵抗力,恢复肠道功能,使患者尽快康复。

还有一部分患者已失去手术根治机会,以全身系统治疗为主,在西医常规治疗期间联合中医以减毒(Ⅰ类目标)、缓症(Ⅲ类目标)及增效(Ⅰ类目标)为主,改善化疗、靶向治疗引起的不良反应,减轻肿瘤相关症状,提高生存质量,并辅助控制肿瘤,稳定病情,延长患者生存时间;当西医所有常规治疗失败,患者进入姑息治疗阶段时,中医将成为主要的抗肿瘤手段,缓解肿瘤患者症状(Ⅲ类目标),并调理患者体力和心理状态,改善患者感受(Ⅳ类目标)。

(三) 中医辨证特点

转移性结直肠癌带瘤患者邪实往往已甚,气滞、湿热、瘀毒、痰湿等邪毒胶结成癌,或窜行体内,复加放化疗等热毒之邪侵袭,常致气血、阴阳、脾肾肝肺俱虚,终致虚实夹杂、虚实皆甚之象。癌瘤者脾气本虚,能手术切除者,更以虚为主,或脾肾阳虚,或气血两虚,然转移性患者术后虽癌瘤尽除,可见之邪皆祛,但微癌灶仍可存在,往往湿热瘀毒潜伏,一旦聚久渐甚,则又可结成癌毒,导致肿瘤复发。

(四) 中医治疗方法

中医治疗,当辨证、辨病、对症三者相结合,不同时机,不同目标,各有侧重。

带瘤患者,无论调理、增效,抑或缓症、减毒,辨证之法皆可覆盖,此为中医治疗基础;辨病抗癌部分的权重则视西医疗效而定,若西医常规治疗方法已尽,当强化辨病治疗,弥补此时抗癌治疗的不足;当患者出现症状,无论化疗毒性还是疾病导致,皆可随症加减,对症治疗,以缓解症状,减轻痛苦。

化疗阶段,无论是姑息性化疗还是围手术期化疗,中医治疗首先采用在辨证基础上的对症治疗,以减轻化疗不良反应导致的症状;姑息性化疗阶段还要考虑增效、调理,可参考带瘤患者的治疗方案。有条件者还可结合中成药来强化治疗,提高对西医治疗的耐受力。另外也可应用中医外洗、针刺等方法改善靶向治疗药物引起的皮疹,化疗所导致的手足综合征、手足麻木疼痛等症状。

晚期肿瘤术后无瘤患者,虽然肿瘤切除,但复发风险高,依然要严密观察,以防肿瘤复发,中医治疗依然需要和带瘤患者一样在辨证基础上进行辨病治疗,继续抗癌而不能忽略;至于对症治疗则视症状而定,若出现不适,可随症加减。另外,长期的中医调理要避免损伤胃气,因此遣方用药不宜过于峻烈。不适应中药煎剂的患者,可以用口服中成药替代。

第四节　术后复发转移性结肠癌[*]

一、西医规范治疗基本原则

初诊为局限性结直肠癌的患者在根治术 6 个月后出现的转移,属于异时性转移,而 6 个月内出现的转移仍然被认为是同时性转移。无论异时性转移还是同时性转移,都可视为原发灶已切除的转移性结肠癌,参照本章第三节"转移性结肠癌"中的原则进行处理。

二、多学科诊疗要点

(1)建议进行 MDT 多学科讨论,异时性转移可能涉及转移灶的外科切除、局部治疗(射频消融、局部放疗、粒子植入、介入栓塞化疗、腹腔热灌注化疗等)、全身化疗(包括靶向治疗、免疫治疗等)、最佳支持治疗(包括营养支持、姑息缓症治疗等),因此 MDT 多学科讨论时要涵盖胃肠外科、肝外科、胸外科、介入科、放疗科、中西医肿瘤内科、营养科等与病情相关科室。治疗的基础是对肿瘤的评估,影像科、病理科建议可选择性参与讨论。

(2)异时性转移的患者需评估转移灶初始可切除、初始不可切除两种情况,可视作无原发灶的转移性结肠癌,其处理原则和多学科诊疗要点与本章第三节"转移性结肠癌"相同,可参见相关部分。

三、中西医结合治疗策略

本部分可参见本章第三节"转移性结肠癌"相关部分。

　　　* TNM 分期范围：rM1。

郭勇,2008.恶性肿瘤及并发症中西医结合治疗[M].北京:人民军医出版社.

李秋华,王宁,潘淑云,等,2017.通关藤提取物诱导 BGC-823 细胞凋亡及对 MTDH 基因表达的作用研究[J].中华中医药学刊,35(4):892-896.

刘国华,张明岛,2003.上海市中医病证诊疗常规[M].上海:上海中医药大学出版社.

马继恒,华海清,戴婷婷,等,2014.消癌平与奥沙利铂及恩度联合对人肝癌细胞株 SMMC-7721 的体外增殖抑制实验[J].世界华人消化杂志,22(29):4461-4466.

王笑民,2014.实用中西医结合肿瘤内科学[M].北京:中国中医药出版社.

许玲,王菊勇,孙建立,2013.中西医肿瘤理论与临床实践[M].上海:上海科学技术出版社.

杨金坤,2004.现代中医肿瘤学[M].上海:上海中医药大学出版社.

中国临床肿瘤学会指南工作委员会,2019.中国临床肿瘤学会(CSCO)结直肠癌诊疗指南[M].北京:人民卫生出版社.

中华中医药学会,2008.肿瘤中医诊疗指南:ZYYXH/T 136~156—2008[S].北京:中国中医药出版社.

Dai X, Ji Y, Jiang P, et al., 2017. Marsdenia tenacissima extract suppresses tumor growth and angiogenesis in A20 mouse lymphoma[J]. Oncology Letters, 13(5): 2897-2902.

Graham D T, 2017. Regulation of proprietary traditional Chinese medicines in Australia[J]. Chinese Journal of Nature Medicine, 15(1): 12-14.

Zhang H, Zhang J, Ding H, et al., 2016. Clinical value of Tongguanteng (Radix seu Herba Marsdeniae Tenacissimae) extract combined with chemotherapy in the treatment of advanced non-small cell lung cancer: a Meta-analysis[J]. Journal of traditional Chinese Medicine, 36(3): 261-270.

第六篇 中西医结合治疗结直肠癌专家共识